中國壯藥材

壯漢文化交流的結晶

韋浩明、藍日春、滕紅麗 主編

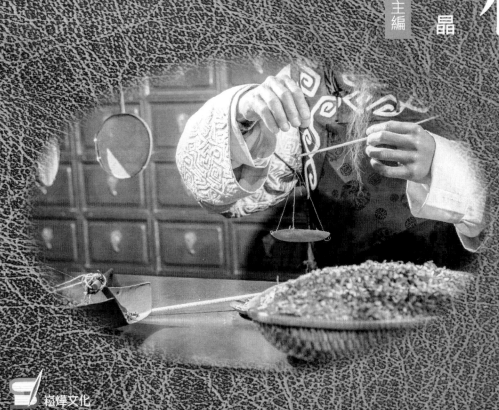

崧燁文化

中國壯藥材

◎ 韋浩明、藍日春、滕紅麗　主編

國家圖書館出版品預行編目（CIP）資料

中國壯藥材:壯漢文化交流的結晶 / 韋浩明, 藍日春, 滕紅麗 主編.
-- 第一版. -- 臺北市：崧燁文化, 2019.10
　　面；　公分
POD版

ISBN 978-957-681-993-3(平裝)

1.中國醫學 2.中藥材 3.壯族

413.09　　　　　　　　　　　　　　108015859

書　　　名：中國壯藥材:壯漢文化交流的結晶

作　　　者：韋浩明、藍日春、滕紅麗 主編

發 行 人：黃振庭

出 版 者：崧燁文化事業有限公司

發 行 者：崧燁文化事業有限公司

E-mail：sonbookservice@gmail.com

粉 絲 頁：　　　　　　網址：

地　　　址：台北市中正區重慶南路一段六十一號八樓815室

8F.-815, No.61, Sec. 1, Chongqing S. Rd., Zhongzheng

Dist., Taipei City 100, Taiwan (R.O.C.)

電　　　話：(02)2370-3310 傳　真：(02) 2370-3210

總 經 銷：紅螞蟻圖書有限公司

地　　　址：台北市內湖區舊宗路二段121巷19號

電　　　話:02-2795-3656 傳真:02-2795-4100　　網址：

印　　　刷：京峯彩色印刷有限公司（京峰數位）

　　本書版權為廣西民族出版社所有授權崧博出版事業股份有限公司獨家發行電子
　　書及繁體書繁體字版。若有其他相關權利及授權需求請與本公司聯繫。

定　　　價：800元

發行日期：2019年10月第一版

◎ 本書以POD印製發行

序

    民族醫藥是我國傳統醫藥的重要組成部分，是民族文化的重要元素。隨著黨和國家對民族醫藥工作的重視，民族醫藥工作有了較快的發展。長期以來，廣西各級黨委、政府一直關心、支援和扶持壯醫藥事業的發展，近年來，更是加大了對該項工作的扶持力度，先後出臺了《廣西壯族自治區發展中醫藥壯醫藥條例》《廣西壯族自治區壯藥品質標準（第一卷）》，第一次把壯醫藥納入了法制管理的軌道。2008年2月，衛生部同意把壯醫執業醫師資格考試正式納入國家醫師資格考試序列，體現了國家對壯醫藥事業的高度重視和對壯醫藥工作的關懷，這大大地激發了壯醫藥工作者的熱情，促進了壯醫藥事業的進一步發展，使壯醫藥工作迎來了發展的春天。面對這樣的契機，廣西民族醫藥研究院院長、廣西壯醫醫院院長韋浩明同志憑著多年從事藥學教育工作的經驗以及對壯醫藥事業的熱情，憑著深厚的民族感情以及時代賦予的使命和責任，組織有關專家編寫、出版了《中國壯藥材》一書。這是壯醫藥發掘整理工作的又一件大喜事，豐富了壯醫藥本身的內涵，非常值得慶賀。

    該書以廣西標誌性壯藥材為載體，遵循民族地區長期用藥的習慣與傳統，以地道、盛產、慣用為主導，以壯醫理論為指導，將壯藥材按壯醫理論進行歸類，按科屬種、植物特徵、藥材性狀、性味功能、用法與用量、臨床應用、使用注意事項分別進行描述。在藥材的性味功能和臨床應用上，依據壯醫藥理論，以本民族語言進行描述，發展了壯醫藥學，在學術上也有了一定的創新。這對規範民族地區用藥，指導壯醫醫院、民族醫醫院和廣大民間醫生用藥，對廣大民族醫藥工作者，對壯醫藥的科研、臨床、產業開發與教學都具有重大的意義。同時，這也為壯藥的安全使用、品質管制和規範化管理提供了具有一定價值的參考。

    謹以此為序。

2009年10月

（本序作者系廣西壯族自治區食品藥品監督管理局局長）

1

前　　言

　　壯族是現今中國少數民族中人口最多的民族。壯醫藥是壯族人民在長期的生產和生活實踐中創造的豐富多彩的文化內容之一，是我國民族傳統醫藥的重要組成部分，具有悠久的歷史和豐富的內涵。壯醫藥曾經為壯民族的健康繁衍做出了重要貢獻，至今仍是壯醫地區人民群眾賴以防病治病的手段和方法之一。然而，由於歷史的原因，新中國成立之前，壯醫藥一直未能得到全面系統的發掘整理和研究提高，這在很大程度上制約了其自身的進一步發展和推廣應用。

　　在中國共產黨的正確領導和民族政策的光輝照耀下，古老的壯醫藥迎來了發展的春天。從20世紀中期開始，特別是從1984年第一次全國民族醫藥工作會議以來，廣西壯族自治區黨委和政府把對壯醫藥的搶救和繼承發揚提上了重要的議事日程，自治區有關部門先後組織開展了多次民族醫藥情況的調查研究，並從1986年到1992年，組織開展了大規模的民族醫藥古籍普查整理工作，基本摸清了壯醫藥的歷史和現狀、內涵和特色。廣西民族醫藥研究院、廣西壯醫醫院、廣西中醫藥大學壯醫藥學院等一批自治區級壯醫藥醫療、教學和研究機構相繼成立。經過壯醫藥工作者20多年的艱苦努力，一批壯醫藥學術專著相繼出版，《壯族醫學史》《中國壯醫學》《中國壯藥學》《中國壯醫內科學》《中國壯藥志》《壯藥生藥學品質標準研究》《中國壯藥原色圖譜》等便是其中重要的代表。特別是《壯族醫學史》一書，榮獲中國民族圖書獎一等獎和國家圖書獎提名獎，被專家譽為壯醫藥發展史上的里程碑。以《壯醫理論的發掘整理與臨床實驗研究》《壯醫藥線點灸療法的發掘整理與療效驗證研究》《壯醫內科學的發掘整理研究》《壯醫三種診療技法技術操作規範與應用研究》《壯藥生藥學品質標準研究》等一批論著為代表的壯醫藥科研成果通過專家鑒定並獲省部級科技進步獎二等獎。2008年2月，衛生部醫師資格考試委員會以衛醫考委發〔2008〕1號檔批復同意開展中醫類別中醫（壯醫）專業醫師資格考試（試點），表明國家為壯醫的執業資格和行業准入開了綠燈，也表明國家主管部門對壯醫藥的發掘整理及其理論體系和醫療、教學和研究體系的基本形成給予了肯定。

　　壯藥是在壯醫理論和經驗指導下應用於疾病防治和衛生保健的天然藥物，具有鮮明的民族性、傳統性和地域性特點。壯醫與壯藥不可分割。壯醫在千百年臨床實踐經驗的基礎上發展形成的壯醫理論——陰陽為本，三氣同步，三道兩路，臟腑氣血，毒虛致病和痧、瘴、蠱、毒、風、濕等這些對人與自然、生理病理和各種病症的認識，以及壯醫調氣解毒補虛的治療原則等，是指導壯藥分類和臨床應用的基礎。據考古資料和地方誌、博物志等有關文獻記載，壯族及其先民在歷史上曾經使用的藥物約有300種。而近年的實地調查表明，壯族民間使用的傳統藥物已達2000多種，包括植物藥、動物藥和礦物藥。這些壯藥廣泛應用於壯族地區常見病、多發病及疑難急重病的防治，成為壯族戰勝疾病、維護健康的有力武器。眾所周知，廣西壯族自治區是用區內一種特產和主產的藥用植物「桂」來作為自治區的別稱的。在壯族人口占99%以上的靖西縣，自發形成的端午萬人藥市已有數百年的歷史。一些著名的藥物是在壯族地區首先發現、使用和引種栽培的。例如田七，文獻記載最早是在壯鄉發現和使用的，直到明代才傳入中原而成為名貴中藥。該藥原產於壯鄉，至今仍主產於壯鄉。這些無可爭辯的

事實既是壯族及其先民崇尚醫藥和壯醫藥在歷史上客觀存在的明證，也是壯漢文化交流和壯族人民對祖國傳統醫藥有所貢獻的反映。

壯族過去由於缺乏本民族規範的通行文字，許多有關壯醫藥的知識在新中國成立前未能以本民族文字為載體記載傳承。但作為漢藏語系壯侗語族壯傣語支的壯語，是一種十分古老和成熟的民族語言，足以讓壯族及其先民在所分布的廣大地區口耳傳授包括壯醫藥知識在內的各種知識和經驗。同時，壯族又是一個比較開放的民族，善於吸收各民族的先進文化。許多壯族文人很早就學習和使用漢文，並以漢文參加科舉考試，有較好的漢文功底，因而不少壯醫的獨特診療技法、驗方秘方、特產藥物甚至診療醫案，得以通過壯族文人和曾經到過壯族地區的漢族文人流官的手筆，以漢字記載於各種文獻之中。壯族先民創造的方塊壯字，儘管未經規範，流行不廣，但早在唐代以前就已出現，它對於壯族文化包括壯醫藥文化的承傳是有一定幫助作用的。也許正是由於壯族醫藥在歷史上的這種多層次、多管道的承傳形式，加上一些認識上的原因，使它在很長的時期裡被人們籠統地稱為民間中醫藥，而忽視了這種口碑資料和漢文資料實質內容中的民族特色、地方特色和文化特色，因而致使壯醫藥長期處於名不正言不順和無標準的尷尬境地。可喜的是，經過廣大壯醫藥工作者的共同努力，這種狀況已經得到了根本的改變，壯醫藥的學術地位已經得到了空前的提高。但我們必須清醒地認識到：壯醫藥文化傳承與發展的道路還很長，擺在我們面前的任務很艱巨，我們還有很多工作要做。

為了貫徹落實黨的十七大關於「扶持中醫藥和民族醫藥事業發展」的重要精神和國家11個部委局聯合發布的《關於切實加強民族醫藥事業發展的指導意見》重要文件精神，加快壯醫藥事業和產業發展的步伐，廣西民族醫藥研究院、廣西壯醫醫院、廣西民族醫藥協會組織有關壯醫藥專家編寫了《中國壯藥材》一書。該書共收錄壯族民間和壯醫醫療機構比較常用的壯藥材300多種，每一種藥材都分列來源、植物特徵、藥材性狀、性味功能、用法與用量以及臨床應用等方面的內容。對藥材性味功能和臨床應用內容的描述，盡可能地結合壯醫藥理論並使用壯醫的病症名稱，以彰顯壯藥材的民族特色、地方特色和文化特色，恢復壯藥材的本來面目。

我們希望《中國壯藥材》一書能對壯藥臨床應用的安全、有效、可控和規範化管理提供有價值的參考，為壯醫藥事業和產業的進一步發展發揮應有的促進作用。

《中國壯藥材》可供有關部門和其他壯醫醫院、民族醫醫院以及民族醫藥工作者參考。對於書中的不足之處，歡迎讀者批評指正。

編者
2009年9月

凡　　例

1．本書所收載的品種為廣西壯族地區臨床常用的、資源分布較廣的、療效確切的壯藥。

2．所收壯藥按壯醫「痧、瘴、蠱、毒、風、濕、寒、熱、虛」等壯醫理論進行分類，附有中文藥名筆劃索引、拉丁學名索引。

3．正文內容包括：

（1）藥物名稱。

（2）藥材來源。介紹藥材原動植物來源的科屬種及拉丁學名、藥用部位、採收加工。

（3）動植物特徵。附彩圖。

（4）藥材性狀。附彩圖。

（5）性味功能。按壯醫理論進行描述。

（6）用法與用量。除特別注明外，均系乾品。用量指成人一日常用內服劑量。

（7）臨床應用。以壯醫病名進行描述，並標上漢文病名。

（8）注意項下主要是指藥物臨床禁忌及副作用。

目　　錄

第一章　解毒藥

第二章　補虛藥

第三章　調氣藥

第四章　通調三道藥

第五章　通調兩路藥

第六章　治巧塢病藥

第一章　解毒藥

第一節　解痧毒藥

山芝麻

● **來　　源**　本品為梧桐科植物山芝麻 *Helicteres angustifolia* L · 的乾燥根或全株。夏、秋兩季採挖，除去泥沙，洗淨，切段，晒乾。

● **植物特徵**　小灌木，高約1 m。根長而橫走，黑褐色。莖皮柔韌，小枝被灰綠色短柔毛。葉線狀披針形或長圓狀披針形，長3～6 cm，寬1.5～2.5 cm，粗糙，葉背被灰白色或淡黃色星狀毛，全緣。花夏季開放，紅紫色。果卵形，長1 cm，直徑5 mm，有5稜，似芝麻，被毛，熟時開裂。

● **藥材性狀**　本品根呈圓柱形，稍彎曲，長短不一，直徑0.3～1.5 cm；表面黑褐色、灰棕色或灰黃色，有不規則的縱皺紋及細根痕；質堅硬，不易折斷。莖圓柱形，直徑0.5～3 cm，表面黑褐色或灰黃色。上部小枝直徑1～2 mm，密被灰黃綠色柔毛，有明顯的葉痕。葉多卷曲，薄革質，展平後呈長圓狀披針形，長3.5～8 cm，寬1.5～2 cm；上表面暗棕色，被少數柔毛，下表面灰白色，密被黃白色柔毛。全株往往附有花和果實。花呈暗紫棕色。果卵狀長圓形，表面密被黃褐色柔毛。氣微，味苦。

● **性味功能**　苦，寒。解痧毒，清熱毒，除濕毒。

● **用法與用量**　9～15 g；外用適量，煎湯洗患處或研末敷患處。

● **臨床應用**　用於貧痧（感冒），發得（發熱），貨煙媽（咽痛），航靠謀（腮腺炎），能唅能累（濕疹），仲嘿唴尹（痔瘡）。

● **注　　意**　孕婦慎服。

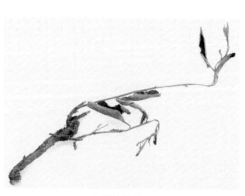

藥材圖

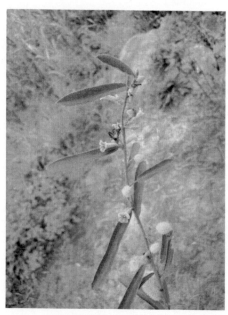

原植物圖（樊立勇提供）

薄荷

● **來　源**　本品為唇形科植物薄荷 *Mentha haplocalyx* **Briq**. 的乾燥地上部分。夏、秋兩季莖葉茂盛或花開至三輪時，選晴天分次採割，晒乾或陰乾。

● **植物特徵**　多年生草本，高達80 cm，有清涼濃香。根狀莖細長，白色或白綠色。地上莖基部稍傾斜向上直立，四棱形，被逆生的長柔毛，並散生腺鱗。葉對生，長圓形或長圓狀披針形，先端銳尖，基部楔形，邊緣具尖鋸齒，兩面有疏短毛，下面有腺鱗。花小，成腋生輪傘花序；苞片條狀披針形；花萼鐘狀，外被疏短毛。小堅果長圓形，藏於宿萼內。

● **藥材性狀**　本品莖呈方柱形，有對生分枝，長15～40 cm，直徑0.2～0.4 cm；表面紫棕色或淡綠色，棱角處具茸毛，節間長2～5 cm；質脆，斷面白色，髓部中空。葉對生，有短柄。葉片皺縮、卷曲，完整者展平後呈寬披針形、長橢圓形或卵形，長2～7 cm，寬1～3 cm；上表面深綠色，下表面灰綠色，稀被茸毛，有凹點狀腺鱗。輪傘花序腋生；花萼鐘狀，先端5齒裂；花冠淡紫色。揉搓後有特殊清涼香氣，味辣、涼。

● **性味功能**　辣，微寒。解痧毒，祛風毒，清熱毒，透疹。

● **用法與用量**　3～6 g，入煎劑宜後下。

● **臨床應用**　用於貧痧（感冒），巧尹（頭痛），火眼，貨煙媽（咽痛），口瘡，麥蠻（風疹），篤麻（麻疹），胸脅脹悶。

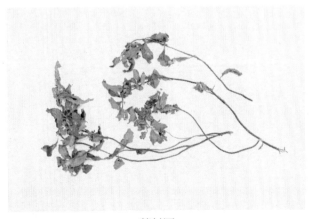

藥材圖

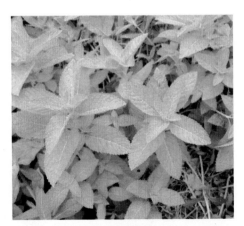

原植物圖

玉葉金花

● **來　　源**　本品為茜草科植物玉葉金花*Mussaenda pubescens* **Ait. f.**的乾燥莖和根。全年可採，洗淨，切段，晒乾。

● **植物特徵**　常綠藤狀小灌木，小枝被柔毛。葉膜質或薄紙質，卵狀矩圓形或卵狀披針形，長5～8 cm，寬2～3.5 cm，先端漸尖，基部楔形或闊楔形，葉面無毛或被疏毛，葉背被柔毛；托葉2深裂，長5 mm，裂片線形。夏季頂生稠密傘房花序；萼片被毛，裂片線形，其中一片擴大成葉狀，白色，闊卵形至圓形，長2.5～4 cm；花冠管長約2 cm，黃色。漿果球形，秋後成熟。

● **藥材性狀**　莖呈圓柱形，直徑3～10 mm；表面棕色或棕褐色，具細縱皺紋、點狀皮孔及葉柄痕；質堅硬，不易折斷；斷面黃白色或淡黃綠色，髓部明顯，白色；氣微，味淡。根圓柱形，直徑6～20 mm；表面紅棕色或淡綠色，具細側根，長3～12 cm，直徑1～3 mm；質堅硬，不易折斷，斷面黃白色或淡黃色；氣微，味淡。

● **性味功能**　甜、微苦，微寒。解痧毒，清熱毒，除濕毒。

● **用法與用量**　15～30 g；外用適量。

● **臨床應用**　用於貧痧（感冒），埃病（咳嗽），貨煙媽（咽痛），白凍（腹瀉），笨浮（水腫），能蚌（黃疸），奪扼（骨折）。

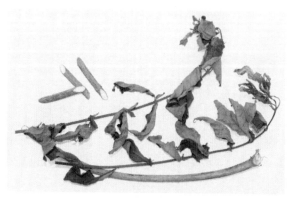

藥材圖

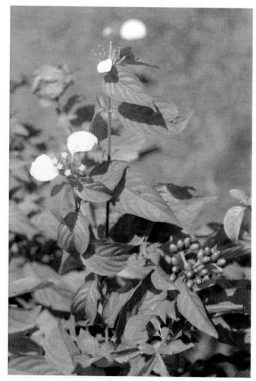

原植物圖

六月雪

● 來　　源　　本品為菊科植物華澤蘭*Eupatorium chinense* L.的乾燥根。秋季採挖，洗淨，乾燥。

● 植物特徵　　多年生亞灌木狀草本，高1～2 m，被柔毛。根多數，條狀，圓柱形。莖圓柱形，有褐紅色斑點和細緻的縱條紋，基部木質化。葉對生，有短柄，卵形或卵狀披針形，長5～6 cm，寬2～3.5 cm，先端漸尖，基部圓，邊緣有鋸齒。夏、秋兩季開花，白色，頂生頭狀花序，傘房花序式排列，每一頭狀花序有花5～6朵；總苞片約10枚，不等大。瘦果有5棱，有長冠毛。

● 藥材性狀　　本品呈細長圓柱形，有的稍彎曲，上端稍粗，下端較細，一般長5～35 cm，最長可達50 cm，直徑0.1～0.6 cm，表面灰黃色或棕褐色，有細緻的縱皺紋及稍疏的鬚根痕。質硬而脆，易折斷。斷面纖維狀，皮部棕灰色，易分離，中心木質部較大。氣香，味微辣、苦。

● 性味功能　　微辣、苦，微寒。調火路，通氣道，解痧毒，清熱毒。

● 用法與用量　　9～15 g；外用適量。

● 臨床應用　　用於貧痧（感冒），發得（發熱），兵霜火豪（白喉），貨煙媽（咽痛），篤麻（麻疹），埃病（咳嗽），鹿血（吐血），肉扭（淋證），林得叮相（跌打損傷），癲癇，額哈（毒蛇咬傷）。

● 注　　意　　孕婦忌服。

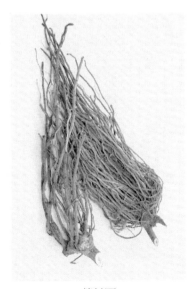

藥材圖

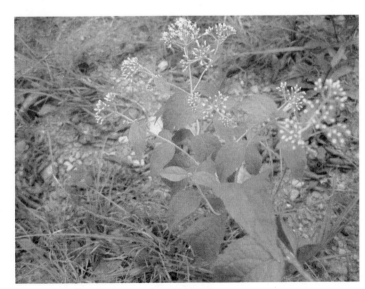

原植物圖

葫蘆茶

● **來　　源**　本品為豆科植物葫蘆茶 *Tadehagi triquetrum*（L.）Ohashi的乾燥全株。夏、秋兩季採挖，乾，或趁鮮切段，晒乾。鮮用隨時可採。

● **植物特徵**　直立落葉小灌木，高1～2 m，莖較粗壯。根粗大，紅褐色。小枝三棱，有毛。葉長6～12 cm，葉面無毛，葉背被細毛，葉柄有倒卵形的葉狀翅；托葉大，紅褐色。花腋生或頂生，7～8月開放，粉紅色。莢果扁，長2～5 cm，莢節5～8個，被緊貼短毛。

● **藥材性狀**　本品長40～120 cm。根近圓柱形，扭曲，表面灰棕色或棕紅色，質硬稍韌，斷面黃白色。莖基部呈圓柱形，灰棕色至暗棕色，木質，上部呈三棱形，草質，疏被短毛。葉矩狀披針形，薄革質，長6～15 cm，寬1.5～3 cm，灰綠色或棕綠色，先端尖，基部鈍圓或淺心形，全緣；葉柄長約1.5 cm，有闊翅；托葉披針形，與葉柄近等長，淡棕色。有的帶花、果。總狀花序腋生，長15～30 cm，蝶形花多數，長不及1 cm，花梗較長。莢果扁，長2～4 cm，有5～8個近方形的莢節。氣微，味淡。

● **性味功能**　微苦，微寒。解痧毒，清熱毒，除濕毒。

● **用法與用量**　15～30 g，鮮品30～60 g。

● **臨床應用**　用於貧痧（感冒），中暑，發得（發熱），貨煙媽（咽痛），白凍（腹瀉），阿意咪（痢疾），笨浮（水腫），喏疳（疳積）。

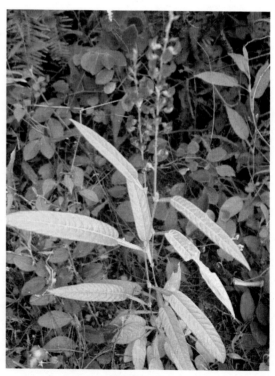

原植物圖

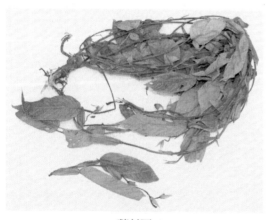

藥材圖

葛　根

● **來　源**　本品為豆科植物野葛*Pueraria lobata*（Willd.）Ohwi的乾燥根。習稱野葛。秋、冬兩季採挖，趁鮮切成厚片或小塊，乾燥。

● **植物特徵**　多年生草質藤本，植株全體密生棕色粗毛。塊根圓柱狀，肥厚，外皮灰黃色，內部粉質，纖維性很強。莖基部粗壯。葉互生，有長柄，托葉盾狀，小托葉針形；小葉先端漸尖，基部圓形，邊緣有的具3波狀淺裂，側生小葉一對較小，斜卵形，兩邊不相等，背面蒼白色，兩面均被白色伏生短柔毛。總狀花序腋生或頂生。莢果條形，扁平，密生黃色長硬毛。

● **藥材性狀**　本品呈長圓柱形，外皮淡棕色，有縱皺紋，粗糙。切面黃白色，紋理不明顯。質韌，纖維性強。氣微，味微甜。

● **性味功能**　甜、辣，微寒。解痧毒，清熱毒，生津液，透麻疹。

● **用法與用量**　9～15 g。

● **臨床應用**　用於貧痧（感冒），阿肉甜（糖尿病），麻疹，阿意咪（痢疾），白凍（腹瀉），高血壓，心絞痛。

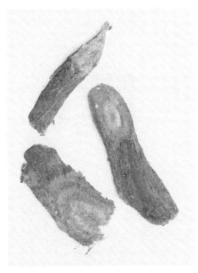

藥材圖

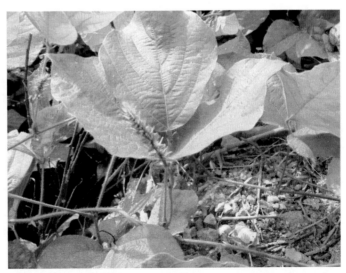

原植物圖

毛 冬 青

● **來　　源**　本品為冬青科植物毛冬青 *Ilex pubescens* Hook. et Arn.的乾燥根。全年均可採挖，洗淨，砍成塊片，晒乾。

● **植物特徵**　常綠灌木，高1～3 m。小枝有毛，綠色或紫綠色，有稜角。根粗壯，淡黃白色，深入土中。嫩葉常為紅綠色，老葉綠色，橢圓形，長3～4 cm，寬1.5～2 cm，兩面有毛，邊全緣或上部有鋸齒。花多朵簇生於葉腋。果圓球形而小，熟時紅色。

● **藥材性狀**　本品外皮灰褐色或棕褐色，稍粗糙，有細皺紋和橫向皮孔。切面韌皮部薄（老根韌皮部稍厚），木質部黃白色或淡黃棕色，有緻密的紋理。質堅實，不易折斷。氣微，味苦、澀而後甜。

● **性味功能**　苦、澀，寒。調龍路，解痧毒，清熱毒。

● **用法與用量**　30～60 g；外用適量。

● **臨床應用**　用於貧痧（感冒），貨煙媽（咽痛），高血壓，脈管炎，冠心病；外治滲襠相（燒燙傷）。

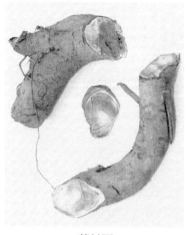

藥材圖

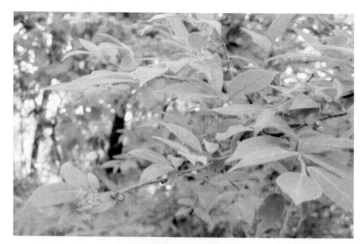

原植物圖（朱意麟提供）

金線風

● **來　　源**　本品為防己科植物粉葉輪環藤*Cyclea hypoglauca*（Schauer）Diels的乾燥根。全年均可採除去雜質，乾燥。

● **植物特徵**　纏繞藤本。枝細弱，有條紋，全株無毛。根長條狀，外表黑色，斷面有放射狀條紋。葉盾狀著生，橢圓形或卵圓形，長2.5～6.5 cm，寬1.5～4.5 cm，全緣，兩面無毛，葉背有白粉，葉脈5～7條，在葉背凸起。花小，淡綠色，雌雄異株，夏季開放。秋季果熟，紅色，核果狀。

● **藥材性狀**　本品呈長圓柱形，長12～20 cm，直徑0.6～2 cm。表面黃褐色或棕褐色，有縊縮的橫溝和縱皺紋，有時皮部部分脫落而露出不規則彎曲的條紋（導管與纖維束）。質堅脆。斷面淺棕色，木質部占大部分，顯菊花形紋理，具圓形小孔。氣微，味苦。

● **性味功能**　苦，寒。解痧毒，調火路，清熱毒，祛風毒，除濕毒。

● **用法與用量**　10～30 g。

● **臨床應用**　用於貧痧（感冒），貨煙媽（咽痛），牙痛，埃病（咳嗽），阿意咪（痢疾），肉扭（淋證），高血壓，發旺（痹病），唄農（癰瘡）。

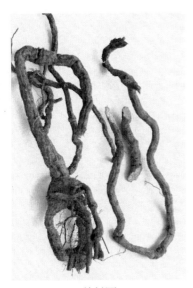

藥材圖

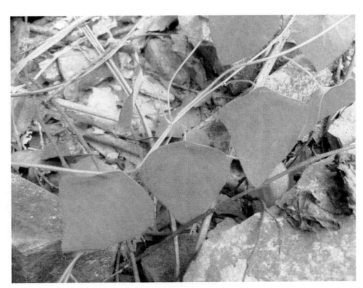

原植物圖

崗　梅

● **來　　源**　本品為冬青科植物梅葉冬青 *Ilex asprella*（Hook. et Arn.）Champ. ex Benth的乾燥根。全年可採挖，洗淨，切片、段或劈成小塊，晒乾。

● **植物特徵**　落葉灌木，高1～2 m。枝條紫褐色，有細毛和明顯的白色皮孔。根粗壯，深入土中，白黃色，少分枝。葉紙質，卵形或橢圓形，長3～6 cm，寬1.5～2.5 cm，無毛或有細毛，邊緣有鋸齒。花單朵或數朵聚生於葉腋，有長柄，夏季開放，白色。果球形，成熟時黑色，頂部有宿存柱頭。

● **藥材性狀**　本品外皮淺棕褐色或淺棕紅色，稍粗糙，有細縱皺紋、細根痕及皮孔，外皮薄，不易剝落。剝去外皮處顯灰白色至灰黃色，可見較密的點狀或短條狀突起。質堅硬，不易折斷。斷面有微細的放射狀紋理。氣微，味苦而後甜。

● **性味功能**　苦、微甜，微寒。通氣道，解痧毒，清熱毒。

● **用法與用量**　15～30 g。

● **臨床應用**　用於貧痧（感冒），發得（發熱），貨煙媽（咽痛）；外治林得叮相（跌打損傷）。

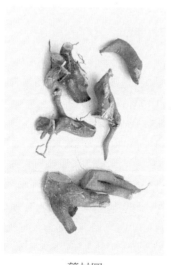

藥材圖

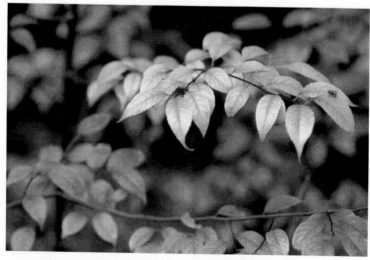

原植物圖

小葉金花草

● **來　　源**　本品為中國蕨科植物野雞尾 *Onychium japonicum*（Thunb.）Kze.的乾燥全草。夏、秋兩季採收，晒乾。亦可鮮用。

● **植物特徵**　多年生草本，高30～50 cm。根狀莖橫走，被棕色披針形鱗片。葉柄細弱，光滑，稻稈色；葉片卵狀披針形或三角狀披針形，三至四回羽狀分裂，裂片先端有短尖。孢子囊群線形，與裂片的中脈平行；孢子囊群蓋膜質，向內開裂。

● **藥材性狀**　本品根狀莖扁圓形，棕黑色，有多數深棕色披針形鱗片。鬚根彎曲細長，密生棕褐色柔毛。葉柄細長，長達60 cm，直徑1～2 mm，略呈方柱形，具縱溝，表面淺棕黃色，質硬，易折斷。葉草質，棕褐色或淡黃綠色，多皺縮，展開後呈卵狀披針形，長20～30 cm，三至四回羽狀深裂，末回裂片條形或披針形，寬1～2 mm，先端短尖。有的葉下面生有線形的孢子囊群，囊群蓋膜質，全緣，淺棕色；孢子成熟後囊群裂開，可見多數近球形的棕黃色孢子囊。無臭，味苦。

● **性味功能**　苦，寒。調龍路，通氣道、谷道，解痧毒，清熱毒，除濕毒，止血。

● **用法與用量**　15～30 g，鮮品30～240 g，搗汁內服；外用適量，研末或鮮品搗爛敷患處。

● **臨床應用**　用於貧痧（感冒），埃病（咳嗽），白凍（腹瀉），阿意咪（痢疾），能蚍（黃疸），鹿血（吐血），阿意勒（血便），肉裂（血尿），農藥中毒，砷中毒，木薯中毒，滲福相（燒燙傷），外傷出血。

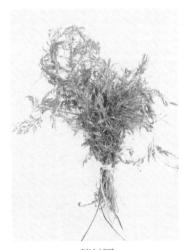

藥材圖

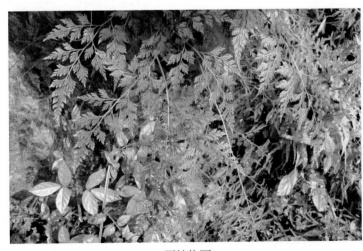

原植物圖

磨 盤 草

● 來　　源　本品為錦葵科植物磨盤草*Abutilon indicum*（L.）Sweet的乾燥地上部分。夏、秋兩季採割，乾。

● 植物特徵　一年生或多年生亞灌木狀草本，高50～100 cm，被灰白色短柔毛。莖綠色或帶紅色。葉卵圓形，長3～7 cm，邊緣有粗大圓鋸齒或呈波浪狀，兩面有灰白色柔毛；葉柄細長，被毛。花單生，花梗長4～7 cm，纖細，近頂端有節，花冠黃色。果由15～20個分果爿結合而成，扁圓形，頂端截平，呈磨盤狀，直徑約2 cm，被毛。

● 藥材性狀　本品莖呈圓柱形，長50～200 cm，有分枝；外表皮有網格狀皺紋，淡棕色至淺灰褐色，被灰色柔毛，觸之有柔滑感；體輕，質韌，斷面中央有髓。葉互生，有長柄。葉片圓卵形，邊緣具圓齒，上表面淺灰綠色至淺黃棕色，下表面色稍淺，被灰色柔毛，不易破碎。花梗長；萼盤狀，有毛，5裂。蒴果圓形，磨盤狀，分果爿15～20個，頂端具短芒，被柔毛；種子腎形。氣微，味淡。

● 性味功能　甜、淡，平。解痧毒，清熱毒，除濕毒，通竅。

● 用法與用量　15～30 g。

● 臨床應用　用於貧痧（感冒），航靠謀（腮腺炎），耳鳴，耳聾，肺癆，肉扭（淋證）。

● 注　　意　孕婦慎用。

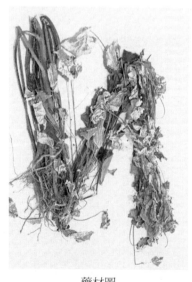

藥材圖

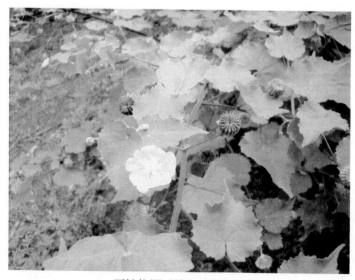

原植物圖（樊立勇提供）

一點紅

● **來　　源**　本品為菊科植物一點紅 *Emilia sonchifolia*（L.）DC. 的乾燥全草。夏、秋兩季採挖，晒乾，趁鮮切段，晒乾。亦可鮮用。

● **植物特徵**　一年生草本，高30～50 cm，折斷有白色乳汁，全株有白色毛。莖直立，少分枝。單葉互生；莖下部生的葉抱莖，琴狀分裂或有鈍齒，莖上部生的葉卵狀披針形，多少抱莖，全緣，葉面綠色，葉背有時紫紅色。春季開花，花全為管狀，紅紫色，頭狀花序有長柄；總苞圓柱狀，基部合生，苞片綠色，約與花冠等長。瘦果有棱，冠毛白色。

● **藥材性狀**　本品長10～50 cm，根細而彎曲，有鬚根。莖細圓柱形，表面暗綠色，下部被茸毛。葉多皺縮，展平後基生葉呈琴狀分裂，長5～10 cm，寬2.5～5 cm，灰綠色或暗綠色，先端裂片大，近三角形，基部抱莖，邊緣具疏鈍齒；莖生葉漸狹。頭狀花序2～3個排成聚傘狀，管狀花棕黃色，冠毛白色；總苞圓柱形；苞片1層，呈條狀披針形或近條形，長約1 cm。瘦果狹矩圓形，長約3 mm，有棱。氣微，味苦。

● **性味功能**　微苦，微寒。通谷道，解痧毒，清熱毒，除濕毒。

● **用法與用量**　6～15 g，鮮品15～30 g；外用鮮品適量，搗爛敷患處。

● **臨床應用**　用於貧痧（感冒），嘈耶（支氣管炎），白凍（腹瀉），阿意咪（痢疾），肉扭（淋證），火眼，口腔潰瘍，唄農（癰瘡）。

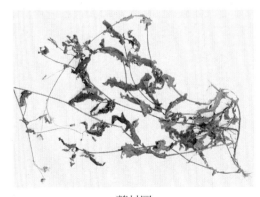

藥材圖

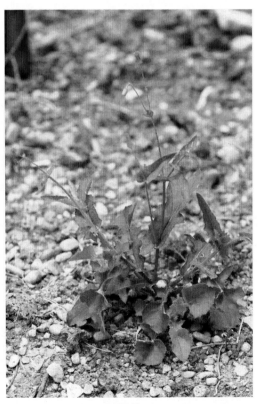

原植物圖

桑 葉

● **來　　源**　本品為桑科植物桑*Morus alba* L.的乾燥葉。初霜後採收，除去雜質，晒

● **植物特徵**　落葉灌木或小喬木。葉卵形或橢圓形，長6～15 cm，寬7～13 cm，先端尖，莖部圓形或心形，有時有不整齊的開裂。柔荑花序，花單性，花柱短，從基部或中部以下分岔，花柱和柱頭被絨毛。果肉質，由多個瘦果組成，圓柱形，長1～2.5 cm，直立或下垂，3～4月成熟，暗紅色或黑色。

● **藥材性狀**　本品多皺縮、破碎。完整者有柄，葉片展平後呈卵形或橢圓形，長6～15 cm，寬7～13 cm。先端漸尖，基部截形、圓形或心形，邊緣有鋸齒或鈍鋸齒，有的有不規則分裂。上表面黃綠色或淺黃棕色，有的有小疣狀突起；下表面顏色稍淺，葉脈凸出，小脈網狀，脈上被疏毛，脈基具簇毛。質脆。氣微，味淡、微苦澀。

● **性味功能**　甜、苦，寒。通氣道，解痧毒，清熱毒，明目。

● **用法與用量**　5～9 g。

● **臨床應用**　用於貧痧（感冒），埃病（咳嗽），蘭奔（眩暈），火眼（結膜炎），年鬧諾（失眠）。

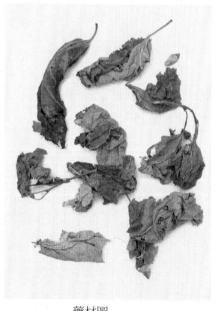

藥材圖

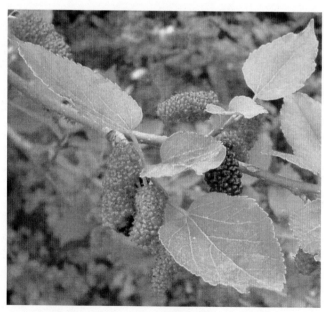

原植物圖

鬼 針 草

- **來　源**　本品為菊科植物鬼針草*Bidens pilosa* L . 或白花鬼針草*Bidens pilosa* L. var. radiata Sch. - 全草。夏、秋間採收，晒乾。

- **植物特徵**　鬼針草為一年生直立草本，高40～100 cm。莖四棱形，上部多分枝，疏被短柔毛，下部稍帶淡紫色，無毛。一回羽狀複葉對生，小葉通常3（稀5或7）枚，小葉卵形或卵狀橢圓形，長約7 cm，寬約3.5 cm，側生的小葉較小，邊緣有鋸齒，兩面近無毛。花序近球形。瘦果條形，黑色，具3～4棱，頂端具芒刺3～4根，長1.5～2.5 mm，具倒刺毛。

  白花鬼針草與鬼針草的區別主要在於白花鬼針草的頭狀花序邊緣具舌狀花5～7朵，舌片橢圓狀倒卵形，白色，長5～8 mm，寬3.5～5 mm，先端鈍或有缺刻。

- **藥材性狀**　鬼針草莖略呈方形。幼枝稍被短柔毛。葉紙質而脆，大多已皺縮、破碎。莖頂常有扁平盤狀花托，頭狀花序黃色，無舌狀花。有時著生10餘個長條形具4棱的果實，果實棕黑色，頂端有針狀冠毛3～4條，具倒刺。氣微，味淡。

  白花鬼針草與鬼針草極相似，主要區別在於白花鬼針草的花序邊緣有舌狀花5～7朵，舌片長5～ 8 mm，寬3.5～5 mm。乾燥藥材較難察見舌狀花。

- **性味功能**　苦，平。通谷道，解痧毒，清熱毒，散瘀血。

- **用法與用量**　9～30 g，鮮品30～60 g；外用適量，搗爛敷患處或煎水薰洗患處。

- **臨床應用**　用於貧痧（感冒），乙腦（日本腦炎），貨煙媽（咽痛），白凍（腹瀉），阿意咪（痢疾），能蚌（黃疸），兵西弓（腸癰），唄農（癰瘡），仲嘿嘀尹（痔瘡），林得叮相（跌打損傷），巧尹（頭痛）。

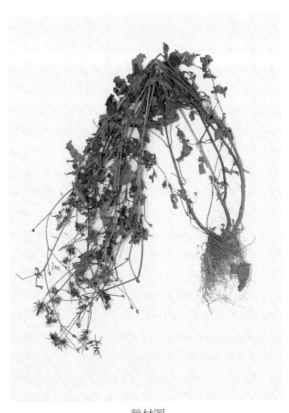

藥材圖

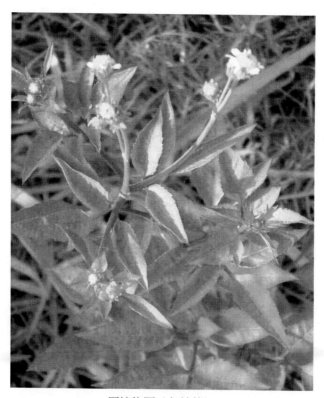

原植物圖（鬼針草）

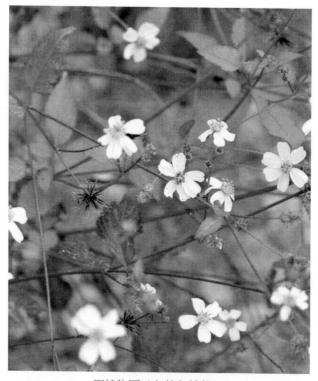

原植物圖（白花鬼針草）

地 膽 草

● 來　　源　本品為菊科植物地膽草*Elephantopus scaber* L.的乾燥全草。夏、秋間花期前採挖，洗淨，晒乾。

● 植物特徵　多年生宿根草本，高30～60 cm，全株有白色緊貼的粗毛。主根粗短，側根較多。莖常叉狀分枝，粗糙。根生葉匙形或長圓狀倒披針形，長5～15 cm，寬2～4.5 cm，先端鈍或短尖，基部漸狹，邊緣略有鈍齒；莖生葉少而細。花淡紫色，兩性，頭狀花序生於枝頂。瘦果有棱，頂端有硬刺毛4～6根。

● 藥材性狀　本品全長15～40 cm。根莖長2～5 cm，直徑0.5～1 cm；具環節，密被緊貼的灰白色茸毛，著生多數鬚根。葉多基生，皺縮。完整葉片展平後呈匙形或倒披針形，長6～20 cm，寬1～4.5 cm，黃綠色或暗綠色，多有腺點，先端鈍或急尖，基部漸狹，邊緣稍具鈍齒，兩面均被緊貼的灰白色粗毛，幼葉尤甚。葉柄短，稍呈鞘狀，抱莖。莖圓柱形，常叉狀分枝，密被緊貼的灰白色粗毛，莖生葉少而小。氣微，味苦。

● 性味功能　苦，寒。通氣道，解痧毒，清熱毒。

● 用法與用量　15～30 g。

● 臨床應用　用於貧痧（感冒），發得（發熱），貨煙媽（咽痛），埃病（咳嗽），阿意咪（痢疾），唄農（癰瘡），火眼（結膜炎），巧尹（頭痛）。

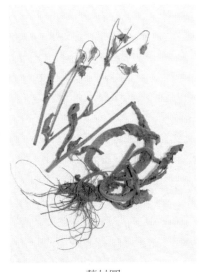

藥材圖

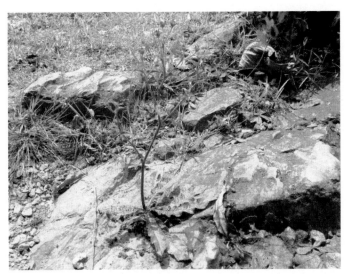

原植物圖

狗肝菜

● **來　　源**　本品為爵床科植物狗肝菜*Dicliptera chinensis*（L.）Juss. 的乾燥全草。夏、秋兩季採挖，洗淨，晒乾。

● **植物特徵**　一年生或兩年生草本。莖直立或披散，多分枝，節稍膨大，被細毛。葉卵狀矩圓形，長2～5 cm，寬2～3 cm，兩面有疏毛。秋季開花，腋生聚傘花序，有花數朵，粉紅色，每朵小花有一對葉狀苞片，倒卵形或卵形，長5～10 mm，邊緣有長毛。

● **藥材性狀**　本品根呈鬚狀，淡黃色。莖多分枝，折曲狀，長30～80 cm，直徑0.2～0.3 cm，表面灰綠色，被疏柔毛，有4～6條鈍棱，節稍膨大。葉對生，葉片多皺縮、破碎。完整者展平後呈卵形或橢圓形，長2.5～6 cm，寬1.5～3.5 cm，暗綠色或灰綠色，先端漸尖，基部寬楔形或稍下延，全緣，兩面近無毛或下表面中脈上被疏柔毛。葉柄長0.2～2.5 cm。有的帶花，花腋生，由數個頭狀花序組成聚傘狀或圓錐狀花序；總苞片對生，葉狀，橢圓形或近圓形，大小不等，長0.6～1 cm，其內有數朵二唇形的花。氣微，味淡、微甜。

● **性味功能**　甜、淡，微寒。解痧毒，清熱毒。

● **用法與用量**　15～30 g。

● **臨床應用**　用於貧痧（感冒），發得（發熱），斑疹，火眼（結膜炎）。

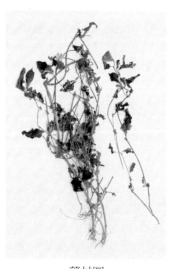

藥材圖

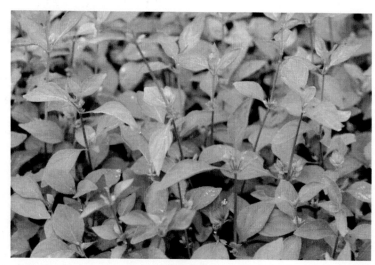

原植物圖

九頭獅子草

● **來　源**　本品為爵床科植物九頭獅子草*Peristrophe japonica*（Thunb.）Bremek.的乾燥全草。夏、秋兩季採收，除去雜質，晒乾。亦可鮮用。

● **植物特徵**　多年生草本。根細長，鬚根黃白色。莖直立或披散，四棱形，深綠色，節顯著膨大。葉對生，紙質，具短柄，橢圓形或卵狀披針形，先端漸尖，基部漸窄，全緣。聚傘花序短，集生於枝梢的葉腋，每一朵花下有大小兩片葉狀苞片相托，較花萼大，花冠淡紅紫色。蒴果窄倒卵形，略被柔毛，成熟時縱裂。

● **藥材性狀**　本品長達50 cm。根鬚狀，淺棕褐色，地上部分暗綠色，被毛。莖有棱，節膨大。葉對生，有柄，葉片多皺縮，展平後呈卵形、卵狀長橢圓形或披針形，長5～10 cm，寬3～4 cm，先端漸尖，基部楔形，全緣。聚傘花序集生於枝梢的葉腋，總梗短，葉狀苞片兩片，大小不等，花冠常脫落。氣微，味微苦、澀。

● **性味功能**　辣、微苦，微寒。解痧毒，清熱毒，除濕毒。

● **用法與用量**　15～30 g；外用鮮品適量，搗爛敷患處。

● **臨床應用**　用於貧痧（感冒），貨煙媽（咽痛），小兒發得（小兒發熱）；外治唄農（癰瘡），額哈（毒蛇咬傷）。

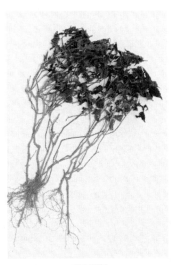

藥材圖

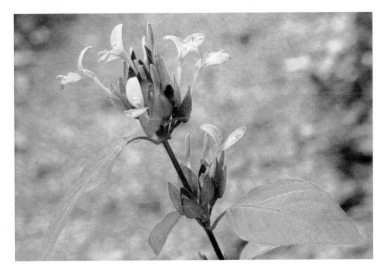

原植物圖（樊立勇提供）

鬼畫符

- **來　　源**　本品為大戟科植物黑面神*Breynia fruticosa*（L.）Hook.f. 的乾燥全株。全年均可採挖，除去泥沙，晒乾。

- **植物特徵**　常綠小灌木，高1～3 m，全株無毛。枝條稍壓扁，有時帶紫紅色，小枝灰綠色。葉革質而脆，易折斷，長3～6 cm，寬2～3.5 cm，葉面深綠色，常有條狀或塊狀斑紋，背面粉綠色。花小，單性，雌雄同株，無花瓣，單生或2～4朵簇生於葉腋，黃綠色。雌花的花萼鐘狀，6淺裂，結果時擴大呈盤狀。果球形，直徑約6 mm，生於擴大宿存的萼片上。

- **藥材性狀**　本品根呈圓柱形，長短不一，直徑5～40 mm；表面棕紅色，粗糙或具細縱皺紋；質堅實，斷面淡黃色。莖圓柱形，上部分枝多，長1～2 m，直徑5～30 mm，表面紅棕色或黃棕色，全體無毛。單葉互生，多已脫落，葉片革質，菱狀卵形或闊卵形，長25～60 mm，寬15～35 mm，兩端鈍或急尖，上表面灰褐色，下表面紅褐色或灰棕色，具細點，每邊具3～5條側脈；葉柄長2～3 mm；托葉三角狀披針形，長約1 mm。花小，單生或2～4朵成簇，花梗長約2 mm。雄花生於下部花束上，萼長約1.5 mm，陀螺狀，6齒裂，雄蕊包於花萼內；雌花花萼鐘狀，6淺裂。蒴果棕黑色，球形。氣微，味苦、微澀。

- **性味功能**　微苦、澀，微寒；有小毒。調火路，解痧毒，清熱毒，除濕毒，消腫痛。

- **用法與用量**　15～30 g；外用適量。

- **臨床應用**　用於貧痧（感冒），巧尹（頭痛），白凍（腹瀉），貨煙媽（咽痛），產後腹痛，兵淋勒（子宮出血），唄農（癰瘡），能唅能累（濕疹），過敏性皮炎，額哈（毒蛇咬傷），漆毒。

- **注　　意**　孕婦忌服。

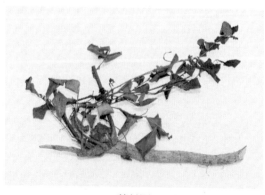

藥材圖

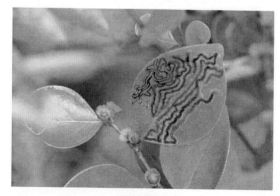

原植物圖

小魚仙草

● **來　　源**　本品為唇形科植物小魚仙草*Mosla dianthera*（Buch.-Ham.）Maxim. 的乾燥地上部分。夏、兩季採割，除去雜質，陰乾。亦可鮮用。

● **植物特徵**　一年生草本。莖高可達1 m，四棱形。葉卵狀披針形或菱狀披針形，長1.2～3.5 cm，下面具腺點；葉柄長3～18 mm。總狀花序頂生，長3～15 cm。苞片針狀或線狀披針形；花萼鐘狀，長約2 mm，外面脈上被短硬毛，上唇3齒卵狀披針形，中齒較短，下唇2齒披針形，結果時萼增大；花冠淡紫色，長4～5 mm。小堅果近球形，直徑1～1.6 mm，具疏網紋。花果期5～11月。

● **藥材性狀**　本品莖呈方柱形，有4棱，直徑1～5 mm；表面黃綠色至紅棕色，具稀疏白毛，節明顯，節間長2～6 cm；質脆，斷面白色。葉皺縮，對生，黃綠色，具柄。柄長0.5～1.5 cm；完整葉片展平後呈卵狀披針形或菱狀披針形，長1～3 cm，寬0.5～1.7 cm，先端漸尖，基部漸狹或呈闊楔形，葉緣具疏齒，兩面均被白色短毛和腺鱗（放大鏡下觀察呈黃綠色小點）。總狀花序腋生或頂生，長3～10 cm。花萼鐘形，長2～4 mm，二唇形，上唇3齒裂。揉搓後有香氣，味微苦、涼。

● **性味功能**　辣，微熱。解痧毒，清熱毒，除濕毒，祛風毒，止癢。

● **用法與用量**　9～15 g；外用適量，鮮品搗爛敷患處。

● **臨床應用**　用於貧痧（感冒），巧尹（頭痛），貨煙媽（咽痛），中暑，心頭痛（胃痛），阿意咪（痢疾），能唅能累（濕疹），痱子，皮膚瘙癢，唄農（癰瘡），蜈蚣咬傷。

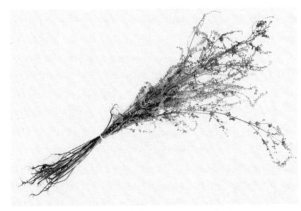

藥材圖

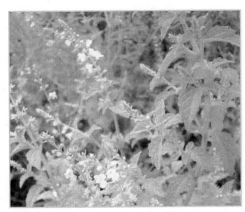

原植物圖（樊立勇提供）

籬欄網

● **來　　源**　本品為旋花科植物籬欄網*Merremia hederacea*（Burm. f.）Hall. f. 的乾燥地上部分。夏、秋兩季採收，除去雜質，乾燥。

● **植物特徵**　一年生柔弱纏繞草本，長1～3 m，有軟刺狀突起。葉卵形，全緣或3裂，鈍齒狀，先端漸尖，基部心形。聚傘狀花序腋生，花序柄約與葉柄等長，花3～5朵，夏、秋兩季開放；花萼綠色，卵形；花冠黃色。蒴果卵形，有棱。

● **藥材性狀**　本品莖呈圓柱形，略扭曲，長短不一，直徑1～3 mm；表面紅棕色，有細縱棱，具疣狀小突起和不定根，節處常具毛；質韌，斷面灰白色，中空。葉互生，完整葉片展平後呈心狀卵形，長15～75 mm，寬10～50 mm，全緣或具3深裂；葉柄細長，長15～40 mm，具疣狀突起。聚傘花序腋生，有3～5朵花；花序梗長8～50 mm，具小疣狀突起。花萼寬倒卵狀匙形或近長方形；花冠黃色，鐘狀。蒴果扁球形或寬圓錐形，常開裂成4瓣；種子三棱狀球形，被鏽色短柔毛。氣微，味淡。

● **性味功能**　甜、淡、微寒。解痧毒，清熱毒，利咽喉。

● **用法與用量**　15～30 g。

● **臨床應用**　用於貧痧（感冒），發得（發熱），貨煙媽（咽痛）。

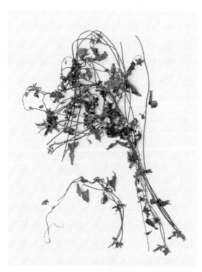

藥材圖

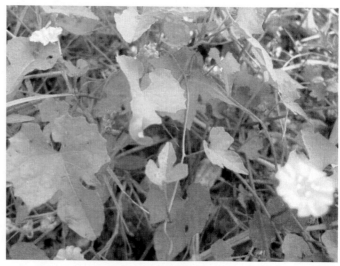

原植物圖

蒼 耳 草

● **來　源**　本品為菊科植物蒼耳*Xanthium sibiricum* Patr. ex Widder的乾燥地上部分。夏、秋兩季莖葉茂盛、花未開時採割,晒乾。

● **植物特徵**　一年生粗壯草本,全體有粗糙毛。單葉互生,卵形或三角形,3～5裂,長2～6 cm,寬3～6 cm,基部心形,邊緣有不規則粗鋸齒,基出3脈,有柄。春、夏兩季開花,黃色,頭狀花序頂生或腋生,近無柄。瘦果倒卵形,包於有鉤狀刺的總苞內,秋季成熟。

● **藥材性狀**　本品莖呈圓柱形,上部分枝,長20～60 cm,直徑4～10 mm;表面暗綠色,散布黑褐色斑點,微有棱條,粗糙或被白色短毛;體輕,易折斷,斷面中部有髓。葉互生,有長柄。葉片寬三角形,長4～9 cm,寬5～10 cm,先端銳尖,基部稍呈心形,邊緣3～5淺裂,有不規則粗齒,上表面黃綠色,下表面蒼綠色,兩面被短毛。氣微,味苦。

● **性味功能**　苦、辣,寒;有毒。調火路,解痧毒,祛風毒,除濕毒,清熱毒。

● **用法與用量**　6～12 g;外用適量,煎水洗患處。

● **臨床應用**　用於貧痧(感冒),鼻炎,火眼(結膜炎),目翳,蘭奔(眩暈),發旺(痹病),唄叮(疔瘡),唄農(癰瘡),能啥能累(濕疹)。

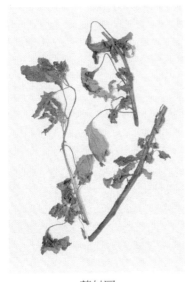

藥材圖

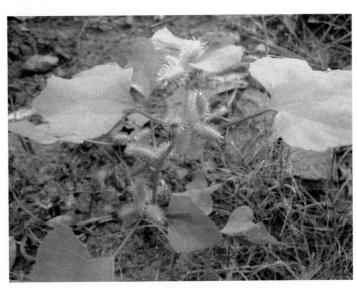

原植物圖

地桃花

● **來　　源**　本品為錦葵科植物肖梵天花 *Urena lobata* L. 的乾燥地上部分。秋季採收,除去雜質,晒乾。亦可鮮用。

● **植物特徵**　小灌木,高可達1 m,多分枝,全株被粗糙毛。根粗壯,淡黃白色。葉卵狀披針形,長3～8 cm,變化大,3～5淺裂,有角或波浪狀,邊緣有不整齊的鋸齒,兩面有毛,背面灰白色。6～7月開花,直徑約1.5 cm,桃紅色。果扁球形,有鉤狀刺和細毛。

● **藥材性狀**　本品莖呈棕黑色至棕黃色,具粗淺的網紋;質硬;木質部斷面不平坦,韌皮部富纖維。葉大多已破碎,完整者多皺縮,上表面深綠色,下表面粉綠色,密被短柔毛和星狀毛,掌狀網脈,下面凸出,葉腋
常有宿存的托葉。氣微,味淡。

● **性味功能**　甜、辣,平。解痧毒,祛風毒,清熱毒,除濕毒。

● **用法與用量**　15～30 g,鮮品50～100 g。

● **臨床應用**　用於貧痧(感冒),阿意咪(痢疾),發旺(痹病),笨浮(水腫),肉扭(淋證),隆白呆(白帶),鹿血(吐血),唄農(癰瘡),外傷出血。

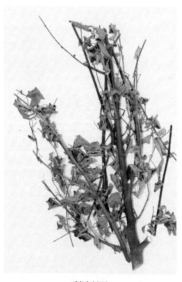

藥材圖

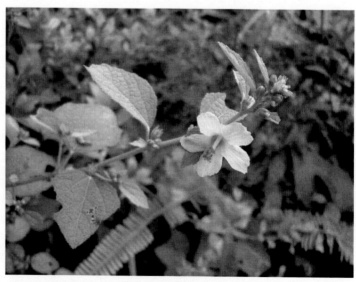

原植物圖

三葉香茶菜

● **來　　源**　本品為唇形科植物牛尾草*Isodon ternifolia*（D. Don）Kudo的乾燥全草。全年可採，除去雜質晒乾。

● **植物特徵**　多年生草本或半灌木。莖具6棱，密被棕色或灰棕色長柔毛。單葉對生及3～4枚輪生，狹披針形或狹橢圓形，先端尖，基部楔形，邊有鋸齒，厚紙質；兩面均被柔毛，上面具皺紋，下面網脈隆起。花白色或淺紫色，聚傘圓錐花序極密集，長9～35 cm，頂生或腋生。小堅果卵圓形，無毛。花期9月至翌年2月，果期12月至翌年4～5月。

● **藥材性狀**　本品長短不一。根粗壯，類圓錐形，表面黑褐色，粗細不一。莖、枝類圓柱形，具6條縱棱，直徑4～8 mm；表面灰黃色或棕黃色，密被長柔毛，節間明顯；質硬，易折斷；斷面不平坦，皮部薄，木質部黃白色，中央有白色的髓。葉對生及3～4枚輪生，有的已脫落，灰棕色或棕黃色，皺縮，易碎；完整者展平後呈狹橢圓形或披針形，長3.5～12 cm，寬1～4 cm，葉脈明顯。圓錐花序長9～30 cm，花冠已脫落，宿萼鐘狀或管狀，先端5齒裂，被柔毛。小堅果卵圓形，無毛。氣微，味苦。

● **性味功能**　苦、微辣，微寒。通水道，解痧毒，清熱毒，除濕毒。

● **用法與用量**　15～30 g；外用適量。

● **臨床應用**　用於貧痧（感冒），埃病（咳嗽），牙痛，貨煙媽（咽痛），笨浮（水腫），肉扭（淋證），發旺（痹病）。

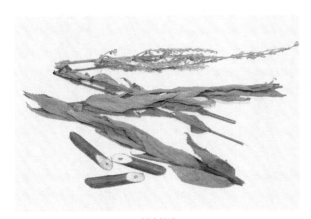

藥材圖

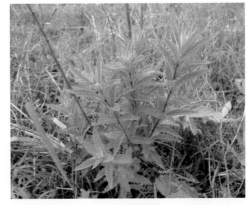

原植物圖

一枝黃花

- **來　　源**　本品為菊科植物一枝黃花*Solidago decurrens* Lour.的乾燥全草。秋季花果期採挖，除去泥沙，晒乾。

- **植物特徵**　多年生草本，具粗短的根狀莖。根多條，細而彎曲，淺棕色。莖直立，單一。單葉互生，卵形或窄卵形，先端稍尖，基部楔形或寬楔形，邊緣具淺鋸齒，並有毛，上面綠色，下面淺綠色，兩面無毛或脈處稍被毛。頭狀花序排成窄長圓錐狀，花黃色，舌狀花雌性，管狀花兩性。瘦果無毛，極個別瘦果頂端有疏毛。

- **藥材性狀**　本品長30～100 cm。根狀莖短粗，簇生淡黃色細根。莖圓柱形，直徑0.2～0.5 cm；表面黃綠色、灰棕色或暗紫紅色，有棱線，上部被毛；質脆，易折斷；斷面纖維性，有髓。單葉互生，多皺縮、破碎。完整葉片展平後呈卵形或披針形，長1～9 cm，寬0.3～1.5 cm，先端稍尖或鈍，全緣或有不規則疏鋸齒，基部下延成柄。頭狀花序直徑約0.7 cm，排成總狀，偶有黃色舌狀花殘留，多皺縮扭曲；苞片3層，卵狀披針形。瘦果細小，冠毛黃白色。氣微香，味微苦、辣。

- **性味功能**　微苦、辣，平。解痧毒，清熱毒。

- **用法與用量**　9～15 g。

- **臨床應用**　用於貧痧（感冒），貨煙媽（咽痛），唄叮（疔瘡），巧尹（頭痛）。

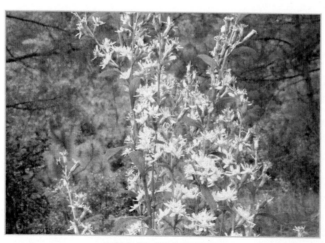

原植物圖（徐紀民提供）

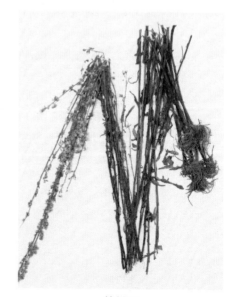

藥材圖

第二節　解瘴毒藥

青　蒿

● **來　　源**　本品為菊科植物黃花蒿*Artemisia annua* L.的乾燥地上部分。秋季花盛開時採割，除去老莖，陰乾。

● **植物特徵**　一年生草本，高40～150 cm，全株有臭氣。基生葉平展，莖生葉互生，二回或多回羽狀全裂，裂片線形。7～9月開花，頭狀花序下垂，花小，黃色。瘦果橢圓形。

● **藥材性狀**　本品莖呈圓柱形，上部多分枝，長30～80 cm，直徑0.2～0.6 cm；表面黃綠色或棕黃色，具縱棱線；質略硬，易折斷，斷面中部有髓。葉互生，暗綠色或棕綠色，卷縮易碎。完整者展平後為二至多回羽狀全裂，裂片及小裂片呈矩圓形或長橢圓形，兩面被短毛。氣香特異，味微苦。

● **性味功能**　苦、辣，寒。解瘴毒，清熱毒，除濕毒。

● **用法與用量**　6～12 g，入煎劑宜後下。

● **臨床應用**　用於瘴病（瘧疾），貧痧（感冒），發得（發熱），能蚌（黃疸），白凍（腹瀉）。

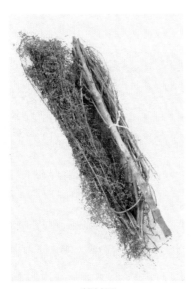

藥材圖

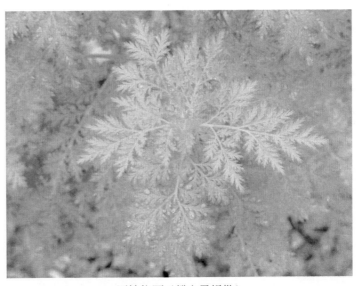

原植物圖（樊立勇提供）

馬 鞭 草

● **來　　源**　本品為馬鞭草科植物馬鞭草*Verbena officinalis* L.的乾燥全草。6～8月花開時採割，除去雜質，晒乾。

● **植物特徵**　多年生草本。莖有4棱，棱上或節上被白色硬毛。葉對生，卵形，3深裂，裂片為不規則的羽狀分裂或有粗齒，兩面均有粗毛，下面脈上尤多；葉生於上部的無柄，下部的有短柄。夏、秋兩季開花，穗狀花序頂生或腋生。蒴果包藏於萼內，矩圓形。

● **藥材性狀**　本品莖呈方柱形，多分枝，四面有縱溝，長0.5～1 m；表面綠褐色，粗糙；質硬而脆，斷面有髓或中空。葉對生，皺縮，多破碎，綠褐色，完整者展平後葉片3深裂，邊緣有鋸齒。穗狀花序細長，有小花多數。氣微，味苦。

● **性味功能**　苦，微寒。調龍路，通水道，解瘴毒，清熱毒，除濕毒。

● **用法與用量**　5～9 g。

● **臨床應用**　用於瘴病（瘧疾），癥瘕（子宮肌瘤），積聚（腹內積塊），京瑟（閉經），京尹（痛經），貨煙媽（咽痛），唄農（癰瘡），笨浮（水腫），肉扭（淋證），血精。

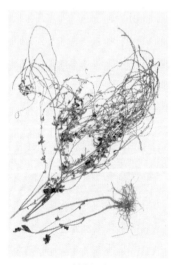

藥材圖

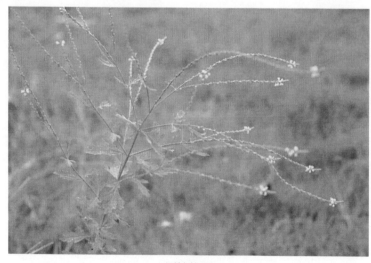

原植物圖

貫　眾

● **來　源**　本品為烏毛蕨科植物蘇鐵蕨*Brainea insignis*（Hook.）J.Sm.、烏毛蕨*Blechnum orientale* L. 或紫萁科植物華南紫萁*Osmunda vachellii* Hook.的乾燥根狀莖。春、秋季採挖，削去葉柄和鬚根，除淨泥土，切片，晒乾。

● **植物特徵**　蘇鐵蕨為多年生高大蕨類植物，植株高1～2 m，全株無毛。根狀莖圓柱狀，直立，密生紅棕色鑽形鱗片。葉大型，葉柄長約0.5 m，葉片革質，長圓狀披針形至卵狀披針形，長60～100 cm，寬10～30 cm，兩面光滑，一回羽狀；羽片多數，近生，幾無柄，水平展開，條狀披針形，邊緣有細鋸齒，常向下反卷，葉脈羽狀。孢子囊沿網眼著生，成熟後往往匯合，布滿葉脈全部，無蓋。

　　烏毛蕨為多年生蕨類植物，植株高1～2 m。根狀莖粗短，直立，連同葉柄基部密生鑽狀披針形鱗片。葉柄殘基橫斷面略呈橢圓形，維管束17～21個，大小不等，環狀排列。葉簇生，葉柄棕禾稈色，堅硬，上面有縱溝，溝兩側有瘤狀氣囊體疏生，基部以上無鱗片；葉片卵狀披針形，革質，長50～120 cm，寬25～40 cm，基部略變窄，一回羽狀；羽片多數，下部數對縮短，最下的突然縮小成耳片，中部羽片長15～40 cm，寬1～2 cm，條狀披針形，基部圓或楔形，無柄，全緣，側脈細而密，通常分岔，少有單一。孢子囊群條形，沿主脈兩側著生，囊群蓋同形，開向主脈。

　　華南紫萁為多年生蕨類植物，植株高達1 m。根狀莖圓柱形，直立，高出地面。葉簇生，一型，葉片長圓形，厚紙質，長40～90 cm，寬20～30 cm，但同一葉上的羽片為二型，一回羽狀，羽片15～20對，近對生，中部以上的羽片不育，披針形，寬達1.5 cm，全緣或上部帶淺波狀，側脈一至二回分岔直達葉緣，下部數對羽片能育，生孢子囊，羽片緊縮為條形，寬約4 mm，主脈兩側密生圓形的分開的孢子囊穗，深棕色。

● **藥材性狀**　蘇鐵蕨根狀莖呈圓柱形，有時稍彎曲，粗壯，直徑3～5 cm，密被極短的葉柄殘基、鬚根及少量鱗片，或葉柄殘基全被削除，僅剩根狀莖部分，質堅硬；橫切面圓形，灰棕色至紅棕色，密布黑色小點，邊緣呈不規則圓齒形，外皮黑褐色，皮層散有多數黃色點狀的維管束，中柱維管束十數

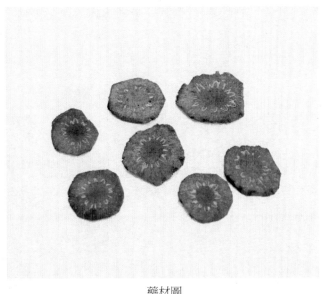

藥材圖

個，多呈「U」「V」形或短線形，排成一圓圈，形成美麗的花紋。葉柄基部切面近圓形，直徑5～8 mm，顏色、質地與根狀莖相同，密布小黑點，維管束6～10個，點狀排列成環，鱗片呈棕黃色毛絨狀，鬆軟。氣微弱，味澀。

烏毛蕨根狀莖呈圓柱形或角柱形，上端稍大，長10～20 cm，直徑5～6 cm，呈棕褐色或黑褐色；有的微彎曲，粗壯，密被有空洞的葉柄殘基、鬚根和鱗片。葉柄殘基扁圓柱形，表面密被黑褐色伏生的鱗片，脫落處呈小凸起，粗糙。質堅硬，橫斷面中央多呈空洞狀，皮部薄，有十數個點狀維管束，排成環狀，內方的兩個主分柱稍大。葉柄基部較粗，外側有瘤狀突起，簇生10餘條鬚根，鬚根圓柱形，彎曲，多已折斷，直徑1～2 mm。氣微弱而特異，味微澀。

華南紫萁根狀莖外形粗大，呈倒圓錐形，下部稍彎曲，長25～40 cm，直徑7～14 cm。葉柄殘基的橫斷面無大的黑點（厚壁組織），托葉狀的翅斷面也無大的黑點。氣微弱而特異，味苦澀。

● **性味功能** 苦，微寒。解瘴毒，通龍路，清熱毒，除濕毒，止血。

● **用法與用量** 5～9 g，或入丸、散用；外用適量，研末調塗患處。

● **臨床應用** 用於瘴病（瘧疾），貧痧（感冒），鹿血（吐血），衄血（流鼻血），阿意勒（血便），阿意咪（痢疾），兵淋勒（子宮出血），隆白呆（白帶）。

● **注　　意** 孕婦慎用。

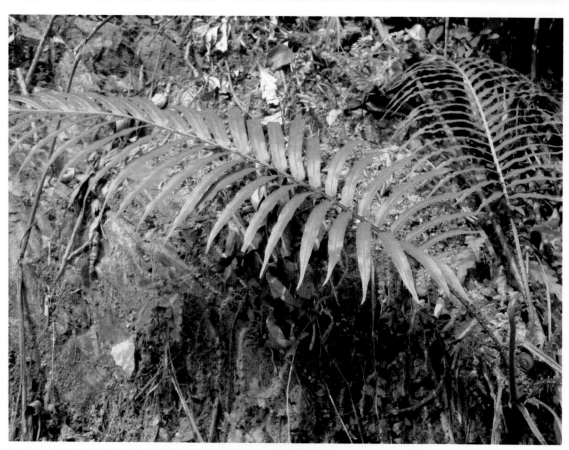

原植物圖

白　英

● **來　　源**　本品為茄科植物白英*Solanum lyratum* **Thunb.** 的乾燥全草。夏、秋兩季採摘，洗淨，晒乾。

● **植物特徵**　多年生蔓狀草本，長2～5 m，全株密被白色長柔毛。莖灰綠色。單葉互生，常為琴狀分裂或不裂，基部耳形，有柄。聚傘花序側生或與葉對生，花秋季開放，白色或淡紫色。秋、冬季結果，漿果球形，熟時紅色。

● **藥材性狀**　本品長約1 m，全體被柔毛，嫩枝和葉被毛較多。根圓柱形，稍彎曲，直徑2～8 mm，淺棕黃色。莖圓柱形，直徑2～5 mm，具縱皺紋，灰黃色或灰綠色；質硬而脆；斷面纖維性，淡綠色，中央成空洞。單葉互生，皺縮卷曲，易碎。完整者展開後呈卵形，長3～8 cm，寬10～35 mm，先端漸尖，基部多為戟形或琴形，3～5裂，棕綠色或灰綠色；葉柄長2～4 cm。聚傘花序與葉對生，花序梗曲折狀，花冠5裂，長約5 mm，棕黃色。果實球形，淡黃色或淡棕色，直徑5～7 mm；種子扁圓形。氣微，味淡。

● **性味功能**　甜、苦，寒；有小毒。通水道，解瘴毒，清熱毒，除濕毒，消腫痛。

● **用法與用量**　10～15 g，煎湯或浸酒；外用適量，煎水洗或搗爛敷患處。

● **臨床應用**　用於瘴病（瘧疾），癌症，能蚌（黃疸），笨浮（水腫），肉扭（淋證），發旺（痹病），膽囊炎，隆白呆（白帶），丹毒，唄叮（疔瘡）。

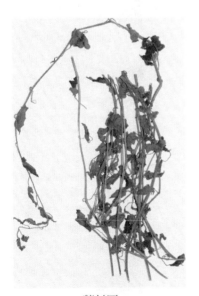

藥材圖

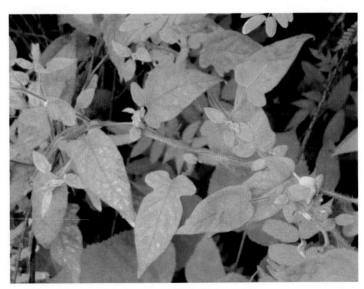

原植物圖

羊耳菊

● **來　　源**　本品為菊科植物羊耳菊*Inula cappa*（Buch.-Ham.）DC.的乾燥地上部分。夏、秋兩季採，除去雜質，乾

● **植物特徵**　落葉亞灌木，高約1 m。根木質，鐵黑色，味苦，氣芳香。莖粗壯，密被白色短毛。葉互生，橢圓形或披針形，長7～11 cm，寬1.5～2.5 cm，兩端狹，葉面綠色，有腺點，被粗毛，葉背密被白色綿毛，邊緣稍有小鋸齒。夏、秋季開黃色花，芳香，頭狀花序組成稠密的傘房花序，頂生或生於上部葉腋。瘦果被白色綿毛，冠毛白色。

● **藥材性狀**　本品長90～150 cm。莖圓柱形，灰褐色至暗褐色，有細縱紋及凸起的橢圓形皮孔；葉痕明顯，半月形，皮層易剝離；質硬，易折斷，斷面不平坦。葉片易脫落，常卷曲，展開後呈狹矩圓形或近倒卵形，長7～9 cm，寬1.5～2 cm，邊緣有小鋸齒，先端漸尖或鈍形，基部渾圓或廣楔形，上表面黃綠色，具黃色粗毛，下表面黃白色，被白色綿毛。偶帶有頂生或腋生的頭狀花序組成的傘房花序。氣香，味辣、微苦。

● **性味功能**　辣、微苦，微熱。通谷道，解瘴毒，除濕毒。

● **用法與用量**　15～30 g。

● **臨床應用**　用於瘴病（瘧疾），貧痧（感冒），發旺（痹病），胸膈痞悶，阿意咪（痢疾），白凍（腹瀉），肝炎，仲嘿唅尹（痔瘡），痂（癬）。

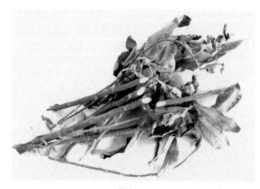

藥材圖

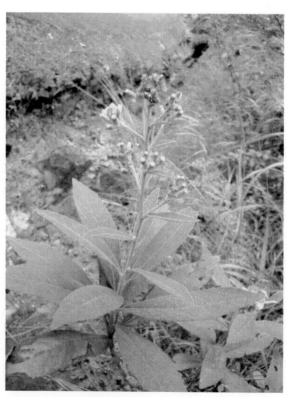

原植物圖（樊立勇提供）

翻 白 草

● **來　　源**　本品為薔薇科植物翻白草 *Potentilla discolor* Bge.的乾燥全草。夏、秋兩季花開前採挖，除去雜質，乾燥。

● **植物特徵**　多年生草本，高10～40 cm，全株有白色綿毛。莖纖弱。根粗大，紡錘形或長條狀，分枝，表面暗褐色，斷面粉白色；質較硬，味甜可食。根生葉為羽狀複葉，小葉4～10片；莖生葉為3片小葉，無柄，兩種葉背均有白色綿毛。春夏間開黃色花。果熟時淡黃色，為萼片所包藏。

● **藥材性狀**　本品塊根呈紡錘形或圓柱形，長4～8 cm，直徑0.4～1 cm；表面暗褐色，有不規則扭曲溝紋；質硬而脆，折斷面平坦，灰白色。基生葉叢生，奇數羽狀複葉皺縮而卷曲，展平後長4～13 cm，小葉5～9片，矩圓形或狹長橢圓形，頂端小葉片較大，上表面暗綠色，下表面密生白色綿毛，邊緣有粗鋸齒。氣微，味甜、微澀。

● **性味功能**　甜、微苦，平。調龍路，解瘴毒，清熱毒，除濕毒，止血。

● **用法與用量**　9～15 g。

● **臨床應用**　用於瘴病（瘧疾），鹿血（吐血），阿意勒（血便），兵淋勒（子宮出血），阿意咪（痢疾），唄農（癰瘡）。

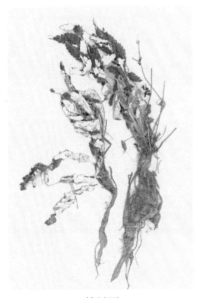

藥材圖

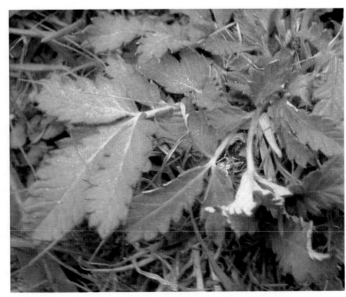

原植物圖

大葉桉葉

● **來　　源**　本品為桃金娘科植物大葉桉*Eucalyptus robusta* Smith的葉。全年可採，鮮用或陰乾。

● **植物特徵**　常綠大喬木。樹皮厚，粗糙，纖維狀，暗褐色。小枝綠色或帶紅色。葉質厚，對生或互生，卵狀披針形或橢圓狀披針形，長10～16 cm，寬3～8 cm，光亮。傘形花序腋生或側生，有花5～10朵，花序柄粗而扁平，有角，長2～3 cm。蒴果倒卵形至壺形，長1.2～1.5 cm，直徑1～1.2 cm，果瓣內陷或略凸出，夏、秋成熟。

● **藥材性狀**　本品呈卵狀披針形，革質，長7～18 cm，寬4～6.5 cm，上表面綠色，下表面黃綠色，先端漸尖，基部渾圓，有的稍不對稱，全緣，兩面光滑，對光照視可見眾多透明腺點，側脈多數，細而明顯，與中脈幾乎成直角，沿邊緣連成波狀邊脈；葉柄長1～1.5 cm。揉之有香氣，味苦、辣、澀。

● **性味功能**　苦、辣，平。通氣道，解瘴毒，清熱毒，除濕毒。

● **用法與用量**　15～25 g，鮮品25～50 g；外用適量。

● **臨床應用**　用於瘴病（瘧疾），埃病（咳嗽），貨煙媽（咽痛），心絞痛，唄（無名腫毒），唄叮（疔瘡），能唅能累（濕疹），丹毒；預防流行性感冒、流行性腦膜炎。

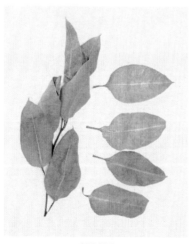

藥材圖

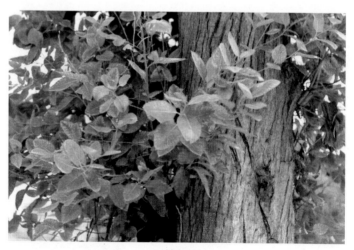

原植物圖

檳　榔

● **來　　源**　本品為棕櫚科植物檳榔*Areca catechu* L.的乾燥成熟種子。春末至秋初採收成熟果實，用水煮後，乾燥，除去果皮，取出種子，乾燥。

● **植物特徵**　常綠喬木，幹挺直，高10〜20 m，不分枝，有多數葉脫落後形成的環紋。大型羽狀複葉聚生於幹的頂端，長1.2 m以上，小葉片多數，條狀披針形，長30〜60 cm，先端有不規則的齒裂；總葉柄呈三棱形，具長葉鞘。夏季肉穗花序從葉束之下的莖上生出，基部托以黃綠色的佛焰苞，花序多分枝，分枝呈蜿蜒狀，花單性，雌雄同株。雄花貼生於花序頂端，形似稻粒，多數，雄蕊3枚；雌花較大而少，著生於花序軸或分枝基部。花被2輪，每輪3片，綠黃色，雌蕊卵形；子房1室，胚珠倒生。堅果卵圓形，長4〜6 cm，紅色，基部有花被宿存，中果皮厚，其纖維狀部分即為藥用「大腹皮」，中間有一卵形種子即為藥用檳榔。

● **藥材性狀**　本品呈扁球形或圓錐形，高1.5〜3.5 cm，底部直徑1.5〜3 cm；表面淡黃棕色或淡紅棕色，具稍凹下的網狀溝紋，底部中心有圓形凹陷的珠孔，其旁有一明顯疤痕狀種臍；質堅硬，不易破碎；斷面可見棕色種皮與白色胚乳相間的大理石樣花紋。氣微，味澀、微苦。

● **性味功能**　苦、辣，微熱。通谷道，解瘴毒，驅蟲。

● **用法與用量**　3〜9 g，驅條蟲、薑片蟲30〜60 g。

• **　臨床應用**　用於瘴病（瘧疾），胴西咪暖（腸道寄生蟲病），阿意咪（痢疾），積聚（腹內積塊）。

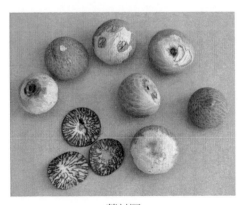

藥材圖

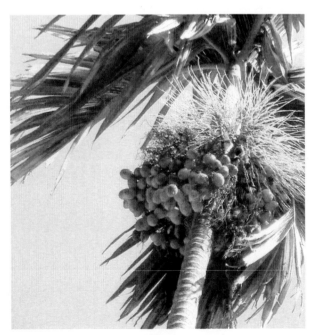

原植物圖

黃皮葉

● **來　　源**　本品為芸香科植物黃皮*Clausena lansium*（Lour.）Skeels 的乾燥葉。全年可採收，除去雜質，晒乾。

● **植物特徵**　常綠小喬木。嫩枝及葉軸具瘤狀突起和柔毛。葉互生，奇數羽狀複葉，小葉5～13片，橢圓形或卵狀橢圓形，先端急尖或短漸尖，基部楔形至圓形，兩側不對稱，邊全緣或略帶淺波狀至淺圓齒狀，硬紙質，密布半透明油點。聚傘花序排列成圓錐狀，頂生或腋生，花白色。漿果圓球形至橢圓形或卵形，肉質，成熟時暗黃色至淡黃色，被柔毛及油點。

● **藥材性狀**　本品為奇數羽狀複葉，小葉5～13片，多皺縮、破碎，黃綠色至深綠色。完整者呈橢圓形或卵狀橢圓形，密布細小半透明油點及疏柔毛，長4～13 cm，寬2～5 cm，先端急尖或短漸尖，基部楔形至圓形，兩側不對稱，邊全緣或淺波狀至淺圓齒狀，略反卷；葉脈於葉面凹下，於背面凸起；小葉柄被短柔毛，長2～4 mm，質脆。氣香，味微苦、辣。

● **性味功能**　苦、辣，微寒。通氣道，解瘴毒，清熱毒。

● **用法與用量**　15～30 g；外用適量，煎水洗。

● **臨床應用**　用於瘴病（瘧疾），貧痧（感冒），埃病（咳嗽），墨病（哮喘），胴尹（腹痛），肉扭（淋證），唄農（癰瘡）。

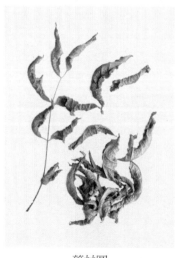

藥材圖

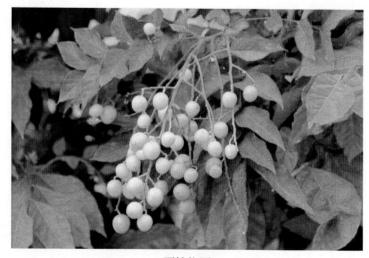

原植物圖

蘿芙木

● **來　　源**　本品為夾竹桃科植物蘿芙木 *Rauvolfia verticillata*（Lour.）Baill. 或雲南蘿芙木 *Rauvolfia yunnanensis* Tsiang的乾燥根和莖。全年均可採收，除去枝、葉，乾燥。

● **植物特徵**　蘿芙木為直立常綠灌木，高1～2 m，有乳汁。根圓柱形，表面灰棕色，有不規則縱溝，味苦。莖多分枝，無毛，小枝淡灰褐色，疏生皮孔。葉通常3～4片輪生，膜質，長橢圓形，長4～14 cm，寬1～4 cm，先端長尖，基部楔形，全緣或帶波狀。5～6月開白色花，為頂生或腋生聚傘花序；萼5裂；花冠高腳碟狀；雄蕊5枚，著生於花冠管內。8～10月結果，果熟時由暗紅色到紫黑色，光亮；種子1顆。

　　雲南蘿芙木與蘿芙木相似，但前者葉片較大，橢圓形或倒卵狀橢圓，長6～20 cm，寬3～6 cm。花序上的花較多較密，花冠管內面密被長柔毛。核果成熟時紅色。

藥材性狀　蘿芙木根為圓錐形，略彎曲，長15～30 cm，直徑1～3 cm，常具3～5條支根；表面灰棕色或灰棕黃色，具淺縱溝，外皮易脫落，露出暗棕色皮部或黃色木質部；斷面韌皮部很窄，灰棕色，木質部占極大部分，淡黃色。莖圓柱形，下部直徑0.5～2 cm，向上漸細；表面灰褐色或灰綠色，散生多數灰白色類圓形凸起的皮孔；質堅硬。氣弱，味苦。

　　雲南蘿芙木根的表面多為灰黃色，外皮較鬆軟。莖的表面為灰白色或灰黃色。

● **性味功能**　苦，寒；有小毒。通水道，解瘴毒，清熱毒，袪風毒，除濕毒。

● **用法與用量**　15～30 g；外用適量。

● **臨床應用**　用於瘴病（瘧疾），貧痧（感冒），貨煙媽（咽痛），高血壓，蘭奔（眩暈），麥蠻（風疹），肝炎，笨浮（水腫），林得叮相（跌打損傷），額哈（毒蛇咬傷）。

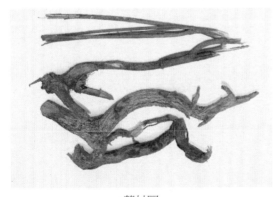

藥材圖

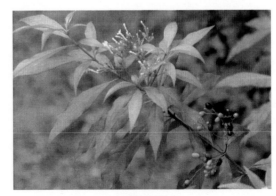

原植物圖

水 蜈 蚣

● **來　源**　本品為莎草科植物水蜈蚣*Kyllinga brevifolia* Rottb.的乾燥全草。夏、秋兩季花期採挖，洗淨，晒乾。

● **植物特徵**　多年生草本，全株光滑無毛，鮮時有如菖蒲的香氣。根狀莖柔弱，匍匐平臥於地下，形似蜈蚣，節多數，節下生鬚根多數，每節上有一小苗。稈成列散生，纖弱，扁三棱形，平滑。葉窄線形，寬2～4 mm，基部鞘狀抱莖，最下兩片葉鞘呈乾膜質。夏季從稈頂生一球形、黃綠色的頭狀花序，具極多數密生小穗。堅果卵形。

● **藥材性狀**　本品長10～30 cm，淡綠色至灰綠色。根莖近圓柱形，細長，直徑0.1～0.2 cm；表面棕紅色至紫褐色，節明顯，節處有殘留的葉鞘及鬚根；斷面類白色，粉性。莖細，三棱形。單葉互生，線形，長短不一，有的長於莖，基部葉鞘呈紫褐色。頭狀花序頂生，球形，直徑0.5 cm，基部有狹長葉狀苞片3片。堅果扁卵形，褐色。氣微，味淡。

● **性味功能**　微辣，平。通氣道，解瘴毒，祛風毒，除濕毒。

● **用法與用量**　12～18 g；外用適量，煎湯洗患處。

● **臨床應用**　用於瘴病（瘧疾），貧痧（感冒），埃病（咳嗽），發旺（痹病），肉扭（淋證）；外治皮膚瘙癢。

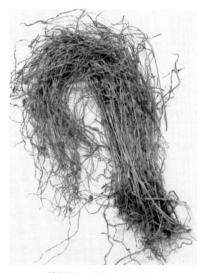

藥材圖（樊立勇提供）

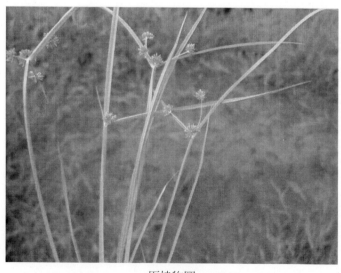

原植物圖

狗仔花

● **來　　源**　本品為菊科植物鹹蝦花 *Vernonia patula* (Dry.) Merr. 的乾燥全草。夏、秋兩季採收，除去雜質，切段，晒乾。亦可鮮用。

● **植物特徵**　一年生草本。莖直立，分枝，圓柱形，有縱槽紋，被灰色柔毛。單葉互生，卵形或橢圓狀披針形，長2～7 cm，寬2～4 cm，背面被灰白色柔毛，邊緣有淺鋸齒。夏、秋季開花，頭狀花序，直徑約8 mm，有長柄，淡紫色，散生或成對，或有葉的圓錐花序。瘦果有棱，冠毛白色。

● **藥材性狀**　本品主莖粗4～8 mm，莖枝呈灰棕色或黃綠色，有明顯的縱條紋及灰色短柔毛，質堅而脆，斷面中心有髓。葉互生，多破碎，灰綠色至黃棕色，被灰色短柔毛。小枝通常帶果序，瘦果圓柱形，有4～5棱，無毛，有腺點，冠毛白色，易脫落。氣微，味微苦。

● **性味功能**　苦、辣，平。解瘴毒，清熱毒，除濕毒。

● **用法與用量**　10～15 g，鮮品25～50 g；外用適量。

● **臨床應用**　用於瘴病（瘧疾），貧痧（感冒），白凍（腹瀉），能啥能累（濕疹），蕁麻疹，高血壓，北嘻（乳癰）。

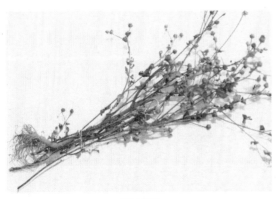

藥材圖

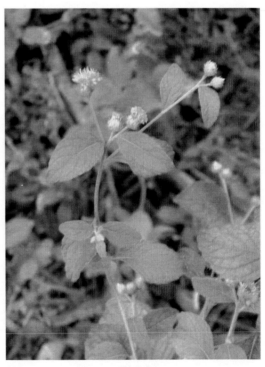

原植物圖

第三節　祛風毒藥

青風藤

● **來　源**　本品為防己科植物青藤 *Sinomenium acutum*（Thunb.）Rehd. et Wils.及毛青藤 *Sinomenium acutum*（Thunb.）Rehd. et Wils. var. cinereum Rehd. et Wils. 的乾燥藤莖。秋末冬初採割，紮把或切長段，晒乾。

● **植物特徵**　青藤為多年生落葉纏繞藤本，長可達7 m。根塊狀。莖圓柱形，帶木質，表面灰褐色，內面黃褐色，有放射狀的髓部。枝綠色光亮，有縱紋。葉互生，厚紙質或革質，具長柄，卵圓形，先端急尖或短尖，基部稍心形，全緣或3～7角狀淺裂，上面綠色，下面灰白色，光滑無毛。夏季開淡綠色小花，花序圓錐狀。核果扁球形，熟時藍黑色；種子半月形。

　　毛青藤的植物特徵與青藤相似，主要區別在於毛青藤的花序和幼葉兩面均被毛。

● **藥材性狀**　本品呈長圓柱形，常微彎曲，長20～70 cm或更長，直徑0.5～2 cm。表面綠褐色至棕褐色，有的灰褐色，有細縱紋及皮孔。節部稍膨大，有分枝。體輕，質硬而脆，易折斷。斷面不平坦，灰黃色或淡灰棕色，韌皮部窄，木質部呈放射狀排列，髓部淡黃白色或黃棕色。氣微，味苦。

● **性味功能**　苦、辣，平。調火路，祛風毒，除濕毒。

● **用法與用量**　6～12 g。

● **臨床應用**　用於發旺（痺病），關節腫脹，能唅（瘙癢），能蚌（黃疸）。

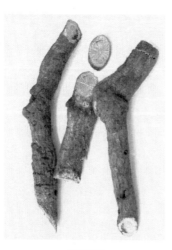

藥材圖

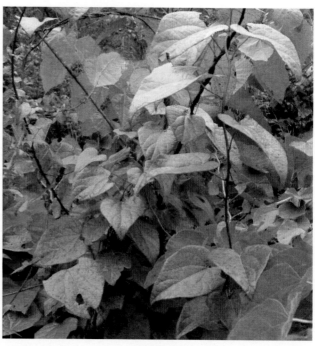

原植物圖

三葉青藤

● **來　　源**　本品為青藤科植物紅花青藤*Illigera rhodantha* Hance的乾燥地上部分。夏、秋兩季採收，除去雜質，切段，晒乾。

● **植物特徵**　藤狀灌木。幼枝、葉背被黃色絨毛。3片小葉，紙質。中間一片葉較大，倒卵形或橢圓形，長6～11 cm，寬3～7 cm，先端短漸尖，基部圓形或近心形；側生兩片葉通常較小，橢圓形或斜卵形，先端漸尖，基部斜心形，外側較大，葉面、葉緣被黃褐色毛。秋季開花，花序長達20 cm，被黃褐色絨毛；萼片紫紅色；花瓣紅色；雄蕊5枚，短於花瓣，在花蕾中直立。翅果，一對翅較大，另一對較小，翌年春季成熟。

● **藥材性狀**　本品莖有縱紋，灰棕色至棕褐色，直徑1～5 mm。葉互生，具3片小葉，皺縮，平展後呈倒卵形至長圓形，基部斜心形，淡棕色或灰黃色。花棕紫色。莖葉揉之有香氣，味澀。

● **性味功能**　微甜、辣、澀，微熱。調火路，祛風毒，除濕毒。

● **用法與用量**　9～15 g，水煎沖酒服，或浸酒內服並用藥酒外擦患處。

● **臨床應用**　用於發旺（痺病），林得叮相（跌打損傷），勒爺頑瓦（小兒麻痺後遺症）。

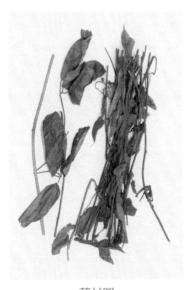

藥材圖

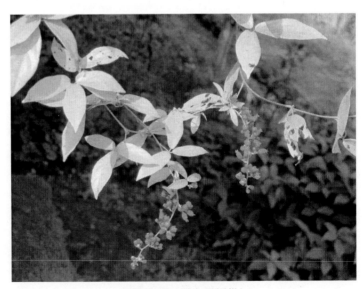

原植物圖（樊立勇提供）

飛龍掌血

● **來　　源**　本品為芸香科植物飛龍掌血*Toddalia asiatica*（L.）Lam.的乾燥根及莖。全年可採，除去泥沙，切段，乾燥。

● **植物特徵**　有刺灌木狀藤本，藤上有灰白色皮孔。根皮淡黃色，斷面黃色，刮破鮮根表皮即顯紅色。葉互生，掌狀複葉，有小葉3片。小葉長5～8 cm，寬2～2.5 cm，有油點，先端漸尖，基部楔形，邊緣有疏鋸齒，兩面葉脈明顯。冬、春季開淡黃色花，為腋生或頂生的圓錐花序。漿果扁球形，夏季成熟，黃色，直徑約6 mm，味甜帶麻辣。

● **藥材性狀**　本品根呈圓柱形，彎曲，直徑8～30 mm，有分枝，外表黃色或土黃色，具縱皺。刮除栓皮，皮部棕紅色，呈顆粒狀。質硬，不易折斷。斷面灰黃色。斷面韌皮部灰棕色，呈顆粒狀；木質部具小而密集的小孔。莖呈圓柱形，直徑10～50 mm，外表具黑褐色或灰棕色花斑，皮孔密集，呈灰黃色點狀或縱長排列，並具乳頭狀的刺，質堅硬，不易折斷。斷面韌皮部暗棕色，呈顆粒狀，皮厚1～4 mm；木質部黃色或灰黃色，木質細密，可見細環狀的年輪。氣微，味辣、微苦。

● **性味功能**　辣、苦，微熱。調龍路、火路，袪風毒，除濕毒，止疼痛。

● **用法與用量**　6～15 g；外用適量，搗爛或研末敷患處。

● **臨床應用**　用於發旺（痹病），心頭痛（胃痛），林得叮相（跌打損傷），鹿血（吐血），蚍血，刀傷出血，京尹（痛經），京瑟（閉經），阿米巴痢疾，牙痛，瘴病（瘧疾）。

● **注　　意**　孕婦忌服。

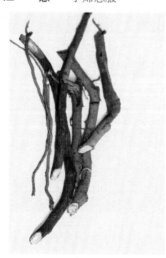
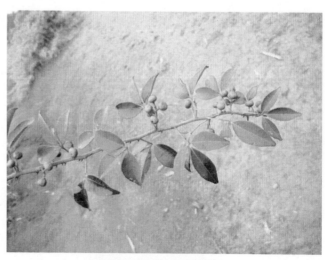

藥材圖　　　　　　　　　　　　　　　原植物圖（樊立勇提供）

走馬風

● **來　源**　本品為忍冬科植物接骨草 *Sambucus chinensis* Lindl.的乾燥全株。全年可採收，洗淨，切段，乾燥。

● **植物特徵**　高大草本或半灌木，高1～2 m。莖有棱條，髓部白色。奇數羽狀複葉對生。托葉葉狀或有時退化成藍色的腺體；小葉2～3對，互生或對生，狹卵形，長6～13 cm，寬2～3 cm，嫩時上面被疏長柔毛，先端長漸尖，基部鈍圓，兩側不等，邊緣具細鋸齒，近基部或中部以下邊緣常有1枚或數枚腺齒。頂生小葉卵形或倒卵形，基部楔形，有時與第一對小葉相連，小葉無托葉；基部一對小葉有時有短柄。複傘形花序頂生。果實紅色，近球形。

● **藥材性狀**　本品根莖圓柱形，土黃色，節膨大，上生鬚根。莖具細縱棱，多分枝，表面灰色至灰黑色，幼枝有毛，質脆易斷，髓部白色。羽狀複葉，小葉2～3對，互生或對生，紙質，易破碎，多皺縮，展平後呈狹卵形至卵狀披針形，先端長漸尖，基部鈍圓，兩側不等，邊緣有細鋸齒。複傘形花序頂生，花小。鮮葉片揉之有臭氣。

● **性味功能**　甜、酸，微熱。祛風毒，除濕毒，消腫痛。

● **用法與用量**　9～15 g；外用適量，煎水洗患處或搗爛敷患處。

臨床應用　用於林得叮相（跌打損傷），奪扼（骨折），發旺（痹病），笨浮（水腫），唄奴（頸淋巴結結核），能啥能累（濕疹），唄農（癰瘡）。

● **注　意**　孕婦忌服。

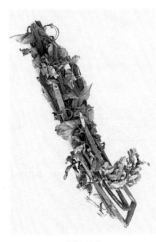

藥材圖

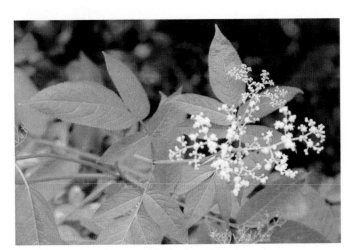

原植物圖

走馬胎

● **來　　源** 本品為紫金牛科植物走馬胎*Ardisia gigantifolia* **Stapf**的乾燥根及根莖。全年可採，洗淨，除去鬚根，晒乾。

● **植物特徵** 常綠或落葉小灌木，高1 m左右。根粗壯，外皮淡棕色或灰褐色，有縱棱，內面黃白色，有香氣，斷面有血點。單葉互生，橢圓形，常集生於枝頂，長20～57 cm，寬5～18 cm，邊有細齒，齒端有腺點，葉脈明顯，背面葉脈凸起，常帶紫紅色，葉面有凸起的腺點，葉基下延至柄上成狹翅。5～7月開粉紅色花，頂生或腋生圓錐花序。漿果球形，熟時紅色，乾後有縱紋。

● **藥材性狀** 本品呈圓柱形，常膨大呈念珠狀，直徑1.5～4 cm，表面灰褐色或暗紫色，有縱向溝紋（俗稱蛤蟆皮皺紋）。韌皮部易剝離，厚約2 mm。質堅硬。斷面韌皮部淡紫紅色，有紫色小窩點，木質部白色。研細的粉末於手指上撚擦具滑膩感。氣微，味淡。

● **性味功能** 辣，微熱。通火路，調谷道，祛風毒，除濕毒。

● **用法與用量** 9～15 g。

● **臨床應用** 用於發旺（痺病），林得叮相（跌打損傷），唄農（癰瘡），心頭痛（胃痛），產後腹痛，胃下垂。

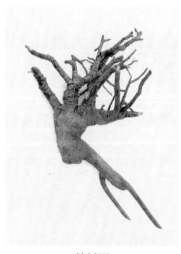

藥材圖

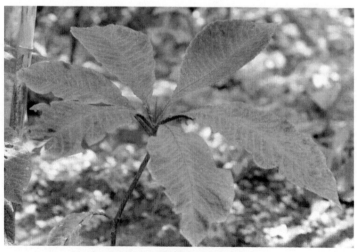

原植物圖

黑風藤

● **來　　源**　本品為番荔枝科植物黑風藤 *Fissistigma polyanthum*（Hook. f. et Thoms.）Merr.的乾燥藤莖。年均可採割，切片，晒乾。

● **植物特徵**　木質大藤本，長達8 m，枝條灰黑色。葉近革質，長圓形，先端急尖或圓鈍，長6～18 cm，寬3～8 cm，葉面無毛，葉背有微柔毛，側脈13～23對，下面葉脈凸起；葉柄長0.8～1.5 cm。全年開小花，傘形花序腋生或與葉對生。果球形，被黃色短柔毛；種子紅褐色，橢圓形，扁平，光滑。

● **藥材性狀**　本品外皮灰褐色至黑褐色，略粗糙，具縱向裂紋及凸起的皮孔，剝去外皮呈紅棕色。切面韌皮部棕色至紅棕色，木質部淡黃色至淺紅棕色，有密集的小孔、放射狀紋理及偏心性環紋。質硬。氣微，味微澀。

● **性味功能**　澀、微辣，微熱。調火路，祛風毒，除濕毒。

● **用法與用量**　30～60 g；外用適量。

● **臨床應用**　用於發旺（痹病），勒爺頑瓦（小兒麻痹後遺症）。

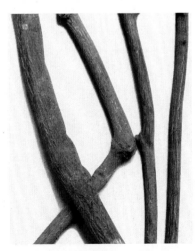

藥材圖（廖厚知提供）

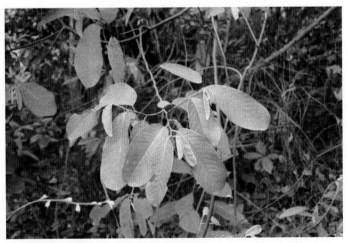

原植物圖

牛耳楓

● **來　　源**　本品為交讓木科植物牛耳楓 *Daphniphyllum calycinum* **Benth** . 的乾燥全株。全年可採收，除去雜質，晒乾。

● **植物特徵**　常綠灌木，高2～3 m。小枝常有白粉。葉革質，寬橢圓形或倒卵形，長10～15 cm，寬4～9 cm，葉面光滑無毛，背有白色細小的乳狀凸起；葉柄長3～15 cm，綠色或帶淺紅色。花序總狀，花有柄，夏季開放。果卵圓形，長約1 cm，有淺溝，基部有宿萼，秋季成熟時暗藍色，外被白粉。

● **藥材性狀**　根類圓柱形，彎曲有分枝，直徑5～50 mm；表面棕褐色，具細點狀皮孔，在彎曲處常見橫皺紋；質堅硬，不易折斷；斷面灰黃色或淺紫色，木質細密，常見受蟲蛀形成的空洞；氣微腥，味苦、澀。莖表面灰黃色或黑褐色，有細小的點狀凸起，可見葉痕，無橫皺紋，髓部疏鬆易成空隙，其餘與根類同。葉片略皺縮，革質，寬橢圓形或倒卵形，長10～15 cm，寬3～9 cm，先端鈍或近圓形，有時急突，基部寬楔形或近圓形，邊全緣，上表面灰綠色、黃棕色或紅棕色，下表面淡灰色或灰褐色；中脈於下表面顯著凸起，側脈明顯；葉柄長3～5 cm。氣微，味苦、澀。

● **性味功能**　辣、苦，微寒；有毒。調火路，祛風毒，清熱毒，除濕毒。

● **用法與用量**　10～15 g；外用適量。

● **臨床應用**　用於發旺（痹病），貧痧（感冒），貨煙媽（咽痛），林得叮相（跌打損傷），奪扼（骨折），額哈（毒蛇咬傷），唄農（癰瘡），北嘻（乳癰），能啥能累（濕疹），唄（無名腫毒）。

● **注　　意**　孕婦忌服。

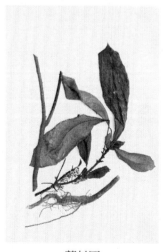

藥材圖

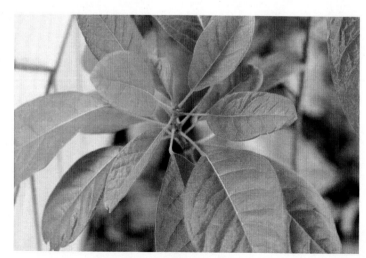

原植物圖

石南藤

● 來　　源　本品為胡椒科植物石南藤*Piper wallichii*（Miq.）Hand. -Mazz.或毛蒟*Piper puberulum* Maxim . 的乾燥帶葉莖枝。夏、秋兩季採收，晒乾。

● 植物特徵　石南藤為多年生常綠攀緣木質藤本，揉之有香氣。莖深綠色，節膨大，並生不定根。單葉互生，卵圓狀橢圓形，長8.5～12 cm，寬3.5～6 cm，先端漸尖，基部圓形或微斜楔形，全緣，葉面綠色，光滑無毛，葉背密生長絨毛，葉脈5條，明顯；葉柄長1～2 cm。6月開花，花小，單性異株，穗狀花序，長4～10 cm。7～8月果成熟，球形，密集於果序上，黃褐色，直徑約2 mm。

　　毛蒟為常綠小藤本，全株有濃烈的香氣。幼莖纖細，密被短柔毛，老莖節膨大，常生不定根。葉互生，紙質，心形或卵狀心形，長1.5～5 cm，寬1.5～4.5 cm，基部垂耳狀心形，多數不對稱，上面有疏生小刺毛，老時近無毛，葉背疏被短柔毛，葉脈5～7條；葉柄長1.5～4 cm，密被短柔毛。夏季開淡綠色花，穗狀花序。果小，橢圓形，無柄。

● 藥材性狀　石南藤莖呈扁圓柱形至圓柱形，長短不一，直徑2～3 mm，表面灰褐色，具縱棱，被短毛或無毛，節膨大，常有細根。葉互生，葉片多皺縮，硬紙質，卵形、橢圓形至卵狀橢圓形，頂端漸尖，基部近圓形或淺心形，兩側近相等，上表面無毛，下表面灰褐色，被毛，主脈5～7條；葉柄長1～2.5 cm。質柔韌，不易折斷。氣微辛、香，味苦、辣。

　　毛蒟莖呈圓柱形，表面灰褐色，縱棱不明顯，被短毛。葉互生，葉片卵狀橢圓形或卵形，灰綠色，頂端漸尖，基部淺心形，兩側常不對稱，兩面被短柔毛，毛少部分分枝；葉柄長約5 mm。質柔韌，不易折斷。氣香，味辣。

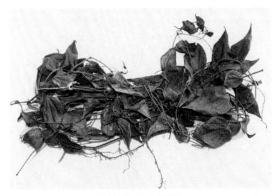

藥材圖（石南藤）

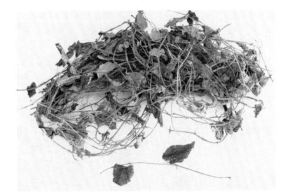

藥材圖（毛蒟）

● **性味功能** 辣，微熱。調火路，通氣道，祛風毒，除濕毒，強腰膝。

● **用法與用量** 6～9 g。

● **臨床應用** 用於發旺（痹病），林得叮相（跌打損傷），腰膝無力，京尹（痛經），貧痧（感冒），埃病（咳嗽），墨病（哮喘），委約（陽痿）。

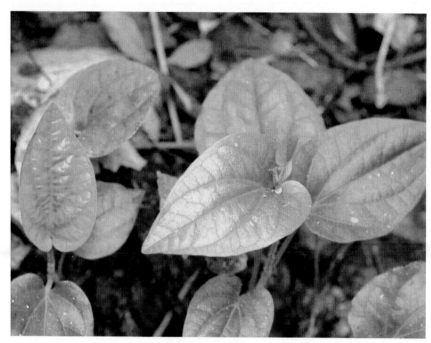

原植物圖（石南藤）

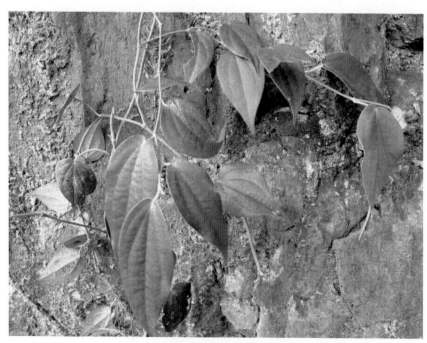

原植物圖（毛蒟）

四方木皮

● **來　　源**　本品為豆科植物中國無憂花 *Saraca dives* Pierre的乾燥樹皮。夏、秋兩季剝取,晒乾。

● **植物特徵**　常綠高大喬木。樹幹直立,樹皮灰褐色。葉為偶數羽狀複葉,互生,長可達1 m。小葉6～12枚,革質,長橢圓形或卵形、長圓形,長20～30 cm,寬可達10 cm,先端漸尖,基部楔形或圓形,邊全緣,兩面均無毛或嫩時被柔毛。花橙黃色,組成腋生圓錐花序。果莢卷曲。

● **藥材性狀**　本品呈槽狀或卷曲筒狀,長40～60 cm,厚4～7 mm。外表面粗糙,紅棕色或棕褐色,老皮常有不規則黃褐色斑塊,疏生類圓形或橢圓形皮孔;內表面紅棕色,有細縱紋。質稍韌,可折斷,斷面內層纖維性較強。氣微,味微苦、澀。

● **性味功能**　苦、澀,平。調火路,祛風毒,除濕毒,消腫痛。

● **用法與用量**　15～30 g,浸酒;外用適量,研末調酒炒熱敷患處。

● **臨床應用**　用於發旺(痹病),林得叮相(跌打損傷)。

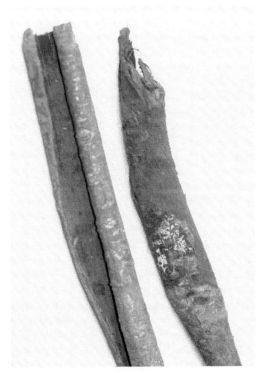

藥材圖

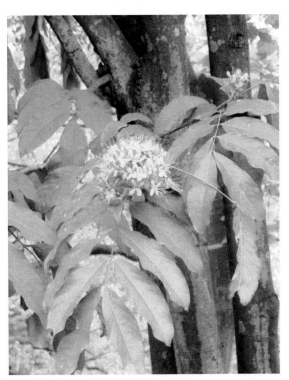

原植物圖(樊立勇提供)

豆豉薑

● **來　　源**　本品為樟科植物山蒼樹*Litsea cubeba*（Lour.）Pers 的乾燥根和根莖。秋季採收，洗淨，乾。

● **植物特徵**　落葉小喬木，全株有濃烈豆豉和生薑氣味。根圓錐形，灰白色。樹皮綠色，有皮孔。單葉互生，全緣，紙質，長圓狀披針形，長4～10 cm，寬1.5～2.5 cm，葉面綠色，葉背灰綠色。春初花先於葉或長葉時開放，腋生傘形花序，每一花序有花3～6朵，淡黃色。果球形，有油點，秋季成熟，黑色。

● **藥材性狀**　本品根莖較膨大，常有分枝。根圓錐形，有的彎曲，直徑0.5～5 cm，表面灰棕或暗紅棕色，有小裂紋及小點狀皮孔，皮薄而脆。斷面黃白色或淡黃色，有數圈圓環，有時可見眾多針狀小孔及放射狀紋理。質堅硬，難折斷。氣香而特異，味微辣、澀。

● **性味功能**　辣，微熱。調火路，祛風毒，除濕毒。

● **用法與用量**　6～30 g；外用適量。

● **臨床應用**　用於發旺（痹病），貧痧（感冒），心頭痛（胃痛），林得叮相（跌打損傷）。

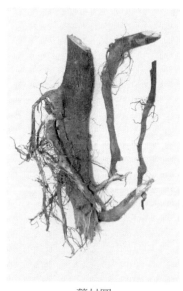

藥材圖

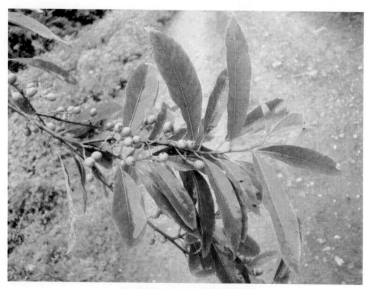

原植物圖（樊立勇提供）

牛白藤

● 來　　源　本品為茜草科植物牛白藤*Hedyotis hedyotidea*（DC.）Merr.的乾燥全草。夏、秋兩季採收，乾燥。

● 植物特徵　粗壯藤狀灌木，觸之粗糙。嫩枝四棱形，密被粉末狀柔毛。單葉對生，卵形或卵狀長圓形，長4～10 cm，寬2.5～4 cm，上面粗糙，下面在脈上有粉末狀柔毛，側脈明顯；葉柄長3～10 mm；托葉長4～6 mm，有4～6條刺狀毛。花序球形，腋生或頂生。蒴果近球形，直徑約2 mm，頂部極隆起，有宿存萼裂片，開裂。

● 藥材性狀　本品莖直徑0.3～3 cm；外皮淡黃色或灰褐色，粗糙，有稍扭曲的淺溝槽及細縱紋；皮孔點狀凸起，常縱向排列成棱線，黃白色；質堅硬，不易折斷；切面深黃色，木質部寬廣，有不規則菊花紋，中心有髓。葉對生，有短柄。完整葉卵形或卵狀矩圓形，長4～10 cm，寬2.5～4 cm，全緣，粗糙；托葉近膜質，其上有4～6條刺狀毛。複傘形花序頂生；花萼陀螺狀，具4裂片；花冠管短，裂片外翻，黃白色。蒴果近球形，開裂，頂端隆起。氣無，味微甜。

● 性味功能　甜、淡，微寒。調火路，祛風毒，清熱毒，除濕毒。

● 用法與用量　15～30 g；外用適量，煎水洗患處。

● 臨床應用　用於發旺（痹病），貧痧（感冒），埃病（咳嗽），林得叮相（跌打損傷），能唅能累（濕疹）。

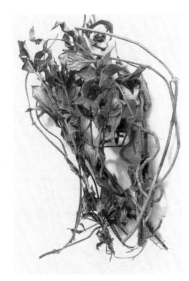

藥材圖

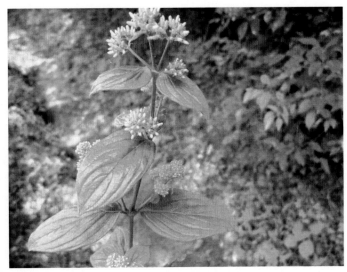

原植物圖

五味藤

● **來　　源**　本品為遠志科植物蟬翼藤*Securidaca inappendiculata* **Hassk**.的乾燥根、莖。全年均可採收，除去雜質，切片，晒乾。

植物特徵　攀緣灌木。嫩枝褐色，稍彎曲，有柔毛。根叢生，橫走，長可達3～5 m；表面灰白色或土黃色，有瘤狀突起；斷面韌皮部厚，木心淡黃色，有多數細孔，可通氣。葉互生，幼時葉脈紫紅色，橢圓形或矩圓形，先端急尖，基部近圓形，葉面有疏短毛，背面被伏貼短柔毛。夏季開花，圓錐花序頂生或腋生，被短柔毛；花玫紅色。果扁球形，先端有長翅，狀似蟬翼。

● **藥材性狀**　本品的根、莖、枝均呈圓柱形，長短不一，直徑1～5 cm。根和莖的表面灰白色或土黃色，稍粗糙，有明顯的縱皺紋和瘤狀突起。枝的表面黃綠色，有細縱皺紋和小凸點。切面韌皮部較厚，厚1～7 mm，淺棕黃色，外層顆粒狀，內層富纖維；木質部淡黃白色，有眾多小孔和放射紋理，中央髓部白色。單葉互生，多已脫落，灰綠色，皺縮、卷曲，展平後呈長圓形或倒卵狀長圓形，長5～10 cm，寬2～5 cm，邊全緣，上面無毛，下面被短柔毛；質脆，易碎。氣微，味甜、酸、苦、鹹、辣而麻舌刺喉。

● **性味功能**　甜、酸、鹹、苦、辣，微寒；有小毒。調火路，祛風毒，除濕毒。

● **用法與用量**　6～10 g。

● **臨床應用**　用於發旺（痹病），奪扼（骨折），林得叮相（跌打損傷），埃病（咳嗽），能啥能累（濕疹）。

● **注　　意**　久病體弱者忌服，孕婦禁服。

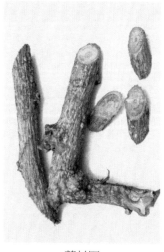

藥材圖

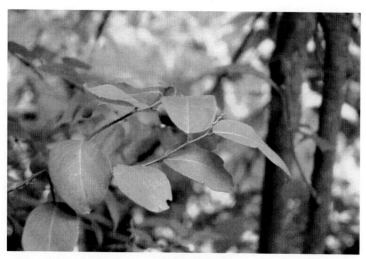

原植物圖

五 指 柑

● **來　　源**　本品為馬鞭草科植物黃荊 *Vitex negundo* **L**. 或牡荊 *Vitex negundo* L. var.cannabifolia（Sieb.
Zucc.）Hand. -Mazz . 的乾燥全株。夏、秋兩季採挖,除去泥沙,洗淨,切段,陰乾。

● **植物特徵**　黃荊為落葉灌木或小喬木,高達5 m,有香氣。幼枝方形,被細柔毛。葉對生,有長柄,
通常掌狀五出複葉,有時三出複葉。小葉橢圓狀卵形至披針形,長5～9 cm,寬2.5～3.5 cm,先端長漸尖,
基部楔形,全緣或有細鋸齒,葉面綠色,葉背灰白色,有短毛。夏、秋季開花,頂生圓錐花序,被灰色小
毛。花冠淡紫色,2唇裂,上唇2裂,下唇3裂。核果球形,直徑6～7 mm,秋季成熟,褐色,頂端平坦,宿
萼密被灰色毛。

　　牡荊與黃荊相似,主要區別在於:牡荊的小葉兩面均為綠色,僅沿葉脈被短柔毛,邊緣有粗鋸齒。

● **藥材性狀**　黃荊根莖外表面黃棕色至灰褐色,外皮常片狀剝落,木質部棕黃色。根圓柱形,直徑8
15 mm;外表面土黃色、紅棕色至棕褐色,具淺縱裂紋;質硬,不易折斷;平整斷面韌皮部棕褐色、木質部

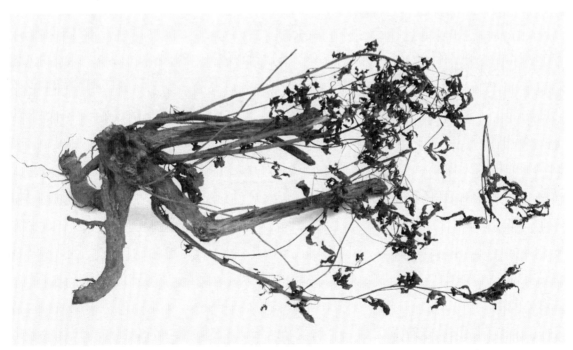

藥材圖

白色至暗灰黃色，有數個同心性環紋；氣微，味淡。莖枝黃棕色至棕褐色，上部呈明顯的四棱形，下部類圓柱形，密被短柔毛。葉多皺縮，內卷，上表面灰黑色，下表面灰白色，密被短柔毛，小葉展平後全緣或淺波狀。宿萼鐘狀，長約2.5 mm，密被白色短柔毛，5齒裂，內藏棕褐色的果實。果實圓球形或倒卵圓形，長2～4 mm，直徑1.5～2.5 mm；果皮較厚，質硬，不易破碎；氣微臭，味苦、微澀。

　　牡荊與黃荊相似，主要區別在於：牡荊的小葉兩面僅沿葉脈被毛，邊緣有鋸齒。

● **性味功能** 微苦、辣，微熱。通氣道、谷道，祛風毒，除濕毒。

● **用法與用量** 6～30 g。

● **臨床應用** 用於發旺（痹病），貧痧（感冒），埃病（咳嗽），墨病（哮喘），心頭痛（胃痛），阿意咪（痢疾）。

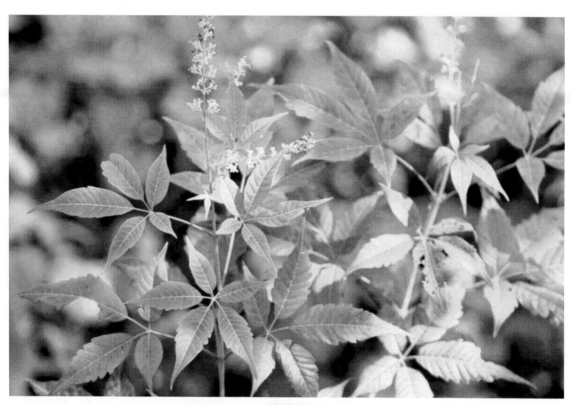

原植物圖

榕 樹 鬚

- **來　　源**　本品為桑科植物榕樹*Ficus microcarpa* L.的乾燥氣生根。全年可採割，紮成小把，乾燥。

- **植物特徵**　常綠大喬木。樹冠廣展，橢圓形或卵圓形。樹幹常生有下垂的氣生根。根莖部通常膨大呈板狀。葉革質，橢圓形或卵形，光亮，長4～8 cm，寬2～4 cm，全緣或有淺波狀鋸齒，基部有主脈3條，側脈每邊5～6條，中脈粗大，側脈纖細不明顯。果成對腋生，扁球形，直徑約8 mm，成熟時黃色或黃紅色，頂部平。

- **藥材性狀**　本品呈木質細條狀，長1 m左右，基部較粗，直徑4～8 mm，末端漸細，常分枝，有時簇生6～7條支根。表面紅褐色，外皮多縱裂，有時剝落，皮孔呈圓點狀或橢圓狀，灰白色。質脆，皮部不易折斷。斷面木質部棕色。氣微，味微苦、澀。

- **性味功能**　苦、澀，平。調火路，祛風毒，清熱毒，除濕毒。

- **用法與用量**　9～15 g；外用適量。

- **臨床應用**　用於發旺（痹病），骨質增生症，林得叮相（跌打損傷），流行性感冒，埃百銀（百日咳），篤麻（麻疹），貨煙媽（咽痛），火眼（結膜炎），胴尹（腹痛），鼻衄，肉扭（淋證）。

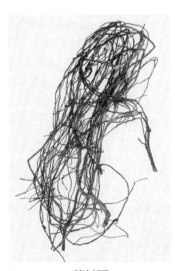

藥材圖

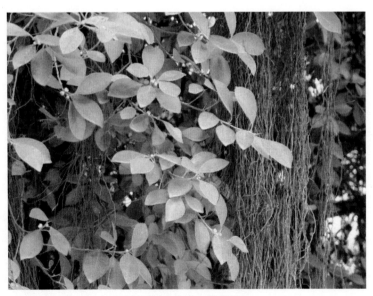

原植物圖（樊立勇提供）

雲實根

● **來　　源**　本品為豆科植物雲實*Caesalpinia decapetala*（Roth）Alst.的乾燥根和莖。全年均可採挖，洗淨，切片，乾燥。

● **植物特徵**　藤狀灌木。根皮灰褐色。樹皮暗紅色或紅褐色，近無毛，疏生短鉤刺。枝、葉軸和花序均被短柔毛，密生倒鉤刺。二回羽狀複葉互生，羽片3～10對，對生，具柄，基部有刺1對。小葉6～12對，小葉片長圓形。花黃色，總狀花序頂生，直立，長15～30 cm；花梗長3～4 cm。莢果長圓舌狀，略膨脹，成熟時沿腹縫開裂。

藥材性狀　本品根近圓柱形，長短不等，直徑2～7 cm，根頭膨大。外皮灰褐色，粗糙，有橫長皮孔和縱皺紋，栓皮脫落處顯紅褐色。質堅硬，不易折斷。切面棕褐色、淡棕黃色或白色，韌皮部薄，顯顆粒狀；木質部寬廣，有多數小孔。莖圓柱形，直徑2～3 cm，外皮和切面與根相似；外皮散生有圓錐狀釘刺或釘刺痕，切面木質部中央有髓。氣微，味辣、澀、微苦。

● **性味功能**　苦、辣，微熱。調火路，通氣道，祛風毒，除濕毒。

● **用法與用量**　10～15 g。

● **臨床應用**　用於發旺（痹病），貧疹（感冒），埃病（咳嗽），邦印（痛症），貨煙媽（咽痛），牙痛，林得叮相（跌打損傷），魚口便毒（腹股溝潰瘍）。

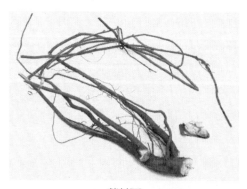

藥材圖

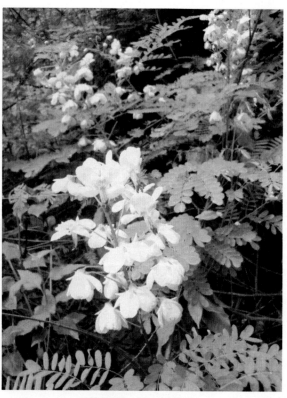

原植物圖（樊立勇提供）

廣山慈姑

● 來　　源　本品為馬兜鈴科植物山慈姑*Asarum sagittarioides* **C. F. Liang**的乾燥全草。夏末秋初採挖，除去泥沙，陰乾。

● 植物特徵　多年生草本，植株粗壯。根狀莖短，生多數鬚根。單葉基生、互生，長卵形、寬卵形或犁頭形，長15～25 cm，寬10～15 cm，頂端長漸尖或漸尖，基部（葉柄頂部著生處）彎缺底部呈彎弓形，上面無毛，下面被短柔毛；葉柄無毛。花單生。蒴果卵狀。

● 藥材性狀　本品多皺縮成團。全株較粗壯，根狀莖圓柱形，上有數個碗狀莖痕，鬚根較長較多，常聚生成束，土黃色，有的有細密縱皺紋。葉片三角狀犁頭形或卵狀犁頭形，長15～20 cm，寬8～12 cm，頂端長漸尖，基部耳形或耳狀心形，彎缺底部呈彎弓形，上表面暗綠色，無毛，下表面顏色較淺，葉脈上有短柔毛；葉柄長15～25 cm，無毛。花單生，每一莖分枝通常有2朵花，花被無毛，管筒狀。鬚根質脆，易折斷，斷面平坦，粉性。有土濁氣，味微辣，稍麻舌，後苦。

● 性味功能　辣、微苦，微熱。調火路，祛風毒，止疼痛。

● 用法與用量　3～6 g；外用適量。

● 臨床應用　用於發旺（痹病），林得叮相（跌打損傷），貧痧（感冒），心頭痛（胃痛），額哈（毒蛇咬傷）。

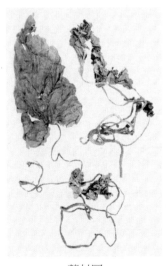

藥材圖

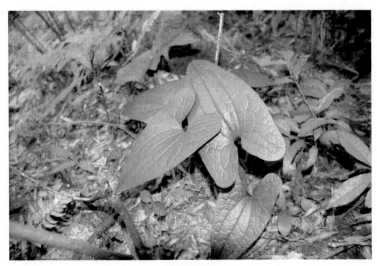

原植物圖

九龍川

● **來　　源**　本品為大戟科植物巴豆*Croton tiglium* L.的乾燥莖和根。全年均可採收,除去雜質,切片,乾燥。

● **植物特徵**　大灌木,高達3〜5 m。幼枝無毛或被稀疏的星狀毛。根灰白色,有香氣。葉長7〜12 cm,寬4〜7 cm,兩面無毛或在背面有很少的星狀毛,基部有兩枚小腺體。春、夏季開花,總狀花序長15〜20 cm,無毛或近無毛。果直徑約1 cm,3稜,粗糙,無毛或有稀疏的星狀毛,夏、秋季成熟;種子長卵形,3粒,淡黃褐色。

● **藥材性狀**　本品外皮菲薄,易脫落,有的可見微凸起的黃白色圓點狀皮孔,暗棕色或暗褐色;木質部類白色或淡棕黃色,有的中央具直徑2〜4 mm的髓。質硬,易層層剝離。氣微,味辣且有持久的麻辣感。

● **性味功能**　辣,微熱;有毒。調火路,祛風毒。

● **用法與用量**　3〜6 g;外用適量。

● **臨床應用**　用於發旺(痹病),林得叮相(跌打損傷),心頭痛(胃痛),唄農(癰瘡),唄叮(疔瘡),額哈(毒蛇咬傷)。

● **注　　意**　體弱者及孕婦忌服。

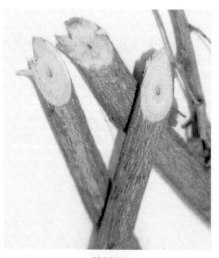

藥材圖

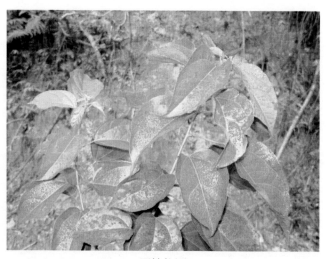

原植物圖

第四節　除濕毒藥

土茯苓

● **來　　源**　本品為百合科植物光葉菝葜 *Smilax glabra* Roxb.的乾燥根莖。夏、秋兩季採挖，除去鬚根，淨，乾燥，或趁鮮切成薄片，乾燥。

● **植物特徵**　攀緣狀蔓生灌木。根莖呈不規則結節狀，肥厚，直徑約5 cm，深入土中可達1 m多；表皮暗褐色，斷面淡紅白色，粉質。莖木質，細長，光滑無刺。葉革質，橢圓狀披針形，先端漸尖，基部鈍或寬楔形，長9～12 cm，寬2～3.5 cm，葉面綠色，葉背粉白色，基出脈3條，全緣；葉柄基部有兩條卷鬚。5～6月開淺黃色小花，腋生傘形花序。漿果球形。

● **藥材性狀**　本品略呈圓柱形，稍扁或呈不規則條塊，有結節狀隆起，具短分枝，長5～22 cm，直徑2～5 cm。表面黃棕色或灰褐色，凹凸不平，有堅硬的鬚根殘基，分枝頂端有圓形芽痕，有的外皮現不規則裂紋，並有殘留的鱗葉。質堅硬。斷面類白色至淡紅棕色，粉質，可見點狀維管束及多數小亮點；質略韌，折斷時有粉塵飛揚，以水濕潤後有黏滑感。氣微，味微甜、澀。

● **性味功能**　甜、淡，平。通水道，除濕毒，清熱毒。

● **用法與用量**　15～60 g。

● **臨床應用**　用於肉扭（淋證），兵花留（梅毒），笨浮（水腫），隆白呆（白帶），唄農（癰瘡），唄奴（頸淋巴結結核），痂（癬），諾吟尹（筋骨疼痛），發旺（痹病），汞中毒所致的肢體痙攣。

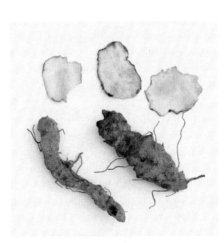

藥材圖

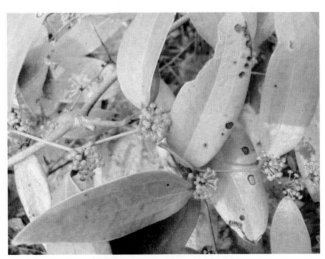

原植物圖（樊立勇提供）

土太片

● **來　　源**　本品為百合科植物合絲肖菝葜 *Heterosmilax japonica* var. gaudichaudiana（Kunth）Wang et 或短柱肖菝葜 *Heterosmilax yunnanensis* Gagnep. 的乾燥根狀莖。全年可採，去掉殘莖及鬚根，洗淨，刨成薄片，薰硫黃，晒乾。

● **植物特徵**　短柱肖菝葜為攀緣狀無刺灌木，無毛。小枝有明顯的棱。單葉互生，紙質或近革質，卵形、卵狀心形或卵狀披針形，長6～25 cm，寬4.5～20 cm，先端三角狀短漸尖，基部心形或近圓形；主脈5～7條，在下面隆起；支脈網狀，在兩面明顯；葉柄長1.5～5 cm，在近基部處有卷鬚和狹鞘。傘形花序具20～60朵花。果實近球形，紫色。

● **藥材性狀**　本品外表呈淺褐色至褐色，有時有菱角狀刺，凸凹彎曲，大小寬窄不一。切面類白色或淺黃白色，有小亮星點而無粉紅色小點，細膩平坦，粉性。質輕韌至堅脆，有彈性，可折斷，折斷時有時有粉塵飛揚。氣無，味淡。

● **性味功能**　微甜，平。除濕毒，祛風毒，清熱毒。

● **用法與用量**　15～30 g。

● **臨床應用**　用於肉扭（淋證），痛風，發旺（痹病）。

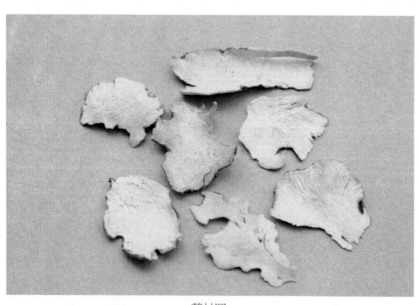

藥材圖

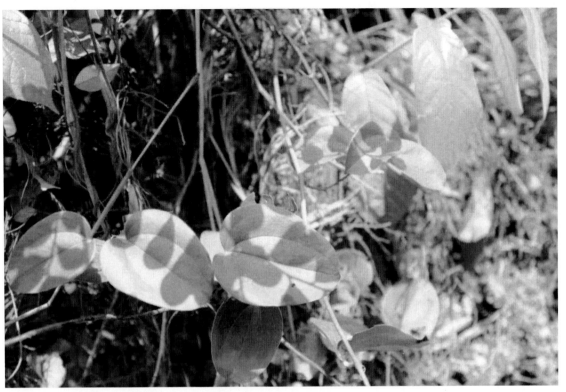

原植物圖（合絲肖菝葜）

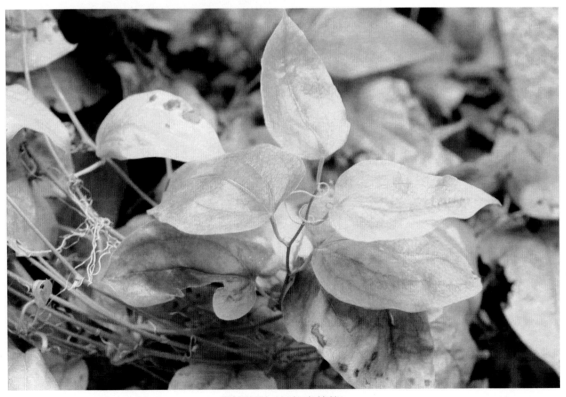

原植物圖（短柱肖菝葜）

菝葜

- **來　　源**　本品為百合科植物菝葜 *Smilax china* L.的乾燥根莖。秋末至次年春季採挖，除去鬚根，洗淨，晒乾，或趁鮮切片，乾燥。

- **植物特徵**　攀緣狀灌木，高0.7～2 m。根莖塊狀，質硬，上生鬚根，外表皮灰白色帶淡黃色，斷面淡紅褐色。莖有刺，堅硬，節處彎曲。葉互生，革質，卵圓形，長3～6 cm，寬2～5 cm，基部渾圓或闊楔形；葉脈5～7條；葉柄長約5 mm，基部有卷鬚2條。4～5月開花，花梗自葉腋抽出，長不及1 cm，傘形花序，花小，多數，黃綠色。漿果球形，熟時紅色。

- **藥材性狀**　本品為不規則塊狀或彎曲扁柱形，有結節狀隆起，長10～20 cm，直徑2～4 cm。表面黃棕色或紫棕色，具圓錐狀突起的莖基痕，並殘留堅硬的刺狀鬚根殘基或細根。質堅硬，難折斷。斷面呈棕黃色或紅棕色，粗纖維性，可見點狀維管束及多數小亮點，質硬，折斷時有粉塵飛揚。氣微，味微苦、澀。

- **性味功能**　微苦、澀，平。調火路，除濕毒，祛風毒，清熱毒。

- **用法與用量**　10～15 g。

- **臨床應用**　用於肉扭（淋證），隆白呆（白帶），子宮肌瘤，諾吟尹（筋骨疼痛），發旺（痹病），唄叮（疔瘡），唄農（癰瘡）。

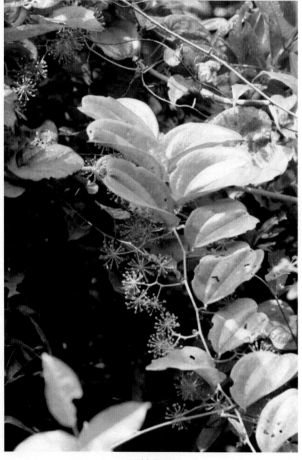

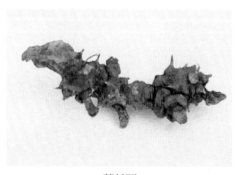

藥材圖　　　　　　　　　　　　　　原植物圖

薏苡仁

● **來　源**　本品為禾本科植物薏苡 *Coix lacrymajobi* L. var. mayuen（Roman.）Stapf 的乾燥成熟種仁。果實成熟時採割植株，晒乾，打下果實，再晒乾，除去外殼、黃褐色種皮及雜質，收集種仁。

● **植物特徵**　多年生草本，鬚根粗壯。莖叢生，直立而分枝，高1～1.5 m，基部節上有支柱根。葉革質，線狀披針形，長10～40 cm，寬1.5～3 cm，邊緣粗糙。腋生總狀花序成束，長5～10 cm，總穗1～6個，穗柄長短不一；雌小穗總苞在果實成熟時逐漸變硬，呈橢圓形或球形，白色或紫藍色，光亮，長約1 cm。果實秋季成熟，為堅硬總苞所包藏。

● **藥材性狀**　本品呈寬卵形或長橢圓形，長4～8 mm，寬3～6 mm。表面乳白色，光滑，偶有殘存的黃褐色種皮；一端鈍圓，另一端較寬而微凹，有一淡棕色點狀種臍；背面圓凸，腹面有一條較寬而深的縱溝。質堅實，斷面白色，粉性。氣微，味微甜。

● **性味功能**　甜、淡，微寒。通水道，除濕毒，清熱毒。

● **用法與用量**　9～30 g。

● **臨床應用**　用於笨浮（水腫），肉扭（淋證），隆白呆（白帶），發旺（痹病），白凍（腹瀉），兵西弓（腸癰），扁平疣。

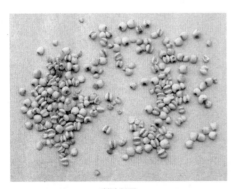

藥材圖

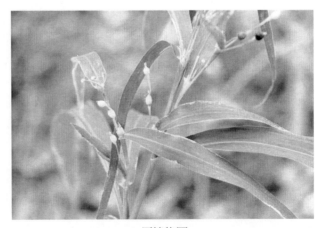

原植物圖

假葡萄葉

● **來　源**　本品為葡萄科植物蛇葡萄*Ampelopsis sinica*（Miq.）W. T. Wang的乾燥葉。夏、秋兩季採收，晒乾。

● **植物特徵**　落葉藤本。根外皮黃白色，斷面紅色，嚼之麻舌。嫩枝被短柔毛。卷鬚分岔，與葉對生。單葉互生，紙質，橢圓形，長5～12 cm，寬4～10 cm，頂端漸尖或短尖，基部淺心形，不分裂或不明顯3淺裂，裂片三角狀卵形，邊緣有粗鋸齒，兩面均被短柔毛；葉柄長3～7 cm，被短柔毛。花兩性，黃綠色；聚傘花序與葉對生，被短柔毛。漿果圓球形或近腎形，直徑6～8 mm，由深綠色變紫色再變鮮藍色，不能食用；種子2～4粒。

● **藥材性狀**　本品多皺縮、卷曲，完整者展平後呈橢圓形，長5～12 cm，寬4～10 cm，先端漸尖，基部淺心形，不分裂或不明顯3淺裂，邊緣有粗鋸齒；上表面淺綠色，下表面灰綠色，兩面均被短柔毛；基出脈通常為5條，側脈每邊4～5條，上面微隆起，下面明顯凸起。葉柄長2～7 cm，有短柔毛。質脆。氣微，味微辣。

● **性味功能**　甜、苦、微辣，微寒；有小毒。通水道，除濕毒，清熱毒，消腫痛。

● **用法與用量**　10～15 g；外用適量。

● **臨床應用**　用於笨浮（水腫），肉扭（淋證），中耳炎，滲裰相（燒燙傷），林得叮相（跌打損傷），航靠謀（腮腺炎），唄農（癰瘡），唄叮（疔瘡），外傷出血。

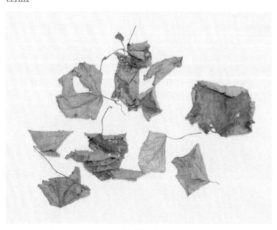

藥材圖

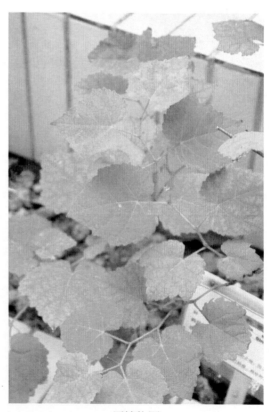

原植物圖

腫 節 風

● **來　源**　本品為金粟蘭科植物草珊瑚 *Sarcandra glabra*（Thunb.）Nakai的乾燥全株。夏、秋兩季採除去雜質，晒乾。

植物特徵　草珊瑚為常綠半灌木，高50～120 cm。莖直立，綠色，無毛，帶草質，節膨大，節間有縱行較明顯的脊和溝。單葉對生，具柄；葉片革質，卵狀長圓形至披針狀長圓形，先端漸尖，基部尖或楔形，邊緣除近基部外有粗鋸齒，齒端為硬骨質，有一個腺體；托葉鞘狀，兩側各有微小突出的尖齒。花黃綠色，頂生短穗狀花序。漿果核果狀，球形，熟時呈紅色。

● **藥材性狀**　本品長50～120 cm，根莖較粗大，密生細根。莖圓柱形，多分枝，直徑0.3～1.3 cm；表面暗綠色至暗褐色，有明顯細縱紋，散有縱向皮孔，節膨大；質脆，易折斷；斷面有髓或中空。葉對生，近革質，葉片卵狀披針形至卵狀橢圓形，長5～15 cm，寬3～6 cm，表面綠色、綠褐色至棕褐色或棕紅色，光滑，邊緣有粗鋸齒，齒尖腺體黑褐色；葉柄長約1 cm；近革質。穗狀花序頂生，常分枝。氣微香，味苦、微辣。

● **性味功能**　苦、辣，平。調龍路、火路，除濕毒，清熱毒，祛風毒。

● **用法與用量**　9～30 g。

● **臨床應用**　用於發旺（痺病），林得叮相（跌打損傷），巧尹（頭痛），紫斑，紫癜。

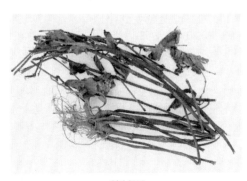

藥材圖

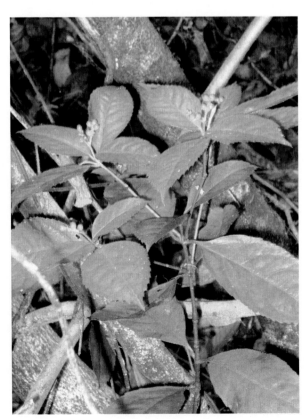

原植物圖

丟了棒

● **來　　源**　本品為大戟科植物白桐樹*Claoxylon polot*（Burm.）Merr.的乾燥帶葉嫩枝。全年均可採收，晒乾。

植物特徵　白桐樹為大灌木，高1～3 m。幼枝被柔毛，有明顯皮孔。髓部發達。葉紙質，橢圓形或卵狀矩圓形，長9～20 cm，寬6～13 cm，兩面有疏毛，老時近無毛，邊緣有不整齊粗鋸齒或波狀圓齒；葉柄長，頂端有2枚腺體。花單性異株，總狀花序下垂或直立，密被黃褐色絨毛。蒴果球形，被毛，有棱，成熟時紅色並開裂。

● **藥材性狀**　本品嫩枝呈圓柱形，表面黃綠色，有時可見紫暈，具細縱條紋，被細茸毛，有多數菱形或圓形凸起的黃白色皮孔，枝皮內面常呈紫紅色；體輕，質脆，易折斷，髓部占斷面的1/2～2/3。葉互生，多皺縮、脫落。完整葉片展平後呈橢圓至卵狀矩圓形，長10～20 cm，寬6～12 cm，先端尖，基部渾圓，有2個不甚明顯的腺體，邊緣具不規則的粗齒，下表面被細絨毛；葉脈隆起，常呈紫紅色；葉柄長5～18 cm。氣微香，味淡、微鹹而澀。

● **性味功能**　淡，平；有小毒。調火路，除濕毒，祛風毒。

● **用法與用量**　12～18 g。

● **臨床應用**　用於發旺（痹病），林得叮相（跌打損傷）。

● **注　　意**　孕婦忌服。

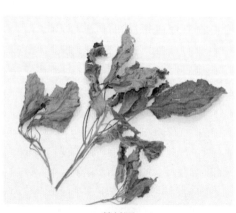

藥材圖

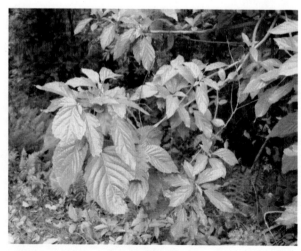

原植物圖

青　藤

● **來　　源**　本品為青藤科植物香青藤 *Illigera aromatica* S. Z. Huang et S. L. Mo的乾燥藤莖。全年可採收，去枝、葉，陰乾。

● **植物特徵**　木質藤本。嫩枝無毛，綠色；老藤莖黑褐色或灰棕色，直徑達10 cm，橫切面有濃烈香氣，栓皮層厚4～8 mm，有不規則縱裂。掌狀複葉互生，3枚小葉。小葉片近圓形，搓爛後有濃烈香氣，邊全緣，側脈每邊3～4條。花紅色，聚傘圓錐花序比葉短，長5～10 cm，腋生或頂生。果未見。

● **藥材性狀**　本品呈長圓柱形，略彎曲，長30～80 cm或更長，直徑1～5 cm。表面有厚的木栓層，棕褐色、黑褐色或灰棕色，具粗縱皺紋或龜裂紋，皮孔稀疏，不甚明顯，有葉柄痕或側枝痕。質堅韌，不易折斷。橫切面纖維性，有放射狀花紋和濃烈的香氣，呈淺棕褐色，皮部厚2～5 mm，木質部具多數小孔，髓部直徑約3 mm。氣香，味辣、涼。

● **性味功能**　辣，微熱。調火路，除濕毒，祛風毒，消腫痛。

● **用法與用量**　10～60 g。

● **臨床應用**　用於發旺（痹病），麻邦（偏癱），埃病（咳嗽），白凍（腹瀉），奪扼（骨折），林得叮相（跌打損傷）。

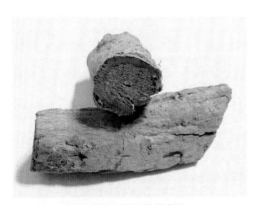

藥材圖（樊立勇提供）

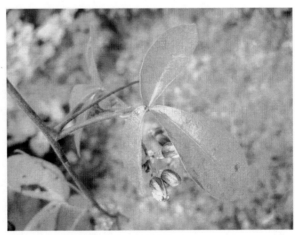

原植物圖

二色波蘿蜜

● **來　源**　本品為桑科植物二色波蘿蜜*Artocarpus styracifolius* Pierre的乾燥根。秋季採收，洗淨，晒乾。

● **植物特徵**　喬木，含乳狀汁液，嫩枝初時被毛。單葉互生，橢圓形或倒卵狀橢圓形，長3.5～12.5 cm，寬1.5～3.5 cm，頂端漸尖，基部楔形，邊全緣，但嫩葉的邊緣常為羽狀淺裂，下面有蒼白色粉末狀的毛，側脈3～8對。花雌雄異株，花序單生於葉腋。雄花序橢圓形、倒卵形或圓柱狀；雌花序球形，寬6～10 mm。聚花果球形，直徑達4 cm，成熟時黃色，乾時紅褐色，有柔毛。

● **藥材性狀**　本品為圓柱形，彎曲；外表面棕褐色或棕紅色，外層栓皮脫落後的內層栓皮呈紅色，極薄，紙質，常多層翹起；斷面韌皮部棕褐色，木質部呈淺棕紅色，具細密的放射狀紋理及小孔。氣微，味淡、微澀。

● **性味功能**　甜，微熱。調火路，除濕毒，祛風毒。

● **用法與用量**　15～30 g；外用適量，浸酒擦敷患處。

● **臨床應用**　用於發旺（痹病），腰肌勞損，慢性腰腿痛，麻邦（偏癱），林得叮相（跌打損傷），胸痛，風濕性心臟病。

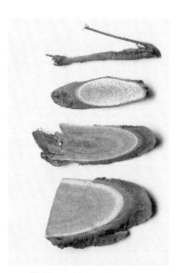

藥材圖（樊立勇提供）

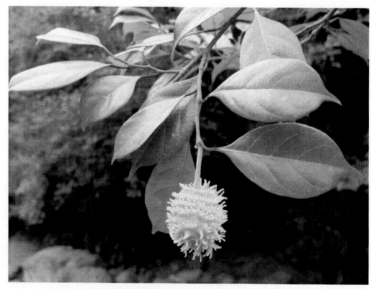

原植物圖（農東新提供）

王不留行

● **來　　源**　本品為桑科植物薜荔Ficus pumila L.的乾燥花序托。秋季花序托變淡黃色時採摘，投入沸水中約1分鐘取出，縱剖成2～4片，除淨花序托內的瘦果，晒乾。

● **植物特徵**　落葉小喬木，多分枝，全株有白色乳汁。葉厚，革質，橢圓形或近圓形，長10～20 cm，3～5裂，先端鈍，基部平截或稍心形，葉面粗糙，葉背有柔毛；葉脈粗大，掌狀開岔；葉柄粗壯。果（花托）單個，腋生或頂生，梨形，肉質，成熟時紅色至紫紅色，直徑4～8 cm。

● **藥材性狀**　本品呈梨形，常切成數瓣，向內卷凹或呈不規則片狀，長3.5～5 cm，厚2～8 mm。外表面淡黃褐色、黃褐色至黑褐色，多數頂端向內彎成截形，下端漸狹，具有短的果柄痕跡；內面淡紅色或黃棕色，殘留單性花或黃白色瘦果。質堅硬而輕。氣微，味甜、澀。

● **性味功能**　甜，微寒。除濕毒，祛風毒，通乳。

● **用法與用量**　6～15 g。

● **臨床應用**　用於發旺（痹病），久痢脫肛，月經不調，乳腺增生，乳汁不通，漆瘡，唄農（癰瘡）。

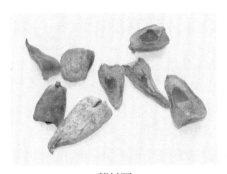
藥材圖

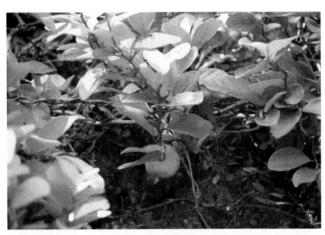
原植物圖

威靈仙

● **來　　源**　本品為毛茛科植物威靈仙*Clematis chinensis* **Osbeck**的乾燥根及根莖。秋季採挖，除去泥沙，晒乾。

● **植物特徵**　多年生纏繞藤本，全株乾後變黑色。根多數，條狀，表面灰黑色。莖細長，多分枝。奇數羽狀複葉對生，小葉通常5枚，少數為3枚，卵形或披針形，先端短尖，基部淺心形或近圓形，全緣；基生3出脈；葉柄卷曲攀緣他物。腋生或頂生圓錐花序，花小，白色或綠白色。瘦果扁卵形，宿存花柱白色，羽毛狀。

● **藥材性狀**　根莖呈圓柱狀，長1.5～10 cm，直徑0.3～1.5 cm；表面淡棕黃色；頂端殘留莖基；質較堅韌，斷面纖維性；下側著生多數細根。根呈細長圓柱形，稍彎曲，長7～15 cm，直徑0.1～0.3 cm；表面黑褐色，有細縱紋，有的韌皮部脫落，露出黃白色木質部；質硬脆，易折斷；斷面韌皮部較廣，木質部淡黃色，略呈方形，韌皮部與木質部間常有裂隙。氣微，味淡。

● **性味功能**　辣、鹹，微熱。調火路，除濕毒，祛風毒。

● **用法與用量**　6～9 g。

● **臨床應用**　用於發旺（痹病），麻抹（麻木），筋脈痙攣，骨鯁咽喉，膽結石，尿路結石，巧尹（頭痛）。

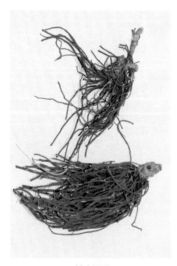
藥材圖

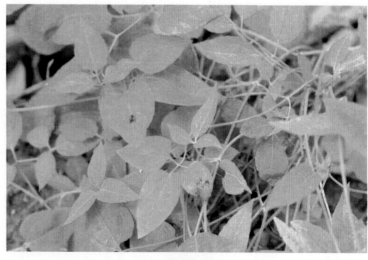
原植物圖

豨薟草

● **來　源**　本品為菊科植物腺梗豨薟 *Siegesbeckia pubescens* Makino、豨薟 *Siegesbeckia orientalis* L.或毛梗豨薟 *Siegesbeckia glabrescens* Makino的乾燥地上部分。夏、秋兩季花開前及花期均可採割，除去雜質，晒乾。

● **植物特徵**　腺梗豨薟為一年生直立草本，高50～100 cm。莖直立，常帶紫色。枝上部密被灰白色長柔毛和紫褐色腺毛。葉對生，有柄，橢圓形或卵狀三角形，長9～14 cm，寬4～9 cm，基部楔形，下延成翼柄，先端尖，葉緣有不規則的鋸齒，兩面均密被長柔毛。通常上部葉逐漸變小，呈長橢圓狀披針形。頭狀花序頂生或腋生，呈圓錐狀；總花梗密被長柔毛和腺毛，分泌黏液；總苞片2層，外層苞片5枚，線狀匙形，內層苞片10～12枚，倒卵形兜狀，內外層苞片皆有腺毛。花雜性，黃色。邊緣為舌狀花，雌性，先端3淺裂，柱頭2裂；中央為管狀花，兩性，先端5裂，雄蕊5枚，子房下位，柱頭2裂。瘦果倒卵形，微彎，有4棱，黑色，無冠毛。花期8～10月，果期9～12月。
　　豨薟與腺梗豨薟相似，豨薟花梗和枝上部密被短柔毛。葉片闊卵狀三角形至披針形，邊緣有不規則的淺裂或粗齒。

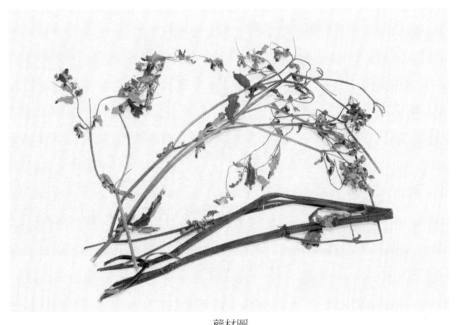

藥材圖

071

毛梗豨薟為一年生草本，高35～100 cm，外形與豨薟很相似，但花梗和枝上部疏生平伏灰白色短柔毛，葉片及瘦果也較小。花期8～10月，果期10～11月。

● **藥材性狀**　本品莖略呈方柱形，多分枝，長30～100 cm，直徑0.3～1 cm；表面灰綠色、黃棕色或紫棕色，有縱溝及細縱紋，被灰色柔毛；節明顯，略膨大；質脆，易折斷；斷面黃白色或帶綠色，髓部寬廣，類白色，中空。葉對生，葉片多皺縮、卷曲，展平後呈卵圓形，灰綠色，邊緣有鈍鋸齒，兩面皆有白色柔毛，主脈3條。有的可見黃色頭狀花序，總苞片匙形。氣微，味微苦。

● **性味功能**　辣、苦，寒。調火路，除濕毒，祛風毒，利關節。

● **用法與用量**　9～12 g。

● **臨床應用**　用於發旺（痺病），筋骨無力，腰膝酸軟，麻抹（麻木），麻邦（偏癱），巧尹（頭痛），頸椎病，麥蠻（風疹），能唅能累（濕疹），白凍（腹瀉）。

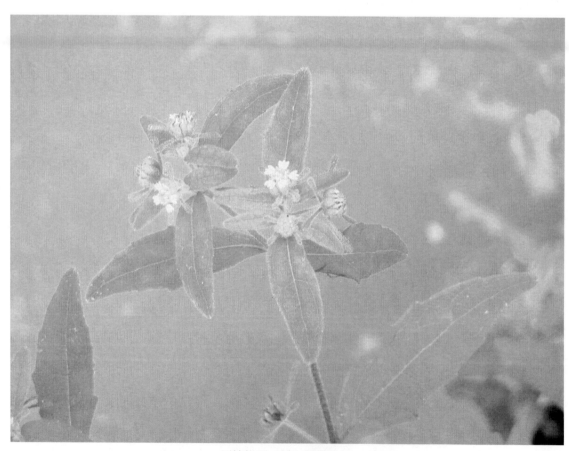

原植物圖（樊立勇提供）

八角楓

● **來　源**　本品為八角楓科植物八角楓 *Alangium chinense*（Lour.）Harms的乾燥細根及鬚根。夏、秋兩季採挖，除去泥沙，晒乾。

● **植物特徵**　落葉灌木或小喬木。單葉互生，變異性很大，長5～18 cm，寬4～12 cm，全緣、有角或分裂，基部偏斜，葉面散生細毛或僅基部沿葉脈有毛，葉背除脈腋內有叢毛外，其餘近無毛。夏季開花，為腋生聚傘花序；花白色，長1～1.2 cm，無毛。果實近球形，熟時黑色。

● **藥材性狀**　本品細根呈長圓柱形，略彎曲，有分枝，長短不一，直徑2～8 mm；表面黃棕色或灰褐色，具細縱紋，有的外皮縱裂；質硬而脆，斷面黃白色。鬚根纖細。氣微，味淡。

● **性味功能**　辣，微熱；有小毒。調龍路、火路，除濕毒，祛風毒。

● **用法與用量**　3～9 g。

● **臨床應用**　用於發旺（痺病），麻抹（麻木），林得叮相（跌打損傷），心絞痛，心律不齊。

● **注　意**　孕婦忌服。

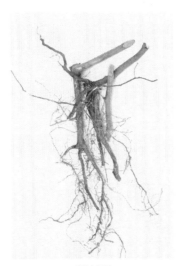

藥材圖

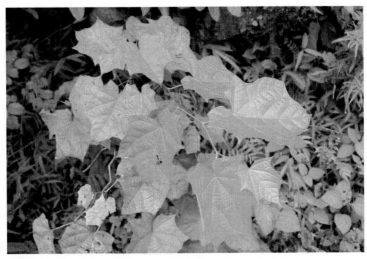

原植物圖

功勞木

● **來　　源**　本品為小檗科植物闊葉十大功勞*Mahonia bealei*（Fort.）Carr.或細葉十大功勞*Mahonia fortunei*（Lindl.）Fedde的乾燥莖。全年均可採收，切塊或片，乾燥。

● **植物特徵**　闊葉十大功勞為常綠灌木，全株無毛。奇數羽狀複葉互生，長達40 cm。小葉7～15枚，對生，革質，側生小葉無柄，頂生小葉有柄；小葉片卵形或卵狀橢圓形，頂端漸尖而有硬銳刺，基部平截，邊緣兩側有2～8根硬刺齒，網脈不明顯。花黃色，總狀花序直立，6～9個簇生。漿果卵形，有白粉，成熟時藍黑色，直徑約6 mm。

細葉十大功勞為常綠灌木。小葉3～9片，狹披針形，長8～12 cm，寬1.2～1.9 cm，底端小葉無柄。

● **藥材性狀**　本品呈長圓柱形，外表面灰黃色至棕褐色，有明顯的縱溝紋及橫向細裂紋，有的外皮較光滑，有光澤，或有葉柄殘基，質硬。切面韌皮部薄，棕褐色；木質部黃色，可見數個同心性環紋及排列緊密的
放射狀紋理；髓部色較深。氣微，味苦。

● **性味功能**　苦，寒。通谷道，除濕毒，清熱毒。

● **用法與用量**　9～15 g；外用適量。

● **臨床應用**　用於阿意咪（痢疾），能蚌（黃疸），火眼（結膜炎），牙痛，唄叮（疔瘡），唄農（癰瘡），腦膜炎。

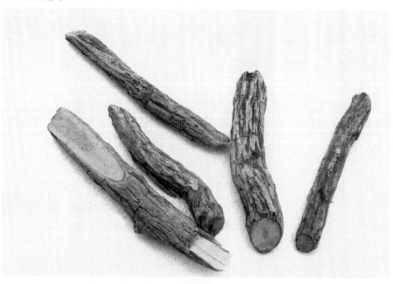

藥材圖

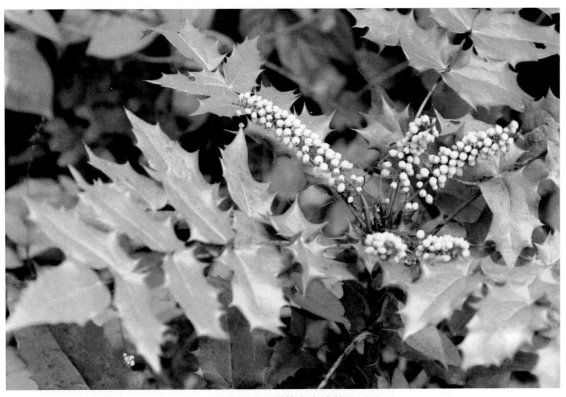

原植物圖（闊葉十大功勞）

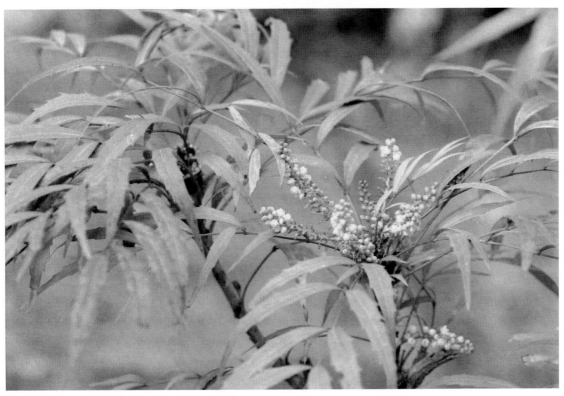

原植物圖（細葉十大功勞）

苦 參

● **來　　源**　本品為豆科植物苦參 *Sophora flavescens* **Ait.** 的乾燥根。春、秋兩季採挖,除去根頭及小支根,洗淨,乾燥,或趁鮮切片,乾燥。

● **植物特徵**　落葉半灌木,高1～2 m。小枝有細毛。根圓柱形,有分枝,長10～30 cm或更長,直徑1～2.5 cm,表皮黃色,有明顯縱紋,斷面黃白色,味苦。奇數羽狀複葉,有小葉10～20片;小葉披針形,長2～6 cm,寬0.5～1.5 cm,葉背有伏貼長柔毛。總狀花序頂生,長可達25 cm;花黃白色,蝶形。莢果線形,先端有喙;種子間收縮成節,熟時不開裂。

● **藥材性狀**　本品呈長圓柱形,下部常有分枝,長10～30 cm,直徑1～6.5 cm;表面灰棕色或棕黃色,具縱皺紋及橫長皮孔,外皮薄,多破裂反卷,易剝落,剝落處顯黃色,光滑。質硬,不易折斷;斷面纖維性,黃白色,具放射狀紋理及裂隙,有的具呈同心性環列或不規則散在的異型維管束。氣微,味極苦。

● **性味功能**　苦,寒。通谷道,除濕毒,清熱毒,祛風毒,殺蟲。

● **用法與用量**　5～9 g;外用適量,煎湯洗患處。

● **臨床應用**　用於阿意咪(痢疾),能蚌(黃疸),肉卡(排尿困難),隆白呆(白帶),阿意勒(血便),能啥能累(濕疹),皮膚瘙癢,痂(癬),痲瘋;外治滴蟲性陰道炎。

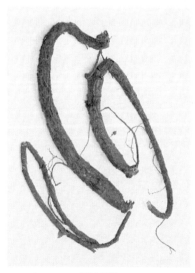

藥材圖

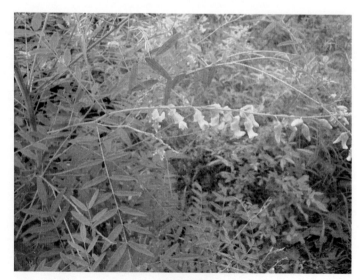

原植物圖

海桐皮

● 來　　源　本品為豆科植物刺桐 *Erythrina variegata* L. var. orientalis（L.）Merr.的乾燥樹皮。初夏剝取有釘刺的樹皮，晒乾。

● 植物特徵　落葉喬木，高5～15 m。樹皮薄，灰色，含豐富纖維。小枝綠色，有圓錐狀利刺。小葉3片，紙質，嫩綠色，無毛，葉背有時被白粉。頂生小葉長8～15 cm；側生兩片小葉較小，兩側不對稱，小葉柄基部有腺體2個。總狀花序長約15 cm，花多而密集，橙紅色；花萼偏斜，一邊開至基部。莢果節間收縮呈連珠狀。

● 藥材性狀　本品呈板片狀，兩邊略卷曲，厚0.3～1 cm。外表面淡棕色，常有寬窄不等的縱凹紋，並散布釘刺。釘刺長圓錐形，高0.5～0.8 cm，頂銳尖，基部直徑0.5～1 cm。內表面黃棕色，較平坦，有細密網紋。質硬而韌，斷面裂片狀。氣微香，味微苦。

● 性味功能　苦，平。調火路，除濕毒，祛風毒。

● 用法與用量　3～9 g；外用適量。

● 臨床應用　用於邦印（痛症），筋骨痙攣；外治能唅能累（濕疹）。

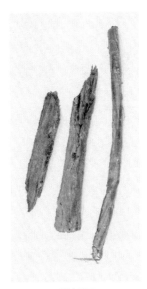

藥材圖

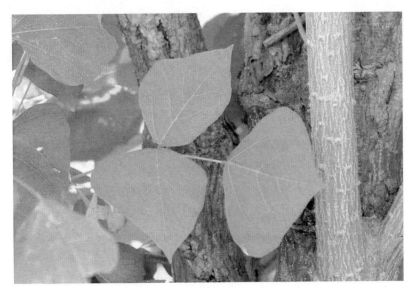

原植物圖

九層風

● **來　　源**　本品為莧科植物漿果莧*Cladostachys frutescens* **D. Don**的乾燥莖枝。全年可採，切片，乾

● **植物特徵**　攀緣狀灌木。莖長2～7 m，多下垂分枝，嫩時被貼生柔毛，後變無毛。單葉互生，膜質，卵形或卵狀披針形，少數為心狀卵形，乾時暗褐色或黑色，長4～15 cm，寬2～8 cm，頂端漸尖或尾尖，基部寬楔形、圓形或近截形，常不對稱，兩面疏被長柔毛，後變無毛；葉柄長1～4 cm，無毛。總狀花序腋生及頂生，再形成多分枝的圓錐花序。漿果近球形，紅色；種子1～6粒，扁壓狀腎形，黑色，光亮。

● **藥材性狀**　本品呈圓柱形，外皮淡黃色或微黑色，有不規則的縱紋。橫切面淡黃白色，髓部呈灰色至灰黑色。氣微，味淡、微澀。

● **性味功能**　淡，平。調火路，通谷道，除濕毒，祛風毒。

● **用法與用量**　9～15 g。

● **臨床應用**　用於發旺（痹病），白凍（腹瀉），阿意咪（痢疾）。

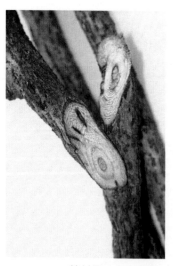

藥材圖

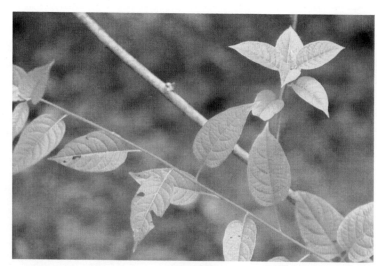

原植物圖

九 龍 藤

● **來　　源**　本品為豆科植物龍鬚藤*Bauhinia championii*（Benth.）Benth．的乾燥藤莖。全年均可採收，去枝葉，切片，晒乾。

● **植物特徵**　常綠攀緣木質大藤本，有鉤狀卷鬚，嫩枝、葉背和花序均被短柔毛。老藤褐色或灰褐色，橫切面有8～9瓣花紋。葉全緣或頂部二岔呈羊蹄形。花序頂生或腋生，多花，夏季開放，白色。莢果扁，被黃褐色毛，秋季成熟。

● **藥材性狀**　本品呈長圓柱形，稍彎曲。外皮褐色或灰褐色，栓皮脫落處顯暗棕褐色，有縱皺和點狀凸起。質堅硬。切面韌皮部棕褐色或灰褐色，厚2～5 mm；木質部寬廣，有不規則花紋（異型維管束）和多數小孔。氣微，味微澀。

● **性味功能**　苦、澀，平。調火路，通谷道，除濕毒，祛風毒，消腫痛。

● **用法與用量**　15～30 g；外用適量。

● **臨床應用**　用於發旺（痹病），腰腿痛，阿意咪（痢疾），林得叮相（跌打損傷），月經不調，心頭痛（胃痛），嘜疳（疳積）。

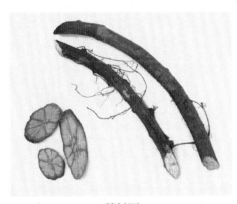

藥材圖

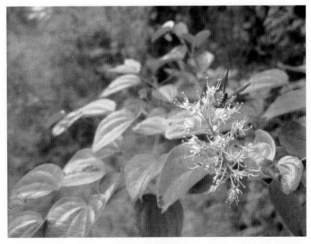

原植物圖

路 路 通

● **來　源**　本品為金縷梅科植物楓香樹*Liquidambar formosana* Hance的乾燥成熟果序。冬季果實成熟後收，除去雜質，乾燥。

● **植物特徵**　落葉喬木。樹皮幼時灰白色，光滑，老時褐色，粗糙。葉互生，葉片心形，常3裂，多為掌狀，裂片卵狀三角形或卵形，先端長尖，基部心形或截形，邊緣有細鋸齒；葉柄長3～7 cm；托葉線形，早落。花單性，雌雄同株。雄花呈總狀花序，雌花為圓球形頭狀花序。複果圓球形，下垂，表面有刺；蒴果多數，密集複果內，長橢圓形，成熟時頂孔開裂。

● **藥材性狀**　本品為聚花果，由多數小蒴果集合而成，呈球形，直徑2～3 cm。基部有總果梗。表面灰棕色或棕褐色，有多數尖刺及喙狀小鈍刺，長0.5～1 mm，常折斷。小蒴果頂部開裂，呈蜂窩狀小孔。體輕，質硬，不易破開。氣微，味淡。

● **性味功能**　苦，平。調火路，通水道，除濕毒。

● **用法與用量**　5～9 g。

● **臨床應用**　用於發旺（痹病），笨浮（水腫），乳少，京瑟（閉經），巧尹（頭痛）。

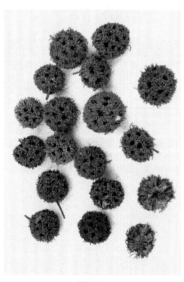

藥材圖

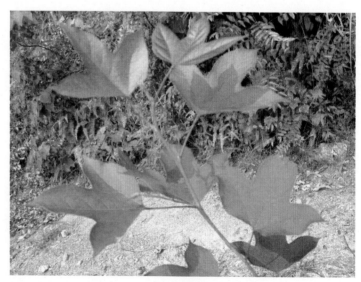

原植物圖

馬齒莧

● **來　源**　本品為馬齒莧科植物馬齒莧 *Portulaca oleracea* L.的乾燥地上部分。夏、秋兩季採收，除去殘根及雜質，洗淨，略蒸或燙後晒乾。亦可鮮用。

● **植物特徵**　一年生肉質草本，全株光滑無毛。莖平臥或斜向上，由基部分枝伏臥。葉肥厚，互生，有時對生，倒卵形或匙形，長1～3 cm，寬0.5～1.4 cm，先端鈍圓、截形或微凹，基部闊楔形，全緣，背面淡綠色或暗紅色。夏季開黃色花，通常3～5朵叢生於枝頂或葉腋。蒴果冬初成熟，蓋裂。

● **藥材性狀**　本品多皺縮、卷曲，常結成團。莖圓柱形，長可達30 cm，直徑0.1～0.2 cm，表面黃褐色，有明顯縱溝紋。葉對生或互生，易破碎。完整葉片倒卵形，長1～2.5 cm，寬0.5～1.5 cm，綠褐色，先端鈍平或微缺，全緣。花小，3～5朵生於枝端，花瓣5片，黃色。蒴果圓錐形，長約5 mm，內含多數細小種子。氣微，味微酸。

● **性味功能**　酸，寒。調龍路，除濕毒，清熱毒，止血。

● **用法與用量**　9～15 g，鮮品30～60 g；外用適量，搗爛敷患處。

● **臨床應用**　用於阿意咪（痢疾），肉扭（淋證），唄農（癰瘡），唄叮（疔瘡），能哈能累（濕疹），丹毒，額哈（毒蛇咬傷），阿意勒（血便），仲嘿唞尹（痔瘡），兵淋勒（子宮出血）。

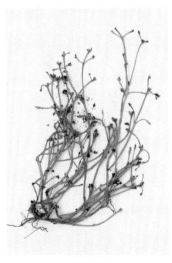

藥材圖

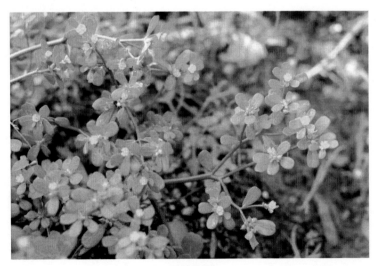

原植物圖

桑　枝

● **來　　源**　本品為桑科植物桑*Morus alba* L.的乾燥嫩枝。春末夏初採收，去葉，晒乾，或趁鮮切片，晒乾。

● **植物特徵**　落葉灌木或小喬木。葉卵形或橢圓形，長6～15 cm，寬3～8 cm，先端尖，基部圓形或心形，有時有不整齊的開裂。柔荑花序，花單性，花柱短，從基部分岔或中部以下分岔，花柱和柱頭被絨毛。果肉質，由多個瘦果組成，圓柱形，長1～2.5 cm，直立或下垂，3～4月成熟，暗紅色或黑色。

● **藥材性狀**　本品呈長圓柱形，少有分枝，長短不一，直徑0.5～1.5 cm。表面灰黃色或黃褐色，有多數黃褐色點狀皮孔及細縱紋，並有灰白色略呈半圓形的葉痕和黃棕色的腋芽。質堅韌，不易折斷。斷面纖維性，韌皮部較薄，木質部黃白色，射線呈放射狀，髓部白色或黃白色。氣微，味淡。

● **性味功能**　微苦，平。調水道，除濕毒，祛風毒。

● **用法與用量**　9～15 g。

● **臨床應用**　用於發旺（痹病），笨浮（水腫）。

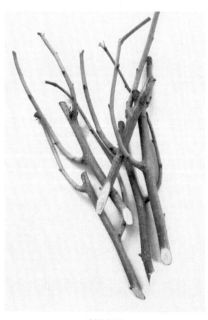

藥材圖

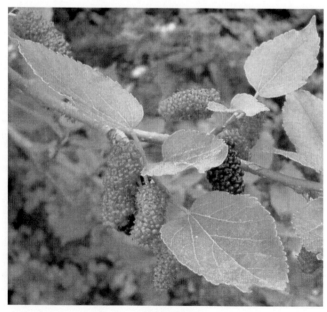

原植物圖

山　風

● **來　　源**　本品為菊科植物馥芳艾納香*Blumea aromatica* DC.的乾燥全草。夏、秋兩季採收，洗淨，陰乾。亦可鮮用。

● **植物特徵**　多年生草本，高60～100 cm，全株有香氣。莖直立，基部木質化，堅硬，黑褐色，有縱條紋，密被灰白色綿毛和腺毛。單葉互生，橢圓狀倒披針形，長8～15 cm，寬3～7 cm，先端漸尖，基部下延，有時有小裂片，邊緣有細鋸齒，葉面粗糙，有短硬毛，葉背有灰白色絨毛，在葉脈處較明顯，並有黏手的腺毛。6～9月開花，頭狀花序，花淡黃白色。瘦果圓柱形，冠毛黃褐色。

● **藥材性狀**　本品長60～100 cm。莖分枝，密被灰黃色黏絨毛和腺毛，質較輕脆，易折斷；斷面圓形，皮部菲薄，髓部白色，占莖的大部。老莖基部木質化，黑褐色，堅硬。單葉互生，完整葉片呈倒卵形或橢圓狀倒披針形，長8～20 cm，寬3～6 cm，先端漸尖，基部下延，有時有裂片，邊緣有細鋸齒，上面被疏糙毛，下面被黃褐色絨毛，在葉脈處較明顯。頭狀花序，頂生或腋生疏圓錐狀；總苞半球狀或近鐘形，總苞片4～5層，矩圓狀披針形。花托平，蜂窩狀。揉搓後有清香氣，味辣、微苦。

● **性味功能**　辣、微苦，微熱。除濕毒，祛風毒，止癢。

● **用法與用量**　9～15 g，浸酒或水煎沖酒服；外用適量，水煎薰洗患處或搗爛敷患處。

● **臨床應用**　用於發旺（痹病），能啥能累（濕疹），皮膚瘙癢。

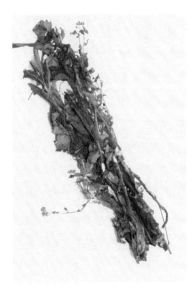

藥材圖

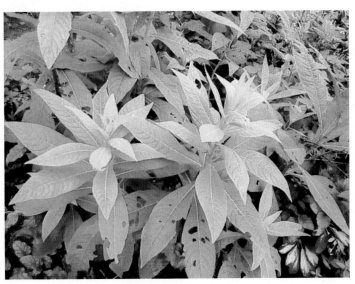

原植物圖（樊立勇提供）

馬蹄金

● **來　　源**　本品為旋花科植物馬蹄金 *Dichondra repens* **Forst.** 的乾燥全草。春、夏兩季採收，晒乾。亦鮮用。

● **植物特徵**　多年生匍匐小草本。莖匍匐地面，節上生不定根，被灰色柔毛。葉互生，有長柄，腎形或圓形，全緣。花小，春季開放，單生於葉腋，有短柄。花冠短，白綠色。蒴果球形。

● **藥材性狀**　本品多皺縮成團。莖呈細長圓柱形，長短不一，直徑0.5～0.7 mm，表面黃棕色，無毛或被疏毛，節明顯，節處常有纖細的根。葉互生，多皺縮，展平後呈腎形或圓形，長3～9 mm，寬4～11 mm，先端圓或微凹，基部心形，全緣，上表面黃綠色，微有毛，下表面色較淺，有毛；葉柄長12～35 mm，被毛。有的帶花或果。花單生葉腋，有柄。蒴果球形，膜質，內有種子1～2粒。氣微，味淡。

● **性味功能**　苦、辣，微寒。調水道，除濕毒，清熱毒，消腫痛。

● **用法與用量**　15～30 g，鮮品加倍。

● **臨床應用**　用於能蚌（黃疸），阿意咪（痢疾），肉扭（淋證），笨浮（水腫），唄農（癰瘡），林得叮相（跌打損傷）。

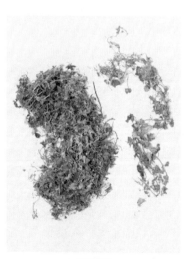

藥材圖

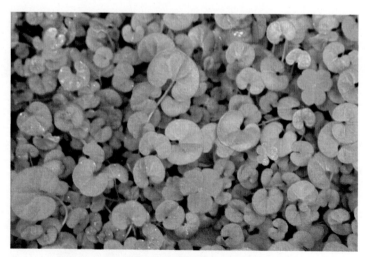

原植物圖

橫經席

● **來　　源**　本品為藤黃科植物薄葉胡桐*Calophyllum membranaceum* Gardn. et Champ.的乾燥全株。全年採，洗淨，晒乾。

● **植物特徵**　大灌木，高可達5 m。小枝四棱形，有翅，無毛。葉薄革質，長圓形或長圓狀披針形，長6～12 cm，寬1.5～4 cm，無毛；側脈多而細，排列整齊，略呈梳形。聚傘花序腋生，長約3 cm，有花數朵，春末夏初開花，白色略帶紅色。核果卵狀長圓形，長1.5～2 cm，直徑約1 cm，頂部有短尖頭。

● **藥材性狀**　本品主根呈長圓錐形或圓柱形，粗細不等，表面棕色至淡棕紅色，有細縱皺紋，栓皮脫落處呈棕紅色。莖圓柱形，表面灰綠色至灰褐色。幼枝四棱形，有翅，黃綠色。單葉對生，長圓形或披針形，長6～12 cm，寬1.5～4 cm，黃綠色至灰綠色，兩面有光澤，無毛，頂端漸尖、急尖或尾狀漸尖，基部楔形，邊全緣，微反卷；中脈兩面凸起，側脈多而細密，排列整齊，與中脈近垂直。有時可見核果生於葉腋，長圓形，直徑約8 mm。根、莖質堅硬，難折斷，斷面纖維性。氣微，味苦、澀。

● **性味功能**　苦，平。調龍路、火路，除濕毒，祛風毒，消腫痛。

● **用法與用量**　15～30 g；外用適量。

● **臨床應用**　用於發旺（痹病），能蚌（黃疸），林得叮相（跌打損傷），腰痛，月經不調，京尹（痛經），脅痛。

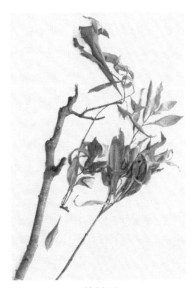

藥材圖

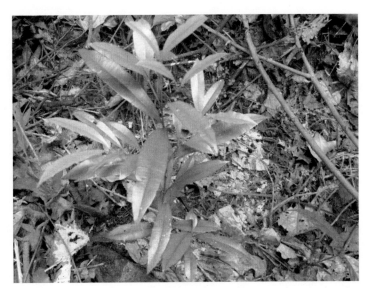

原植物圖

白背葉根

● **來　　源**　本品為大戟科植物白背葉*Mallotus apelta*（Lour.）Muell. Arg. 的乾燥根及根莖。全年可採，除去雜質，晒乾。

● **植物特徵**　落葉灌木或小喬木，高可達4 m，樹皮灰白色，富含纖維，小枝、葉柄、花序均被灰白色星狀毛。葉紙質，橢圓形或近圓形，長7～16 cm，寬與長相近，先端漸尖，基部平截或心形，全緣或有波狀鋸齒，有時3淺裂，被毛，葉背白色。花多朵，密集生於長約25 cm的穗狀花序上，頂生或側生。果圓球形，被軟刺和灰白色星狀毛；種子黑色，光亮。

● **藥材性狀**　本品根莖稍粗大，直徑1～6 cm，表面黑褐色或棕褐色，具細縱裂紋，刮去栓皮呈棕紅色。根呈長圓錐形，彎曲，有小分枝，表面棕黃色或淺棕褐色，具小的橫向皮孔，刮除栓皮顯暗紫紅色，質堅硬，切面黃白色，木質部細密，花紋不明顯，韌皮部纖維性。無臭，味苦、微澀。

● **性味功能**　微澀、微苦，平。通谷道，除濕毒，清熱毒。

● **用法與用量**　15～30 g；外用適量。

● **臨床應用**　用於肝炎，脾腫大，隆白呆（白帶），肉扭（淋證），白凍（腹瀉），兵嘿細勒（疝氣），火眼（結膜炎），中耳炎，子宮下垂，脫肛。

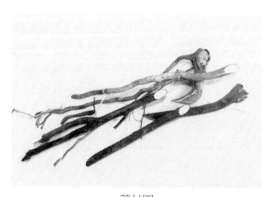

藥材圖

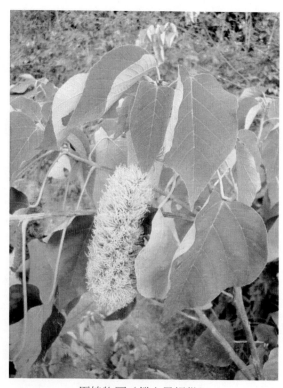

原植物圖（樊立勇提供）

匙羹藤葉

● 來　　源　本品為蘿藦科植物匙羹藤*Gymnema sylvestre*（Retz.）Schult．的乾燥葉。全年可採收，除去雜質，晒乾。

● 植物特徵　木質藤本，含乳狀汁液。嫩枝被短柔毛，老漸無毛，有灰黃色皮孔。單葉對生，倒卵形或卵狀長圓形，長3～8 cm，寬1.5～4 cm，頂端急尖，基部圓形或寬楔形。花小，綠白色，長約2 mm，為腋生傘狀聚傘花序，長約1.5 cm。果為蓇葖果，卵狀披針形，無毛，長5～9 cm，基部膨大，寬約2 cm，向頂端漸尖；種子卵圓形，頂端有白色種毛。

● 藥材性狀　本品略皺縮、卷曲，完整者展平後呈倒卵形或倒卵狀長圓形，長2.5～7 cm，寬1.2～3 cm，邊全緣，微反卷，先端急尖，基部寬楔形，僅葉脈被柔毛，上表面灰綠至黃綠色，下表面顏色稍淺；側脈每邊4～6條；葉柄長5～7 mm，被短柔毛，頂端有叢生腺體。質脆。氣微，味微苦、微辣。

● 性味功能　苦，平；有小毒。調火路，除濕毒，祛風毒，殺蟲止癢。

● 用法與用量　3～30 g；外用適量。

● 臨床應用　用於發旺（痺病），阿肉甜（糖尿病），唄叮（疔瘡），額哈（毒蛇咬傷），槍彈傷，體虱。

● 注　　意　孕婦慎用。

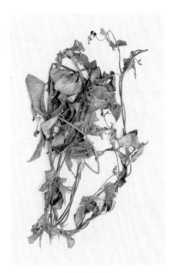

藥材圖

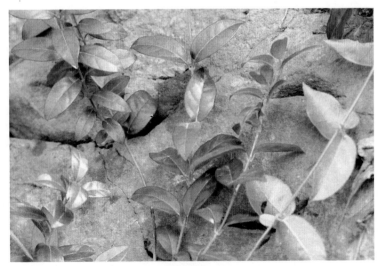

原植物圖

山 黃 皮

● **來　　源** 本品為芸香科植物山黃皮 *Murraya euchrestifolia* **Hayata**的乾燥葉或帶葉嫩枝。夏、秋兩季採收，除去雜質，陰乾。

● **植物特徵** 灌木或小喬木，高2～7 m。嫩枝幾無毛，有細小皮孔。奇數羽狀複葉互生，小葉片紙質，有油點，長圓狀披針形或狹長圓形，先端長漸尖而近鈍頭或尖頭，邊全緣或微波狀，側脈4～6對。花白色，傘房花序頂生。果近球形，頂端圓，直徑10～15 mm，有油點，成熟時鮮紅色至暗紅色；種子2或1粒。

● **藥材性狀** 奇數羽狀複葉，長8～18 cm。小葉5～11枚，葉軸長3～12 cm，被微柔毛或幾無毛，小葉片長圓形或長圓狀披針形，革質，常一側偏斜而不對稱，長2～3.5 cm，寬約2 cm，先端漸尖至長漸尖，基部楔形，暗褐色或黑褐色，無毛或下面中脈有時被微柔毛，邊緣微波狀或全緣，有多數棕黃色油點；葉脈於下面稍隆起；葉柄長2～6 cm，葉柄和葉軸均被微柔毛或近無毛，小葉柄長2～4 mm，無毛。嫩枝圓柱形，直徑1～4 mm，表面棕褐色或褐色，具縱皺紋和白色點狀皮孔。氣清香，味辣。

● **性味功能** 辣、微苦，微熱。通氣道，除濕毒，清熱毒，祛風毒。

● **用法與用量** 6～24 g；外用適量。

● **臨床應用** 用於發旺（痹病），諾吟尹（筋骨疼痛），貧痧（感冒），發得（發熱），埃病（咳嗽），墨病（哮喘），林得叮相（跌打損傷），心頭痛（胃痛），能啥能累（濕疹），皮膚搔癢。

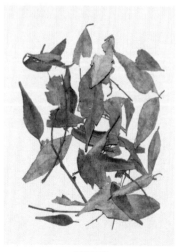

藥材圖

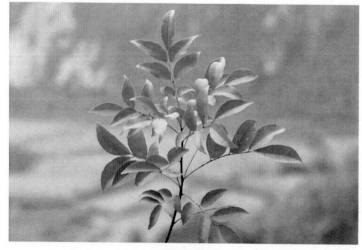

原植物圖

翠雲草

● **來　源**　本品為卷柏科植物翠雲草 *Selaginella uncinata*（Desv.）Spring 的乾燥全草。全年可採，洗晒乾。亦可鮮用。

● **植物特徵**　多年生草本，長30～60 cm。莖纖細，匍匐地面，分枝處生不定根，分枝向上伸展，多回分岔。枝上的葉二型，下面深綠色，上面碧藍色；中葉斜卵狀橢圓形，先端漸尖，邊緣透明，交互疏生；側葉卵狀橢圓形，先端短尖，邊全緣，向兩側平展；孢子葉卵狀披針形。孢子囊穗頂生，四棱形，孢子囊卵形。

● **藥材性狀**　本品多卷縮，長20～50 cm。莖纖細，直徑約1 mm，有縱棱，淡黃色或黃綠色，節上常具細長的不定根。小枝互生，其上又有羽狀或叉狀分枝。主莖上的葉最大，疏生，斜橢圓形，長3～4 mm，寬約2 mm，全緣；分枝上的葉密生，二型，展平可見背腹各2列。中葉（腹葉）小，長卵形，全緣；側葉（背葉）呈羽狀排列，卵狀橢圓形，全緣，黃綠色。有時可見孢子囊穗生於枝端，長約1 cm。質較柔軟。氣微，味淡。

● **性味功能**　甜、淡，微寒。調龍路，通谷道，除濕毒，清熱毒，止血。

● **用法與用量**　15～30 g；外用適量，鮮品搗爛敷患處或煎水洗患處。

● **臨床應用**　用於能蚌（黃疸），阿意咪（痢疾），笨浮（水腫），發旺（痹病），埃病（咳嗽），貨煙媽（咽痛），仲嘿嗦尹（痔瘡），滲襠相（燒燙傷），鹿血（吐血），外傷出血。

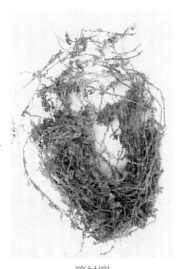

藥材圖

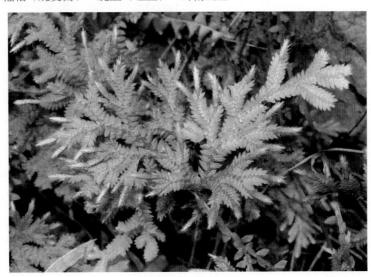

原植物圖（樊立勇提供）

苦 石 蓮

● **來　　源**　本品為豆科植物南蛇簕*Caesalpinia minax* **Hance**的乾燥成熟種子。秋季採收成熟果實,取出種子,晒乾。

● **植物特徵**　落葉有刺藤狀灌木,小枝有棱。根圓柱狀,淡黃色。莖和葉軸有散生鉤刺。二回偶數羽狀複葉,羽片對生,5～8對。小葉6～12對,頂端尖,基部圓。圓錐花序,春、夏開花,黃白色,內有紫色斑紋。莢果扁,橢圓狀長圓形,密生長刺,秋季成熟。

● **藥材性狀**　本品呈橢圓形或長圓形,兩端渾圓,長1.5～2 cm,直徑0.8～1.2 cm,表面烏黑色或棕黑色,有光澤,有時具橫環紋或橫裂紋,基部有珠柄殘基,有時可見棕黃色的殘餘珠柄。質堅硬,不易破開。擊破的種皮內面灰黃色,平滑而有光澤。子葉2枚,肥厚,富油性。氣微,味極苦。

● **性味功能**　苦,寒。通谷道,除濕毒,清熱毒。

● **用法與用量**　6～9 g;外用適量,煎水洗患處或搗爛敷患處。

● **臨床應用**　用於阿意咪(痢疾),肉扭(淋證),慢性肝炎,心頭痛(胃痛),呃逆(打嗝),林得叮相(跌打損傷)。

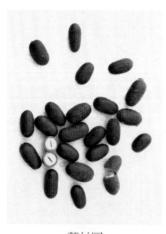

藥材圖

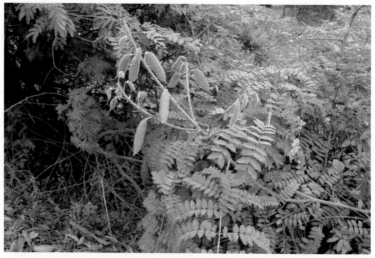

原植物圖

苦玄參

● **來　　源**　本品為玄參科植物苦玄參*Picria felterrae* Lour.的乾燥全草。秋季採收，除去雜質，晒乾。亦可鮮用。

● **植物特徵**　披散草本，高40～80 cm。根莖橫走。莖方形，被柔毛。葉對生，紙質，卵形，長3～7 cm，寬2～4 cm，先端短尖，基部鈍或近圓形，兩面皆粗糙，邊緣有鈍鋸齒。春季開花，腋生或頂生短總狀花序，花白色。蒴果卵形，藏於增大的花萼內，夏季成熟，2瓣裂，種子多數。

● **藥材性狀**　本品鬚根細小。莖類方形，節稍膨大，多分枝，長30～80 cm，直徑1.5～2.5 mm，黃綠色。老莖略帶紫色，質稍柔韌，折斷面纖維性，髓部中空。單葉對生，多皺縮，完整者展平後呈卵形或卵圓形，長3～5 cm，寬2～3 cm，黃綠色至灰綠色，先端銳尖，基部楔形，邊緣有圓鈍鋸齒，全體被短糙毛而略顯粗糙感；葉柄長1～2 cm。總狀花序頂生或腋生，有花4～8朵。萼裂4片，外兩片較大，卵圓形，內兩片細小，條形；花冠唇形。蒴果扁卵形，包於宿存的萼片內；種子細小，多數。氣微，味苦。

● **性味功能**　苦，寒。調火路，通谷道，除濕毒，清熱毒，消腫痛。

● **用法與用量**　9～15 g；外用適量，煎水洗患處或鮮品搗爛敷患處。

● **臨床應用**　用於阿意咪（痢疾），貧痧（感冒），貨煙媽（咽痛），航靠謀（腮腺炎），心頭痛（胃痛），林得叮相（跌打損傷），唄農（癰瘡），額哈（毒蛇咬傷）。

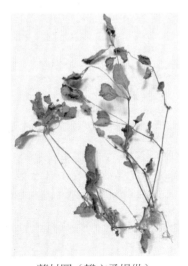

藥材圖（樊立勇提供）

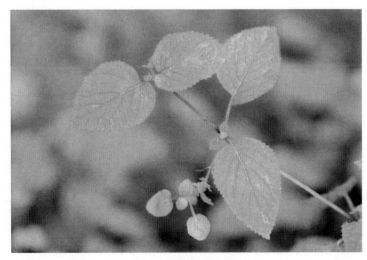

原植物圖

老鸛草

● **來　源**　本品為牻牛兒苗科植物老鸛草*Geranium wilfordii* **Maxim.** 的乾燥地上部分。夏、秋兩季果實近成熟時採割，捆成把，晒乾。

● **植物特徵**　多年生草本，高達60 cm。莖平臥，後斜升，多分枝，綠色帶紅，節略膨大，全體被細毛。單葉對生，密生細毛，托葉披針形。葉片3～5掌狀深裂，裂片菱狀倒卵形。夏季開白色、紫紅色或淡紅色花，單生葉腋，或2～3朵花組成聚傘花序。蒴果有微柔毛，喙較短，果熟時5片果瓣與中軸分離，喙部由下向上內卷。

● **藥材性狀**　本品莖長30～50 cm，直徑0.3～0.7 cm，多分枝，節膨大；表面灰綠色或帶紫色，有縱溝紋及稀疏茸毛；質脆，斷面黃白色，有的中空。葉對生，具細長葉柄，葉片卷曲、皺縮，質脆易碎，完整者為二回羽狀深裂，裂片披針線形。果實長圓形，長0.5～1 cm。宿存花柱長2.5～4 cm，形似鸛喙，有的裂成5瓣，呈螺旋形卷曲。氣微，味淡。

● **性味功能**　辣、苦，平。調火路，通谷道，除濕毒，祛風毒。

● **用法與用量**　9～15 g。

● **臨床應用**　用於發旺（痹病），白凍（腹瀉），阿意咪（痢疾），麻抹（麻木），諾吟尹（筋骨疼痛）。

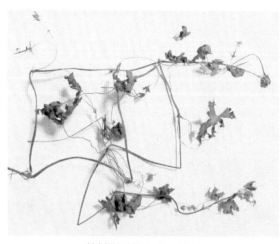

藥材圖（樊立勇提供）

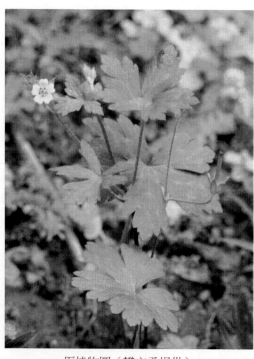

原植物圖（樊立勇提供）

老 鴉 嘴

● **來　源** 本品為爵床科植物大花山牽牛*Thunbergia grandiflora*（Rottl. ex willd.）Roxb.的乾燥全株。全年可採，根切片，莖、葉切段，晒乾。亦可鮮用。

● **植物特徵** 粗壯大藤本。根圓柱形，稍肉質。莖纏繞，圓形，被柔毛。單葉對生，厚紙質，橢圓形或卵狀披針形，長12～20 cm，先端漸尖，基部耳狀心形，邊緣有角或淺裂，兩面粗糙，被毛；葉柄長。夏、秋季開紫藍色或淺藍色花，有柄，腋生；小苞片卵形，長約3 cm，包圍著花芽；花冠長5～8 cm。果球形，先端收縮成一長喙，形似鴉嘴。

● **藥材性狀** 本品根圓柱形，稍肉質，長短不一，直徑3～10 mm，表面灰黃色，具明顯縱皺紋，有的韌皮部橫向斷離現出木質部。質韌。內皮淡紫色，易與木質部剝離；木質部堅韌，黃棕色或黃白色，直徑2～6 mm。藤莖圓柱形，被柔毛，直徑2～8 mm，具縱皺紋，灰色至灰褐色。單葉對生，多皺縮、破碎；完整者展平後呈橢圓形，長3～5 cm，寬2～3 cm，兩面粗糙，被毛，灰黃色。氣微，味甜、微辣。

● **性味功能** 甜、微辣，平。調火路，除濕毒，消腫痛。

● **用法與用量** 15～30 g；外用鮮品適量，搗爛敷患處。

● **臨床應用** 用於林得叮相（跌打損傷），發旺（痹病），腰肌勞損，京尹（痛經），唄農（癰瘡）。

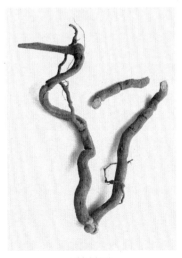

藥材圖

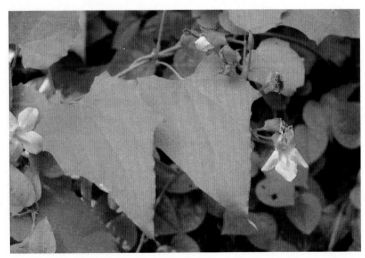

原植物圖

山 蒟

● **來　　源**　本品為胡椒科植物山蒟*Piper hancei* Maxim. 的乾燥藤莖。全年可採，除去葉及雜質，陰乾或晒乾。

● **植物特徵**　常綠木質藤本，全株有香氣。枝稍有棱，無毛，節膨大，常生不定根。葉互生，基部的為卵形，上部的為橢圓形或卵狀披針形，長6～12 cm，寬2.5～4.5 cm，先端漸尖或急尖，基部楔形，有時兩側明顯不對稱，兩面無毛或背面有稀疏柔毛；葉脈5～7條。春、夏開黃綠色小花，穗狀花序與葉對生。漿果小，直徑2.5～3 mm，球形，黃色。

● **藥材性狀**　本品呈扁圓柱形，具有膨大的節，直徑3～15 mm，外表黑褐色或棕褐色，具細小縱溝。嫩莖皮孔不明顯，老莖皮孔呈細密的點狀，節間長3～9 cm，老莖節處常有氣生根。質堅韌。切斷面灰黃色，韌皮部呈棕褐色，木質部呈放射狀。氣香，味辣、微澀。

● **性味功能**　辣，微熱。通氣道，除濕毒，祛風毒，強腰膝。

● **用法與用量**　6～30 g。

● **臨床應用**　用於發旺（痹病），腰膝無力，貧痧（感冒），埃病（咳嗽），墨病（哮喘），林得叮相（跌打損傷），肌肉萎縮，心頭痛（胃痛）。

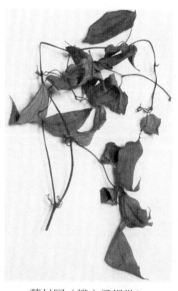

藥材圖（樊立勇提供）

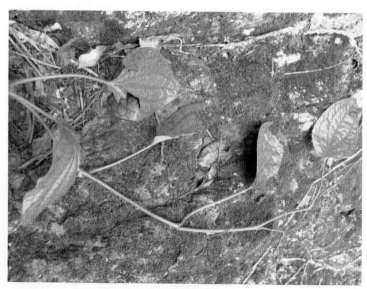

原植物圖

毛麝香

● **來　源**　本品為玄參科植物毛麝香 *Adenosma glutinosum*（L.）Druce的乾燥全草。秋季花開時採收，去雜質，晒乾。

● **植物特徵**　一年生草本，全株密被黏質長毛。莖四方形。葉對生或近對生，卵圓形或橢圓狀卵形，長2〜10 cm，寬2〜5 cm，莖上部的較小，兩面均被毛，背面有橙色或褐色腺點，邊緣有鈍鋸齒，搓爛有香氣。花為腋生或頂生，疏散，總狀花序有葉；夏季開花，唇形，紫藍色。蒴果小，包藏於宿存的花萼內。

● **藥材性狀**　本品根呈鬚狀，地上部分被腺毛和柔毛。莖上部類方形，下部圓柱狀，有分枝，長短不一，直徑1〜8 mm；表面黑褐色或棕褐色，具細縱紋；質堅，易折斷；斷面黃白色，中空。單葉對生，有時上部的互生，葉柄長3〜20 mm；葉片多脫落或皺縮、破碎，完整者展平後呈披針狀卵形至寬卵形，長2〜10 cm，寬2〜5 cm，先端銳尖，基部近心形或寬楔形，下表面密被黃色腺點，邊緣有鋸齒。花單生於葉腋或集成頂生總狀花序，花萼7〜13裂，花冠多脫落。蒴果褐色或黃棕色。氣香，味辣、涼、微苦。

● **性味功能**　辣，微熱。調火路，除濕毒，祛風毒，止痛。

● **用法與用量**　10〜15 g；外用適量。

● **臨床應用**　用於發旺（痹病），胴尹（腹痛），能唅能累（濕疹），唄叮（疔瘡），皮膚瘙癢，林得叮相（跌打損傷）。

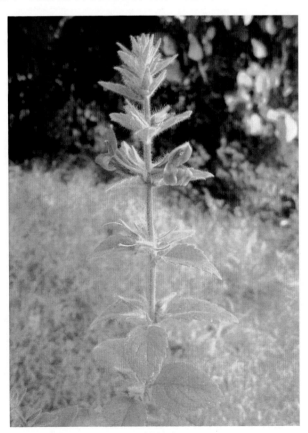

原植物圖

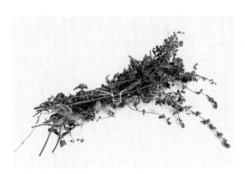

藥材圖

馬 桑 根

● **來　　源**　本品為馬桑科植物馬桑 *Coriaria nepalensis* Wall.的乾燥根。冬季採挖，刮去外皮，乾燥。

● **植物特徵**　落葉灌木。嫩枝四棱形或呈四狹翅，疏被微柔毛。單葉對生，橢圓形或闊橢圓形，長2.5～8 cm，寬1.5～4 cm，先端急尖，基部圓形，邊全緣，基出3脈。花綠紫色，總狀花序腋生。果實球形，果期花瓣肉質增大包於果外，成熟時由紅色變紫黑色，直徑4～6 mm；種子卵狀長圓形。花期4～5月，果期7～8月。

● **藥材性狀**　本品呈圓柱狀，長短不一，直徑1～5 cm。表面灰棕色，粗糙，多結節皺紋。質堅硬，不易折斷。斷面韌皮部淡棕黃色，木質部淡黃白色。氣微香，味淡而澀。

● **性味功能**　苦，微寒；有毒。調火路，除濕毒，祛風毒。

● **用法與用量**　1.5～5 g；外用適量。

● **臨床應用**　用於發旺（痺病），牙痛，比耐來（咳痰），痞塊（肝脾腫大），唄奴（頸淋巴結結核），林得叮相（跌打損傷），火眼（結膜炎），滲襠相（燒燙傷），狂犬咬傷，發北（癲狂）。

● **注　　意**　本品有毒，孕婦、小兒及體虛者禁內服。

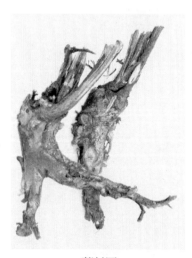

藥材圖

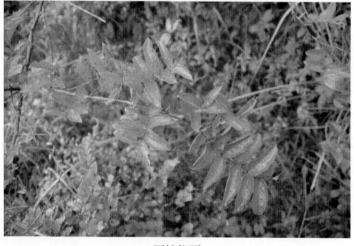

原植物圖

木棉皮

● **來　　源**　本品為木棉科植物木棉*Bombax malabaricum* DC.的乾燥樹皮。全年可採，晒乾。

● **植物特徵**　落葉大喬木，高達25 m。幼樹幹和老樹枝條有圓錐狀的硬刺，側枝平展。掌狀複葉互生，小葉5～7片，薄革質，長圓形至長圓狀披針形，長10～20 cm，寬5～7 cm，邊全緣，兩面無毛；葉柄略長於小葉。花先於葉開放，直徑約12 cm，簇生於枝頂。蒴果長圓形，木質，長10～15 cm，寬約5 cm，5瓣裂，內面有白色綿毛。

● **藥材性狀**　本品呈捲筒狀，皮厚5～10 mm，外表面灰棕色或紅棕色，其上密生大型釘刺。釘刺橢圓形，縱向延長，釘上有層紋，不易剝落。內表面紅棕色，有縱紋。質堅韌，不易折斷，斷面纖維性。氣微香，味淡。

● **性味功能**　苦，平。除濕毒，祛風毒。

● **用法與用量**　6～12 g；外用適量，和酒共搗爛敷患處。

● **臨床應用**　用於發旺（痹病），林得叮相（跌打損傷）。

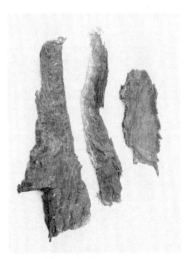

藥材圖

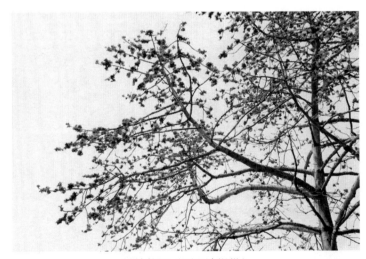

原植物圖（覃文波提供）

土 甘 草

● **來　　源**　本品為豆科植物毛果魚藤*Derris eriocarpa* **How**的乾燥藤莖。全年可採，除去枝、葉，截段，晒乾。

● **植物特徵**　木質藤本。莖棕黃色，有多數黃色瘤狀突起。嫩枝被鏽色短柔毛。奇數羽狀複葉互生，小葉11～15枚，對生；葉軸和葉柄均被短柔毛；小葉片長橢圓形或卵狀長橢圓形，先端短漸尖而稍鈍，上面綠色，下面稍顯粉綠色，兩面均被緊貼、疏散、黃色短柔毛。花淡紅色，總狀花序長於葉，單生，腋生。莢果線狀長橢圓形，先端短尖，基部漸狹成一明顯的柄。

● **藥材性狀**　本品呈圓柱形，略彎曲，長短不一，直徑3～10 cm。表面棕褐色或灰褐色，粗糙，有淺溝槽和細縱紋，皮孔呈類圓形或橫向長圓形凸起，密集，有的可見分枝痕或葉柄痕。質硬。斷面纖維狀。韌皮部灰褐色，異形維管束通常呈2～6圈橢圓狀；木質部黃白色，有多數細孔狀導管。無臭，味微甜。

● **性味功能**　甜、苦，平。通氣道、水道，除濕毒，清熱毒。

● **用法與用量**　15～30 g。

● **臨床應用**　用於笨浮（水腫），肉扭（淋證），埃病（咳嗽），貨煙媽（咽痛），林得叮相（跌打損傷）。

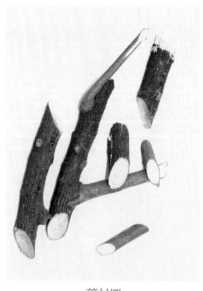

藥材圖

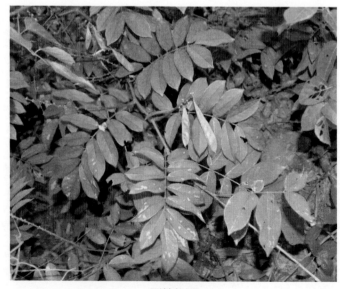

原植物圖

陰 行 草

● **來　源**　本品為玄參科植物陰行草*Siphonostegia chinensis* Benth.的乾燥全草。秋季採挖，除去雜質，晒乾。

● **植物特徵**　一年生草本，全株有柔毛。莖粗糙，上部分枝，枝條對生。葉羽狀分裂，裂片3～4對，兩面有毛，新鮮時黃綠色，乾後黑色。夏、秋間開黃色花，單生於枝上部葉腋，密集成總狀花序，有短柄。果圓筒狀，長約1.5 cm，有縱溝；種子多數。

● **藥材性狀**　本品長30～80 cm，全體被短毛。根短而彎曲，稍有分枝。莖圓柱形，有棱，有的上部分枝，表面棕褐色至黑棕色；質脆，易折斷；斷面黃白色，中空。葉對生，易脫落破碎，完整者羽狀深裂，長2～4 cm，寬約2 cm，黑綠色。總狀花序頂生，花有短梗。花萼筒狀，宿存，長約1.5 cm，直徑約3 mm，黃棕色至黑棕色，有明顯的10條縱棱，先端5裂；花冠棕黃色，多脫落。蒴果狹卵狀橢圓形，比萼稍短，棕黑色；種子細小，多數。氣微，味淡。

● **性味功能**　苦，寒。調龍路，除濕毒，清熱毒，止血。

● **用法與用量**　6～9 g；外用適量，研末調敷患處。

● **臨床應用**　用於能蚌（黃疸），肉扭（淋證），阿意勒（血便），外傷出血。

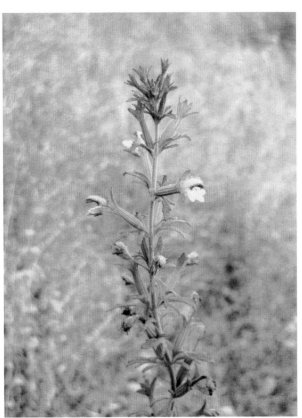

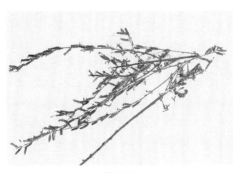

藥材圖　　　　　　　　　原植物圖（樊立勇提供）

崗　松

● **來　　源**　本品為桃金娘科植物崗松*Baeckea frutescens* L.帶有花果的乾燥葉。夏季花開時將葉及花、果摘下，陰乾。

● **植物特徵**　矮小、多分枝禿淨灌木，高30～60 cm，全株有香氣。樹皮褐色，片狀剝落。小枝纖細，線形。葉對生，線狀錐形，長5～10 mm，有透明腺點。夏、秋季開花，花小，白色，有短柄，單生於葉腋。蒴果小，頂端開裂。

● **藥材性狀**　本品葉有短柄，葉片條形或線狀錐形，長0.5～1 cm，寬0.3～0.5 mm，黃綠色，先端急尖，基部漸狹，全緣，密生透明圓形腺點，上表面有槽，下表面隆起。花小，黃白色，具短梗。蒴果長約1 mm。氣微香，味苦、澀。

● **性味功能**　苦、澀，寒。調谷道，除濕毒，清熱毒，殺蟲止癢。

● **用法與用量**　3～9 g；外用適量。

● **臨床應用**　用於白凍（腹瀉），慢性肝炎，火眼（結膜炎）；外治滴蟲性陰道炎、能啥能累（濕疹）。

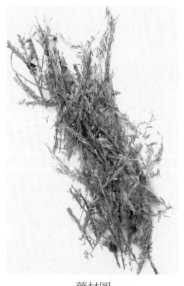

藥材圖

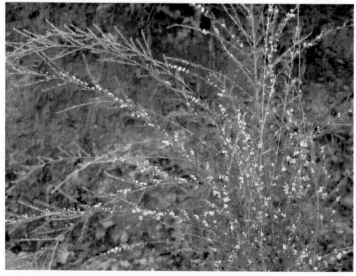

原植物圖

昆明山海棠

● **來　　源**　本品為衛矛科植物昆明山海棠*Tripterygium hypoglaucum*（Levl.）Hutch.的乾燥根。全年可採挖，除去雜質，乾燥，或趁鮮切片，乾燥。

● **植物特徵**　落葉藤狀灌木。根皮橙黃色。嫩枝棕紅色，有棱和瘤狀皮孔，被棕紅色或鏽色短柔毛。單葉互生，近革質，橢圓形或卵狀橢圓形，長6～18 cm，寬3～12 cm，先端漸尖，基部鈍圓，邊緣有細鋸齒。聚傘圓錐花序頂生，總花梗長18～25 cm，被短柔毛。蒴果具3翅，翅膜質，長約1.5 cm，寬與長近相等或稍短，頂端截形，基部心形，深紅色；種子1枚。

● **藥材性狀**　本品呈圓柱狀，有分枝，彎曲，長短不一，直徑0.4～5 cm。表面橙黃色或棕褐色，有細縱紋和橫裂紋，易剝落。質堅硬，不易折斷。斷面韌皮部棕黃色或淡棕黃色，木質部淡棕色或淡黃白色。氣微，味澀苦。

● **性味功能**　苦、澀，微熱；有劇毒。除濕毒，祛風毒，續筋骨。

● **用法與用量**　0.9～1.5 g；外用適量。

● **臨床應用**　用於發旺（痹病），林得叮相（跌打損傷），奪扼（骨折），硬皮病，皮膚瘙癢。

● **注　　意**　本品有劇毒，不可多服，孕婦及體弱者忌服。

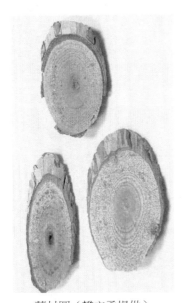

藥材圖（樊立勇提供）

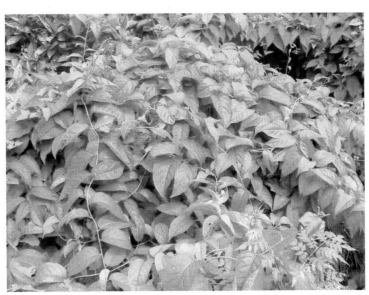

原植物圖（朱意麟提供）

獅 子 尾

● **來　源**　本品為天南星科植物崖角藤*Rhaphidophora hongkongensis* Schott的乾燥全株。全年可採，段，晒乾。亦可鮮用。

● **植物特徵**　常綠肉質藤本，長達10多米，以氣根攀爬於他物上。莖脆，易折斷，圓柱形，綠色，有2～3條縱棱。葉卵圓形至卵狀橢圓形，近革質，長15～20 cm，寬4～10 cm，先端漸尖，基部鈍圓，葉面綠色，葉背淡綠色，密被灰白色腺體，羽狀脈明顯，全緣；葉柄長3～7.5 cm，腹面有槽。夏季開花，頂生肉穗花序，無柄，長柱形，佛焰苞白色，舟狀，脫落。漿果分離。

● **藥材性狀**　本品莖圓柱形，有2～3條縱棱，長短不一，直徑2～10 mm，表面灰褐色至灰黑色，有明顯縱皺紋，節間長0.2～10 cm，節上有葉痕及氣根，灰棕色；質韌；斷面不平坦，黃白色。葉常脫落，未脫落者常皺縮，完整者展開後呈卵圓形至卵狀橢圓形，長5～10 cm，寬2～5 cm，上表面灰黑色，下表面灰黃色，羽狀脈明顯，全緣；葉柄長1～3.5 cm。氣微，味淡、微辣、涼。

● **性味功能**　辣，微熱；有毒。調火路，除濕毒，祛風毒。

● **用法與用量**　6～9 g；外用鮮品適量，搗爛，調酒炒熱敷患處。

● **臨床應用**　用於林得叮相（跌打損傷），發旺（痹病），唄農（癰瘡）。

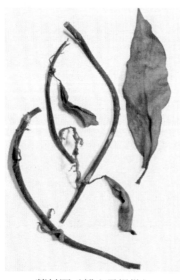

藥材圖（樊立勇提供）

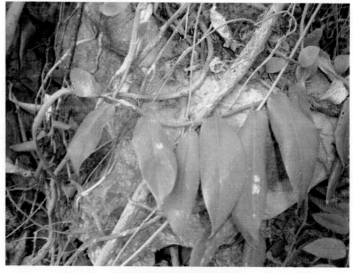

原植物圖（韋作乾提供）

松　葉

● **來　源**　本品為松科植物馬尾松 *Pinus massoniana* Lamb.的鮮葉或乾燥葉。全年可採，除去雜質，鮮用或晒乾。

● **植物特徵**　常綠大喬木。樹皮鱗片狀剝裂。冬芽長圓形或卵狀圓錐形，褐色。枝條幼時輪生。葉針狀線形，每兩針一束，基部有葉鞘，長12～29 cm，質柔軟，邊緣有細鋸齒。夏初開花，單生，雄花序和雌花序同生於一個新枝上。毬果卵形，有短柄，由多數果鱗組成，每片果鱗內藏種子2粒；種子暗褐色，光滑，頂端有薄翅，種仁有油脂香氣。

● **藥材性狀**　本品呈針狀，長13～29 cm。鮮品表面綠色，光滑，兩葉一束，基部包有長約1 cm的葉鞘，灰白色至棕褐色，兩葉相對面平直，乾時凹陷成槽狀，背面呈半圓狀隆起，葉緣具細鋸齒，先端銳尖呈刺狀。質輕而柔韌，不易折斷。橫切面呈半圓形。氣微，味微苦、辣。

● **性味功能**　苦，微熱。調火路，除濕毒，祛風毒，止癢。

● **用法與用量**　9～15 g，鮮品50～100 g；外用適量，水煎洗患處。

● **臨床應用**　用於發旺（痹病），林得叮相（跌打損傷），唄叮（疔瘡），能哈能累（濕疹），皮膚瘙癢，痂（癬）。

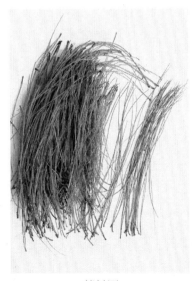

藥材圖

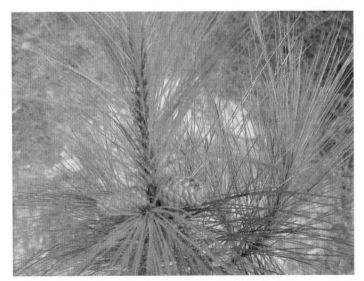

原植物圖

漆大姑

● **來　　源**　本品為大戟科植物毛果算盤子*Glochidion eriocarpum* Champ. ex Benth的乾燥地上部分。全採，除去雜質，晒乾。

● **植物特徵**　落葉灌木。枝條密被開展的淡黃色或黃褐色長毛。葉紙質，卵形或卵狀披針形，長4～6 cm或更長，寬2～3 cm，全緣，兩面均被長柔毛，脈上尤多。花腋生，淡黃色。蒴果扁球形，直徑0.8～1 cm，有縱溝，被灰白色長柔毛。

● **藥材性狀**　本品莖木質，圓柱形，上部多分枝，直徑5～15 mm，表面灰棕色，被淡黃色至鏽色長柔毛；質堅，不易折斷；斷面纖維性，灰白色。葉皺縮，黃綠色，葉片展平後呈卵狀披針形，長3～8 cm，寬1.5～3 cm，先端漸尖，基部鈍或圓形，全緣，兩面均被長柔毛；葉柄長1～2 mm。花2～4朵簇生或單生於葉腋。蒴果扁球形。氣微，味微苦、澀。

● **性味功能**　微苦、澀，平。調火路，除濕毒，清熱毒，祛風毒，止癢。

● **用法與用量**　5～15 g；外用適量，煎水洗或研末敷患處。

● **臨床應用**　用於生漆過敏，稻田皮炎，蕁麻疹，能啥能累（濕疹），林得叮相（跌打損傷），墨病（哮喘）。

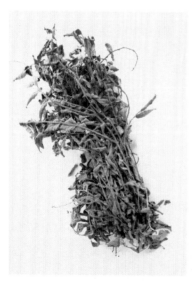

藥材圖

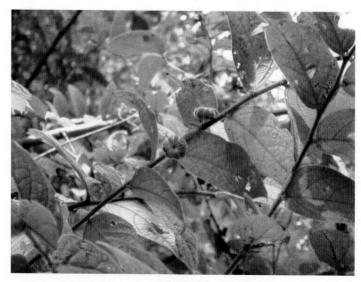

原植物圖

木槿花

● **來　　源**　本品為錦葵科植物木槿 *Hibiscus syriacus* L.的乾燥花。夏季花初開放時採摘，晒乾。亦可鮮用。

● **植物特徵**　落葉灌木，高3～4 m。樹皮有豐富的纖維，往往不易折斷。葉卵形、菱形或狹橢圓形，長5～10 cm，寬2～4 cm，先端通常3淺裂，基部闊楔形，無毛或近無毛，揉爛有黏液。花單生於葉腋，夏、秋季開放，紅色、白色或藍色，直徑5～8 cm；雄蕊柱短，不凸出於花冠之外。蒴果長橢圓形，長2～5 cm，有短喙，被金黃色柔毛。

● **藥材性狀**　本品皺縮成團，常留有短花梗，全體被毛，長1.5～3 cm，寬1～2 cm。苞片6～7片，條形。花萼鐘狀，黃綠色，先端5裂，裂片三角形。花冠類白色、黃白色或淺棕黃色，單瓣5片或重瓣10多片。雄蕊多數，花絲連合成筒狀。氣微香，味淡。

● **性味功能**　甜、淡，微寒。調谷道，除濕毒，清熱毒。

● **用法與用量**　3～9 g；外用鮮品適量，搗爛敷患處。

● **臨床應用**　用於阿意咪（痢疾），白凍（腹瀉），仲嘿唭尹（痔瘡），隆白呆（白帶）；外治唄叮（疔瘡）。

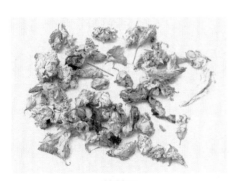

藥材圖

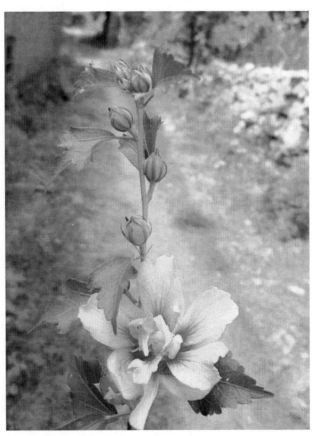

原植物圖

桃金娘根

● **來　　源**　本品為桃金娘科植物桃金娘 *Rhodomyrtus tomentosa*（Ait.）Hassk.的乾燥根。全年均可採
洗淨，切片或切段，晒乾。

● **植物特徵**　常綠灌木。幼枝密被柔毛。葉對生或三葉輪生，革質，橢圓形或倒卵形，長3～7 cm，寬2～
4 cm，全緣，葉背密被灰白色柔毛；離基3出脈，在背面凸起。花1～3朵聚生，4～7月盛開，直徑約2 cm；
花瓣5片，紫紅色、粉紅色或白色。漿果球形或橢圓形，8～10月成熟，紫黑色，直徑1～1.5 cm，味甜可
食。

● **藥材性狀**　本品外皮黑褐色，粗糙，常脫落，脫落處呈赭紅色或棕紅色，有粗糙的縱紋。質硬而緻密，
不易折斷。斷面淡棕色，中部顏色較深，老根可見同心性環紋。氣微，味澀。

● **性味功能**　甜、澀，平。調龍路，除濕毒，清熱毒，補血虛。

● **用法與用量**　15～30 g。

● **臨床應用**　用於慢性肝炎，白凍（泄瀉），發旺（痹病），兵淋勒（子宮出血），腰肌勞損。

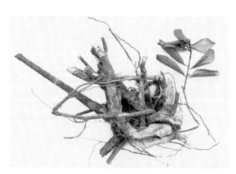

藥材圖

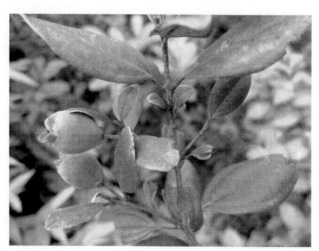

原植物圖

爐甘石

- **來　　源**　本品為碳酸鹽類礦物方解石族菱鋅礦，主含碳酸鋅（$ZnCO_3$）。採挖後洗淨，晒乾，除去雜石。

- **礦物特徵**　菱鋅礦晶體結構屬三方晶系。單個晶體呈菱面體或複三方偏三角面體，但極少見。常呈鐘乳狀、塊狀、土狀、皮殼狀集合體。純者白色，常被染成灰白色、淡黃色、淺綠色或淺褐色。透明至半透明，玻璃光澤或黯淡土狀光澤，晶面上有時呈珍珠光澤。硬度4.5～5，性脆，斷口參差狀，相對密度4～4.5。

- **藥材性狀**　本品為塊狀集合體，呈不規則的塊狀。灰白色或淡紅色，表面粉性，無光澤，凹凸不平，多孔，蜂窩狀。體輕，易碎。氣微，味微澀。

- **性味功能**　甜，平。除濕毒，生肌。

- **用法與用量**　外用適量。

- **臨床應用**　用於潰瘍久不收口，能哈能累（濕疹）。

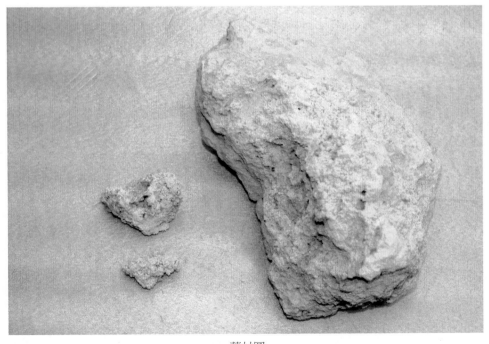

藥材圖

第五節 清熱毒藥

金 銀 花

● **來　　源**　本品為忍冬科植物忍冬*Lonicera japonica* **Thunb.**的乾燥花蕾或初開的花。夏初花開放前採收，乾燥。

　　植物特徵　半常綠纏繞灌木，長可達9 m。莖細，左纏，中空，多分枝，皮棕褐色，呈條狀剝裂，幼時密被短柔毛。葉對生，凌冬不落，故有「忍冬」之名。葉片卵形至長卵形，先端鈍或急尖乃至漸尖，並有小短尖，基部圓形乃至近心形，全緣。夏初開花，花成對生於葉腋，初開時白色，後變黃色，黃白相映，故名「金銀花」。漿果球形。

● **藥材性狀**　本品呈棒狀，上粗下細，略彎曲，長2～3 cm，上部直徑約3 mm，下部直徑約1.5 mm。表面黃白色或綠白色（儲久色漸深），密被短柔毛。偶見葉狀苞葉。花萼綠色，先端5裂，裂片有毛，長約2 mm。開放者花冠筒狀，先端二唇形；雄蕊5枚，附於筒壁，黃色；雌蕊1枚，子房無毛。氣清香，味淡、微苦。

● **性味功能**　甜，寒。清熱毒，除濕毒，祛風毒。

● **用法與用量**　6～15 g。

● **臨床應用**　用於唄農（癰瘡），唄叮（疔瘡），貨煙媽（咽痛），丹毒，阿意咪（痢疾），貧痧（感冒），發得（發熱）。

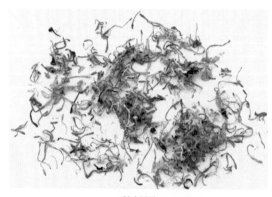

藥材圖

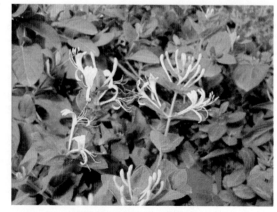

原植物圖（樊立勇提供）

山銀花

● **來　源**　本品為忍冬科植物紅腺忍冬*Lonicera hypoglauca* Miq.、灰氈毛忍冬*Lonicera macranthoides* Hand.-Mazz.或華南忍冬*Lonicera confusa* DC.的乾燥花蕾或帶初開的花。夏初花開放前採收，乾燥。

● **植物特徵**　紅腺忍冬為多年生常綠藤本。莖分枝，圓柱形，紫紅色，被柔毛。葉對生，卵狀橢圓形、長橢圓形至披針形，長5.5～7.5 cm，寬2.5～4.5 cm，全緣或呈微波狀，有短柄，先端漸尖或尖，基部圓形或淺心形；葉面綠色，被疏柔毛，葉背淡綠色，密被柔毛和棕褐色腺點。花先白後黃，為腋生和頂生的聚傘花序，萼管被毛，花冠管近無毛。漿果卵圓形。

灰氈毛忍冬主要特徵為：枝紫棕色。葉片卵形至橢圓形，基部稍心形，下面密被灰色短毛和黃色腺點。花冠極細，長達4 cm以上，被毛和腺點。

華南忍冬主要特徵是：花為短而密的頂生圓錐花序，少有單生葉腋者；花萼密被柔毛。

● **藥材性狀**　紅腺忍冬長2.5～4.5 cm，直徑0.8～2 mm。表面黃白至黃棕色，無毛或疏被毛。萼筒無毛，先端5裂，裂片長三角形，被毛。開放者花冠下唇反轉，花柱無毛。

灰氈毛忍冬呈棒狀而稍彎曲，長3～4.5 cm，上部直徑約2 mm，下部直徑約1 mm。表面綠棕色至黃白

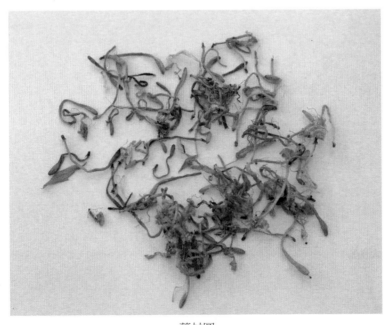

藥材圖

色。總花梗集結成簇，開放者花冠裂片不及花冠全長之半。質稍硬，手捏之稍有彈性。氣清香，味微苦、甜。

華南忍冬長1.6～3.5 cm，直徑0.5～2 mm，萼筒和花冠密被灰白色毛，子房有毛。

● **性味功能** 甘，寒。清熱毒，祛風毒，除濕毒。

● **用法與用量** 6～15 g。

● **臨床應用** 用於貨煙媽（咽痛），貧痧（感冒），發得（發熱），阿意咪（痢疾），唄農（癰瘡），唄叮（疔瘡），丹毒。

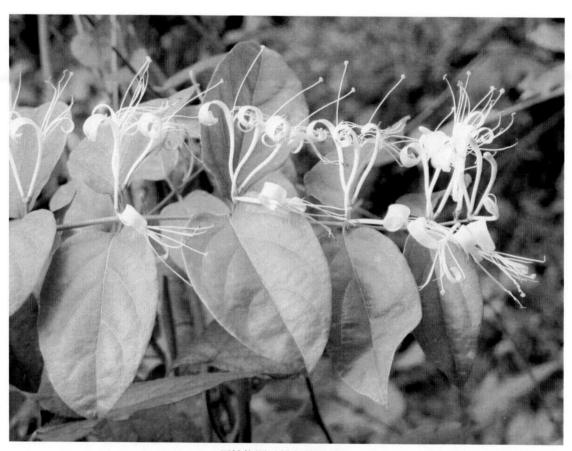

原植物圖（樊立勇提供）

救必應

● **來　　源**　本品為冬青科植物鐵冬青 *Ilex rotunda* **Thunb**. 的乾燥樹皮。夏、秋兩季剝取，晒

● **植物特徵**　常綠喬木。樹皮灰褐色或灰白色，有皮孔。嫩枝綠色或淺紫紅色，有棱。葉質厚，卵形或倒卵狀橢圓形，長4～8 cm，寬2～4 cm，兩面無毛，葉面有光澤，邊全緣，葉柄通常淺紫紅色。花多朵簇生於葉腋呈聚傘狀，花序梗和花柄無毛。果球形，成熟時紅色，直徑約7 mm。

● **藥材性狀**　本品呈捲筒狀或略卷曲的長片狀，長短不一，厚0.3～1 cm。外表面灰白色、灰黃色或淡褐色，粗糙，常有橫皺紋；內表面棕褐色至黑褐色，有細縱皺紋。質硬而脆，斷面平坦，稍呈顆粒性，黃白色或淡黃褐色。氣微香，味苦、微澀。

● **性味功能**　苦，寒。調谷道，清熱毒，除濕毒。

● **用法與用量**　9～30 g；外用適量，煎濃湯塗敷患處。

● **臨床應用**　用於貨煙媽（咽痛），貧疹（感冒），心頭痛（胃痛），白凍（腹瀉），阿意咪（痢疾）；外治滲禍相（燒燙傷）。

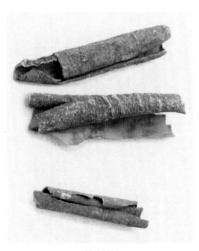

藥材圖

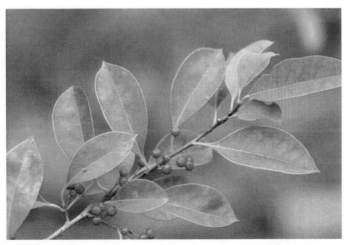

原植物圖

穿心蓮

● **來　　源**　本品為爵床科植物穿心蓮 *Andrographis paniculata*（Burm.f.）Nees的乾燥地上部分。秋初莖葉茂盛時採割，晒乾。

● **植物特徵**　直立草本。莖方柱形，多分枝，枝條對生。葉橢圓形或橢圓狀披針形，長3～12 cm，寬2～5 cm，邊緣有小鋸齒或近全緣，兩面無毛。夏、秋季開花，白色帶藍；花序圓錐狀，頂生或生在上部葉腋。果直立，橢圓形，頂端尖，略似欖核，長約1.5 cm，有棱，10～11月陸續成熟，開裂。

● **藥材性狀**　本品莖呈方柱形，多分枝，長50～70 cm，節稍膨大，質脆，易折斷。單葉對生，葉片皺縮、易碎，完整者展開後呈披針形或卵狀披針形，長3～12 cm，寬2～5 cm，先端漸尖，基部楔形下延，全緣或波狀，上表面綠色，下表面灰綠色，兩面光滑；葉柄短或近無柄。氣微，味極苦。

● **性味功能**　苦，寒。通谷道、氣道，清熱毒，除濕毒。

● **用法與用量**　6～9 g；外用適量。

● **臨床應用**　用於貨煙媽（咽痛），埃病（咳嗽），貧痧（感冒），白凍（腹瀉），阿意咪（痢疾），肉扭（淋證），唄農（癰瘡），額哈（毒蛇咬傷）。

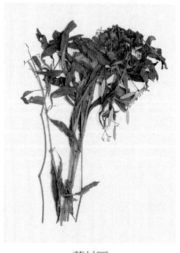

藥材圖

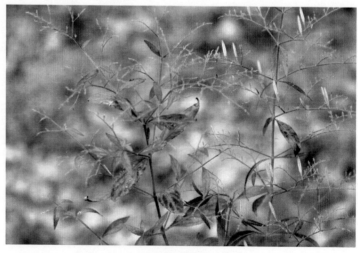

原植物圖

田基黃

● **來　　源**　本品為藤黃科植物地耳草*Hypericum japonicum* Thunb. ex Murray的乾燥全草。春、夏兩季花時採挖，除去雜質，晒乾。

● **植物特徵**　一年生草本，高10～40 cm。莖纖細，不分枝或從基部分枝，有棱，綠色或淺紅色。葉小，無毛，有黑色小斑點，背面有時帶白粉，無柄而抱莖。花頂生，春、夏間盛開，黃色。果小，長圓形，為宿存的萼片所包圍。

● **藥材性狀**　本品長20～40 cm。根鬚狀，黃褐色。莖單一或基部分枝，黃綠色或黃棕色，質脆，易折斷，斷面中空。葉對生，無柄，展平葉片卵形或卵圓形，長0.4～1.6 cm，全緣，具腺點，基出脈3～5條。聚傘花序頂生，花小，橙黃色，萼片、花瓣均為5片。味微苦。

● **性味功能**　苦、辛，平。清熱毒，除濕毒，散瘀腫。

● **用法與用量**　9～15 g。

● **臨床應用**　用於能蚌（黃疸），唄農（癰瘡）。

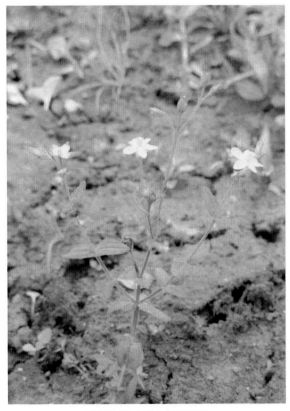

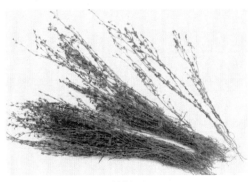

藥材圖　　　　　　　　　　原植物圖（樊立勇提供）

千 里 光

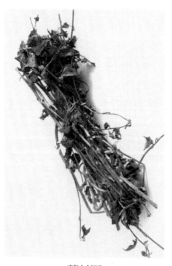

● **來　　源**　本品為菊科植物千里光*Senecio scandens* Buch.-Ham.的乾燥地上部分。秋季枝葉茂盛、花將開放時採割，晒乾。

植物特徵　　多年生攀緣狀木質草本。莖上有淺縱條紋，稍呈「之」字形扭曲。葉互生，邊緣有不整齊的粗鋸齒，兩面均有小柔毛。冬、春季開黃色花，頭狀花序頂生，傘房狀排列；總苞圓筒狀，苞片10～12枚，線狀矩圓形，基部有極小的苞片數枚。瘦果筒形，有白色冠毛。

● **藥材性狀**　本品莖細長，稍折曲，上部有分枝，基部木質，長達1 m以上，表面灰綠色或紫褐色，具縱棱，密被灰白色柔毛。葉多卷縮，展平後呈類三角形、卵圓形或卵狀披針形，邊緣有不規則微波狀鋸齒或近全緣，有的深裂，兩面有細柔毛。頭狀花序多數，排成傘房狀，花黃色。氣微，味苦。

● **性味功能**　苦，寒。清熱毒，除濕毒，止癢。

● **用法與用量**　15～30 g；外用適量，煎水薰洗患處。

● **臨床應用**　用於貧痧（感冒），火眼（結膜炎），白凍（腹瀉），阿意咪（痢疾），能啥能累（濕疹），唄農（癰瘡）。

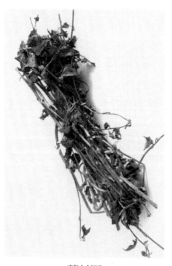
藥材圖

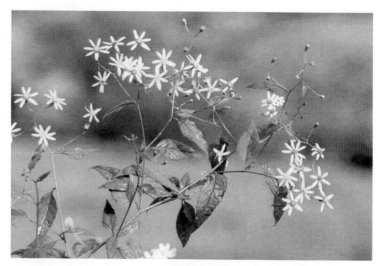
原植物圖

中國壯藥材

114

梔　子

● **來　　源**　本品為茜草科植物梔子*Gardenia jasminoides* Ellis的乾燥成熟果實。9～11月果實成熟呈黃色或橙紅色時採收，除去果梗及雜質，蒸至上氣或置沸水中略燙，取出，乾燥。亦可鮮用。

● **植物特徵**　常綠灌木，高1～2 m。葉對生或3片輪生，革質，短圓狀披針形或卵狀披針形至卵形，長5～14 cm，寬2～5 cm，先端短漸尖，基部楔形，全緣，光滑無毛，托葉膜質，基部合成一鞘並包莖；有短柄。花白色，單生於葉腋和枝頂。果黃色或橙紅色，革質或肉質，卵形或橢圓形，剖面長2.5～4.5　cm，寬1.5～1.8 cm，有翅狀縱棱5～8條；種子扁球形，外被黃色黏質物。

● **藥材性狀**　本品呈長卵圓形或橢圓形，剖面長1.5～3.5 cm，寬1～1.5 cm。表面紅黃色或棕紅色，具6條翅狀縱棱，棱間常有一條明顯的縱脈紋，並有分岔。頂端殘存萼片，基部稍尖，有殘留果梗。果皮薄而脆，略有光澤；內表面色較淺，有光澤，具2～3條隆起的假隔膜；種子多數，扁卵圓形，集結成團，深紅色或紅黃色，表面密具細小疣狀突起。氣微，味微酸而苦。

● **性味功能**　苦，寒。清熱毒，除濕毒。

● **用法與用量**　6～9 g；外用鮮品適量，搗爛敷患處。

● **臨床應用**　用於能蚌（黃疸），肉扭（淋證），肝硬化，火眼（結膜炎），鼻衄（流鼻血），唄農（癰瘡）；外治林得叮相（跌打損傷）。

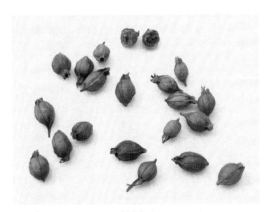

藥材圖

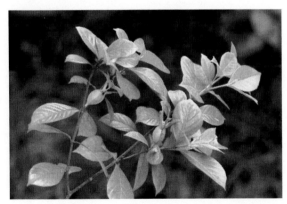

原植物圖

爵 床

● **來　源**　本品為爵床科植物爵床 *Rostellularia procumbens*（L.）Nees 的乾燥全草。夏、秋兩季莖葉茂盛時採挖，除去雜質，乾燥。

● **植物特徵**　一年生柔弱披散草本，高20～40 cm。莖綠色，被疏毛。葉對生，卵形或長卵狀披針形，長2～4 cm，寬1～2 cm，兩面被毛，全緣。夏、秋季開花，穗狀花序頂生或腋生；苞片和萼片線狀披針形，邊緣及背面有粗毛；花冠淡紅色，有紫斑。蒴果線形，長不及1 cm。

● **藥材性狀**　本品長20～60 cm。根細而彎曲。莖多具縱棱6條，表面綠黃色至淺棕黃色，有毛，節膨大成膝狀，近基部節上有鬚狀根，質韌。葉對生，葉片多皺縮，易脫落，展平後呈橢圓形或卵形，長1.5～3.5 cm，寬0.5～2 cm，淺綠色，先端尖，全緣，有毛；具柄。穗狀花序頂生或腋生；苞片條狀披針形，被白色長毛。蒴果長卵形，上部有種子4粒，下部實心似柄狀。氣微，味微苦。

● **性味功能**　微苦，寒。清熱毒，祛風毒，消積滯。

● **用法與用量**　9～30 g。

● **臨床應用**　用於貧痧（感冒），貨煙媽（咽痛），喯疳（疳積）；外治唄叮（疔瘡）。

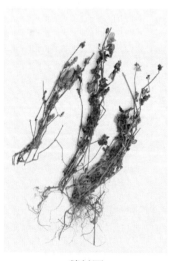

藥材圖

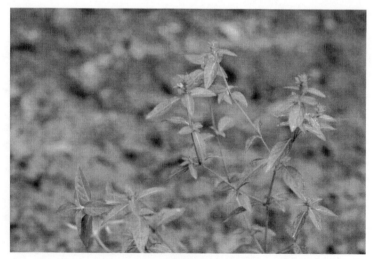

原植物圖

馬　藍

● **來　　源**　本品為爵床科植物馬藍 *Baphicacanthus cusia*（Nees）Bremek . 的乾燥全草。全年均可採洗淨，晒乾。

● **植物特徵**　多年生粗壯草本，全株乾後變黑色。莖節膨大，著地生根，根多，圓柱形，表面黃褐色。葉質厚，長橢圓形，長5～11 cm，寬3～4 cm，兩面深綠色，邊緣有鋸齒，無毛或近無毛。花序頂生或腋生，有花多朵；苞片大，葉狀；花冠紫藍色。果倒披針形，有4棱。

● **藥材性狀**　本品根狀莖呈圓柱形，直徑約1 cm；表面暗棕褐色，節膨大，節上有細根，上部有地上莖；質脆，易折斷；斷面黃白色，略顯纖維狀，中央有灰藍色或灰白色的髓。葉片展開後呈橢圓形或倒卵形，頂端短尖，邊緣有淺鋸齒，上表面無毛，有細線條形鐘乳體，下表面近無毛；葉柄長0.6～2 cm，被微毛。氣微，味微苦。

● **性味功能**　苦，寒。清熱毒，除濕毒。

● **用法與用量**　9～15 g。

臨床應用　用於發得（發熱），航靠謀（腮腺炎），火眼（結膜炎），能蚌（黃疸），唄農（癰瘡），丹毒，唪唄啷（帶狀皰疹）。

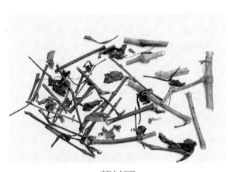

藥材圖

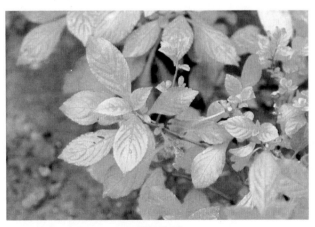

原植物圖

白花蛇舌草

● **來　　源**　本品為茜草科植物白花蛇舌草*Hedyotis diffusa* **Willd**.的乾燥全草。夏、秋兩季採收，除去雜質，晒乾。亦可鮮用。

● **植物特徵**　一年生草本，高10～60 cm，全體無毛。莖略呈方柱形或圓柱形，縱棱明顯，纖弱，多分枝。葉對生，線形或線狀披針形，長1～3.5 cm，寬1～3 mm，頂端漸尖，基部漸狹，邊全緣；無柄。托葉頂端齒裂，基部合成鞘狀，長1～2 mm，膜質。花白色，常單生或成對生於葉腋；花梗長2～10 mm；萼筒頂端有開展的4裂齒；花冠筒狀，頂部4深裂。蒴果扁球形，萼齒宿存；種子細小，淡棕黃色。

● **藥材性狀**　本品常纏結成團，灰綠色至灰褐色。主根直徑1.5～3 mm，表面灰褐色。莖纖細，直徑約1 mm，基部圓柱形，上部略呈方柱形，有縱棱。單葉對生，無柄，葉片多卷縮，完整者展平後呈線形或線狀披針形，長1～3.5 cm，寬1～3 mm，全緣；托葉長1～2 mm。蒴果單生或成對生於葉腋，扁球形，直徑2～2.5 mm，兩側各有一條縱溝；花萼宿存，頂端4齒裂；種子細小，黃棕色。氣微，味淡。

● **性味功能**　苦、甜，寒。調龍路，通水道，清熱毒，除濕毒。

● **用法與用量**　15～60 g；外用適量，搗爛敷患處。

● **臨床應用**　用於兵西弓（腸癰），唄叮（疔瘡），貨煙媽（咽痛），口腔炎，能蚌（黃疸），肝硬化，癌症，笨浮（水腫），肉扭（淋證），唄奴（頸淋巴結結核），汗斑，額哈（毒蛇咬傷）。

● **注　　意**　孕婦慎用。

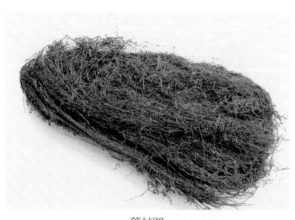

藥材圖

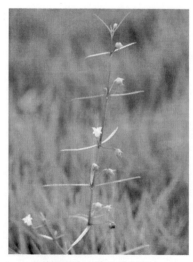

原植物圖（樊立勇提供）

廣金錢草

● **來　源**　本品為豆科植物廣金錢草 *Desmodium styracifolium* (Osb.) Merr . 的乾燥地上部分。夏、秋季採割，除去雜質，晒乾。

● **植物特徵**　亞灌木狀草本，全株密被黃色柔毛。莖傾斜或平鋪於地面。小葉1片，有時為3片，葉背密被灰白色或灰黃色柔毛，葉脈明顯。如果是3小葉時，頂部那一片葉較大，近圓形，長和寬近相等，長2～4 cm，先端凹陷，基部心形。總狀花序頂生或腋生，長約3 cm，秋季開紫白色花。莢果長約2 cm，扁平，有3～6節，被毛。

● **藥材性狀**　本品莖呈圓柱形，長可達1 m，密被黃色伸展的短柔毛，質稍脆，斷面中部有髓。葉互生。小葉1或3片，圓形或矩圓形，直徑2～4 cm，先端微凹，基部心形或鈍圓，全緣，上表面黃綠色或灰綠色，無毛，下表面具灰白色緊貼的絨毛，側脈羽狀；葉柄長1～2 cm。托葉1對，披針形，長約0.8 cm。氣微香，味微甜。

● **性味功能**　甜、淡，微寒。通水道，清熱毒，除濕毒。

● **用法與用量**　15～30 g。

● **臨床應用**　用於肉扭（淋證），笨浮（水腫），能蚌（黃疸）。

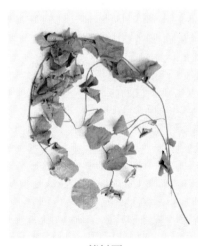

藥材圖

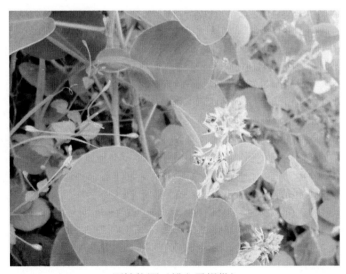

原植物圖（樊立勇提供）

敗 醬 草

● **來　源**　本品為敗醬科植物黃花敗醬*Patrinia scabiosaefolia* Fisch.或白花敗醬*Patrinia villosa* Juss . 的乾全草。夏季花開前採挖，晒至半乾，紮成束，再陰乾。亦可鮮用。

● **植物特徵**　黃花敗醬為多年生草本，高50～120 cm。根莖粗壯，有腐敗臭氣。莖多少被毛。葉對生，羽狀分裂，裂片廣披針形，頂端裂片較大，以下逐漸變小，裂片邊緣有粗鋸齒，兩面皆有毛，下部葉有長柄。7～9月開花，為傘房花序，花小，黃色。果長圓形，8～10月成熟，有3棱。

　　白花敗醬與黃花敗醬的主要區別是：前者莖具倒生白色長毛，葉不裂或3裂，花白色，果實有翅狀苞片。

● **藥材性狀**　黃花敗醬全長50～100 cm。根莖呈圓柱形，多向一側彎曲，直徑0.3～1 cm，表面暗棕色至紫棕色；有節，節間長多不超過2 cm，節上有細根。莖圓柱形，直徑0.2～0.8 cm，表面黃綠色至黃棕色，節明顯，常有倒生粗毛，質脆，斷面中部有髓或呈細小空洞。葉對生，葉片薄，多卷縮或破碎，完整者展平後呈羽狀深裂至全裂，有5～11片裂片，先端裂片較大，長橢圓形或卵形，兩側裂片狹橢圓形至條形，邊緣有粗鋸齒，上表面深綠色或黃棕色，下表面色較淺，兩面疏生白毛，葉柄短或近無柄，基部略抱莖；莖上部

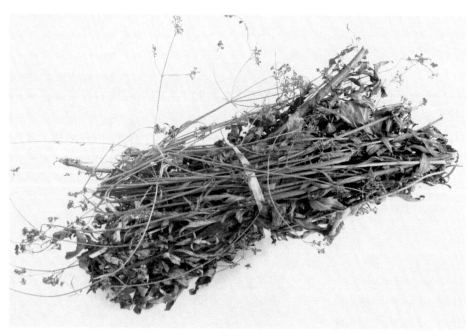

藥材圖

葉較小，常3裂，裂片狹長，有的枝端帶有傘房狀聚傘圓錐花序。氣特異，味微苦。

　　白花敗醬根莖節間長3～6 cm，著生數條粗壯的根。莖不分枝，表面有倒生的白色長毛及縱向紋理，斷面中空。莖生葉多不分裂，基生葉常有1～4對側裂片；葉柄長1～4 cm，有翼。

● **性味功能** 辣、苦，微寒。通谷道，清熱毒，除濕毒。

● **用法與用量** 9～15 g；外用鮮品適量，搗爛敷患處。

● **臨床應用** 用於兵西弓（腸癰），阿意咪（痢疾），白凍（腹瀉），能蚌（黃疸），火眼（結膜炎），唄叮（疔瘡），唄農（癰瘡）。

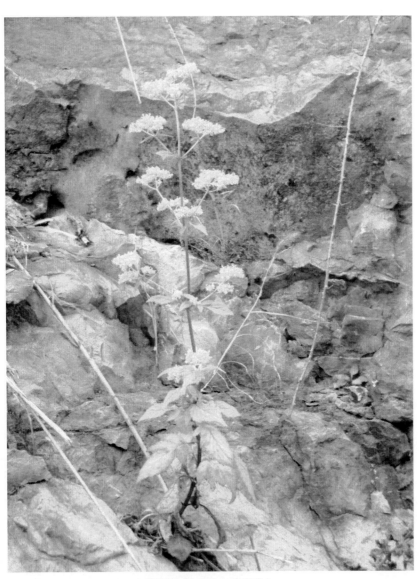

原植物圖（樊立勇提供）

蒲公英

● **來　源**　本品為菊科植物蒲公英 *Taraxacum mongolicum* Hand.-Mazz.或同屬數種植物的乾燥全草。春至秋季花初開時採挖，除去雜質，洗淨，晒乾。亦可鮮用。

● **植物特徵**　多年生草本，含白色乳汁，全體被白色疏軟毛。根深長，外皮黃棕色。葉基生，排列成蓮座狀，葉片條狀披針形、倒披針形或倒卵形，先端尖或鈍，基部漸窄下延至葉柄呈窄翅狀，葉緣淺裂或不規則羽裂，裂片齒牙狀或三角狀，全緣或具疏齒，被白色蛛絲狀毛。頭狀花序頂生，花冠黃色，為舌狀花；總苞片先端有角狀凸起，邊緣白膜質或略帶粉紅色，緣具蛛絲狀毛。瘦果倒披針形，頂端著生白色冠毛。

● **藥材性狀**　本品呈皺縮、卷曲的團塊。根呈圓錐狀，多彎曲，長3～7 cm；表面棕褐色，抽皺；根頭部有棕褐色或黃白色的茸毛，有的已脫落。葉基生，多皺縮、破碎，完整葉片呈倒披針形，綠褐色或暗灰色，先端尖或鈍，邊緣淺裂或羽狀分裂，基部漸狹，下延呈柄狀，下表面主脈明顯。花莖1條或數條，每條頂生頭狀花序；總苞片多層，內面一層較長；花冠黃褐色或淡黃白色。有的可見多數具白色冠毛的長橢圓形瘦果。氣微，味微苦。

● **性味功能**　苦、甜，寒。調谷道，清熱毒，除濕毒。

● **用法與用量**　9～15 g；外用鮮品適量，搗爛敷患處或煎湯薰洗患處。

● **臨床應用**　用於貨煙媽（咽痛），肺癰，兵西弓（腸癰），能蚌（黃疸），肉扭（淋證），火眼（結膜炎），心頭痛（胃痛），唄叮（疔瘡），北嘻（乳癰），唄奴（頸淋巴結結核）。

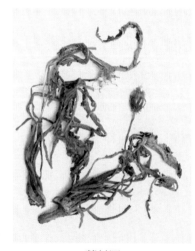

藥材圖

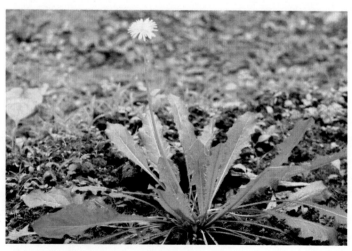

原植物圖

魚 腥 草

● **來　　源**　本品為三白草科植物蕺菜 *Houttuynia cordata* **Thunb.**的乾燥地上部分。鮮品全年均可採割，乾品夏季莖葉茂盛花穗多時採割，除去雜質，晒乾。

● **植物特徵**　多年生草本，莖、葉揉之有魚腥臭氣。莖直立或披散。根狀莖伏地有節，節上生鬚根。單葉互生，心形，全緣，有毛，葉背帶紫紅色，葉面邊緣有時淡紅色。夏初抽穗狀花序，頂生或與葉對生，花序基部有白色倒卵形的總苞片4枚。蒴果卵圓形。

● **藥材性狀**　本品莖呈扁圓柱形，扭曲，表面棕黃色，具縱棱數條，質脆，易折斷。葉片卷折皺縮，展平後呈心形，上表面暗黃綠色至暗棕色，下表面灰綠色或灰棕色。穗狀花序黃棕色。

● **性味功能**　辣，微寒。通氣道，清熱毒，除濕毒。

● **用法與用量**　15～25 g，不宜久煎。內服鮮品用量加倍，水煎或搗汁服；外用適量，搗爛敷患處或煎湯薰洗患處。

● **臨床應用**　用於埃病（咳嗽），墨病（哮喘），阿意咪（痢疾），肉扭（淋證），唄農（癰瘡），唄叮（疔瘡），仲嘿唡尹（痔瘡）。

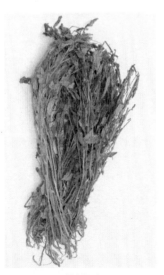

藥材圖

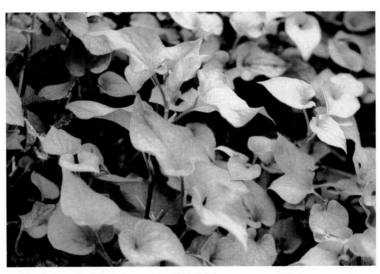

原植物圖

三叉苦

● **來　　源**　本品為芸香科植物三叉苦 *Evodia lepta* (Spreng.) Merr . 的乾燥全株或莖。全年可採，晒乾切片晒乾。

● **植物特徵**　常綠灌木或小喬木。樹皮灰白色或青灰色，光滑無毛，有淡黃色皮孔。葉為3出複葉，對生。小葉橢圓形，長6～15 cm，寬2～5 cm，先端漸尖，基部楔形，全緣，背脈明顯。春、夏季開白色花，微香，腋生圓錐花序。蒴果紅棕色；種子紫黑色，光亮。

● **藥材性狀**　本品根、莖多為橢圓形，粗細不等。根皮表面黃白色至灰褐色，有的可見點狀或條狀灰白色凸起的皮孔，略呈縱向排列，橫切面韌皮部厚0.5～2 mm，木質部占絕大部分，黃白色，質堅硬。莖切片表面色較深，韌皮部稍薄，木質部中央可見細小的髓部。枝呈圓柱形，直徑0.5～1.5 cm，表面灰棕色或灰綠色，有細縱皺紋；嫩枝近方形，質硬而脆。3出複葉對生，葉柄長3～5 cm。小葉片多皺縮、破碎，完整者展平後呈橢圓形或長圓狀披針形，長6～15 cm，寬2～5 cm，先端漸尖，全緣或不規則淺波狀，基部狹尖延長成短的小葉柄，上表面黃綠至綠褐色，下表面色較淺，兩面光滑無毛，有透明的小腺點。氣微，味苦。

● **性味功能**　苦，寒。清熱毒，除濕毒，祛風毒。

● **用法與用量**　9～15 g；外用適量，煎湯洗患處。

● **臨床應用**　用於貧痧（感冒），貨煙媽（咽痛），心頭痛（胃痛），發旺（痹病），林得叮相（跌打損傷），唄農（癰瘡），能唅能累（濕疹）。

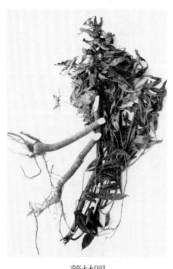

藥材圖

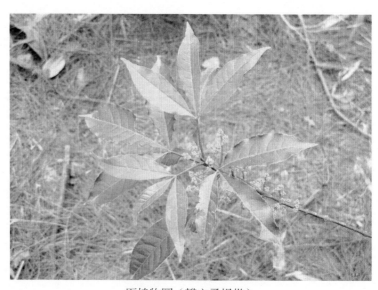

原植物圖（樊立勇提供）

半枝蓮

● **來　　源**　本品為唇形科植物半枝蓮 *Scutellaria barbata* D. Don的乾燥全草。夏、秋兩季莖葉茂盛時挖，洗淨，晒乾。亦可鮮用。

● **植物特徵**　多年生宿根草本，高15～35 cm。鬚根多而細長，淡褐色。莖方柱形，有分枝。葉對生，下部的有短柄，上部的近無柄，卵形至披針形，長1.5～3 cm，寬約1 cm，先端鈍，基部楔形或近心形，全緣或有稀疏不明顯的鈍齒。春、夏季開花，頂生總狀花序，淡紫色，成串偏向一側；萼口唇形。小堅果球形。

● **藥材性狀**　本品長15～35 cm，無毛或花軸上疏被毛。根纖細。莖叢生，較細，方柱形，表面暗紫色或棕綠色。葉對生，有短柄，葉片多皺縮，展平後呈三角狀卵形或披針形，長1.5～3 cm，寬0.5～1 cm，先端鈍，基部寬楔形，全緣或有少數不明顯的鈍齒，上表面暗綠色，下表面灰綠色。花單生於莖枝上部葉腋；花萼裂片鈍或較圓；花冠二唇形，棕黃色或淺藍紫色，長約1.2 cm，被毛。果實扁球形，淺棕色。氣微，味微苦。

● **性味功能**　辣、苦，寒。調火路，清熱毒，除濕毒。

● **用法與用量**　15～30 g，鮮品30～60 g；外用鮮品適量，搗爛敷患處。

● **臨床應用**　用於貨煙媽（咽痛），能蚌（黃疸），腫瘤，唄叮（疔瘡），林得叮相（跌打損傷），笨浮（水腫），鼻炎，額哈（毒蛇咬傷）。

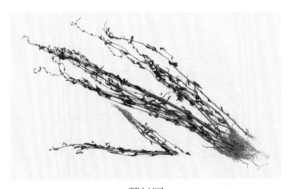

藥材圖

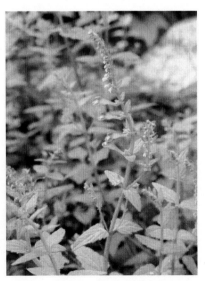

原植物圖（樊立勇提供）

雞 骨 草

● **來　源**　本品為豆科植物廣州相思子*Abrus cantoniensis* **Hance**或毛相思子*Abrus mollis* **Hance**的乾燥全株。全年均可採挖，除去泥沙，乾燥。

● **植物特徵**　廣州相思子為披散灌木。莖從根部開始分枝，黑褐色，有毛。小葉膜質，8～11對，矩形，長0.5～1.2 cm，先端圓形或平截有小突尖，被毛。總狀花序腋生，有花數朵，秋季開放，紫紅色。莢果扁平，長橢圓形，長2.5～3 cm，寬約1 cm，頂部有短喙，被毛；種子6～7顆。

毛相思子與廣州相思子相似，主要區別在於：毛相思子的全株均被長柔毛；小葉11～16對，小葉片長14～24 mm，寬6～8 mm；莢果長約5 cm，寬約1 cm，內含種子5～8顆。

● **藥材性狀**　本品根多呈圓柱形，上較粗下漸細，具分枝，長短不一，直徑5～15 mm，表面黃棕色至淡棕色，粗糙，具疣狀突起，質硬脆。莖叢生，長50～140 cm，直徑2 mm，淡黃色。小枝漸細，被短柔毛或黃色長柔毛。偶數羽狀複葉。小葉膜質，長圓形，長8～24 mm，先端平截，有小突尖，上表面疏被柔毛，下表面被伏毛或長柔毛。氣微香，味微苦。

● **性味功能**　甘、微苦，微寒。清熱毒，除濕毒，止痛。

● **用法與用量**　15～30 g。

● **臨床應用**　用於能蚌（黃疸），肝硬化，北嘻（乳癰），火眼（結膜炎）。

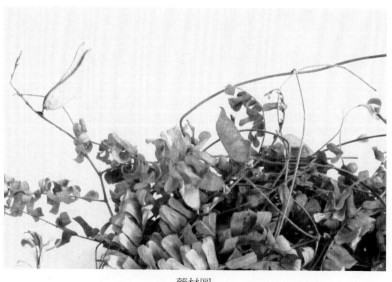

藥材圖

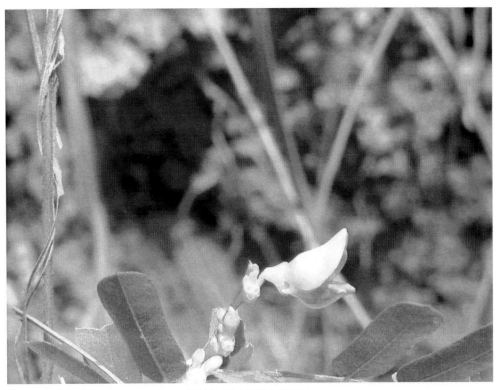

原植物圖（廣州相思子）

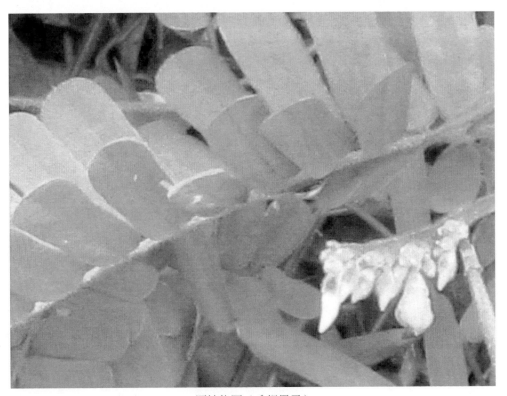

原植物圖（毛相思子）

葉 下 珠

● 來　　源　　本品為大戟科植物葉下珠*Phyllanthus urinaria* L.的乾燥全草。夏、秋兩季採收，晒乾。亦可鮮用。

● 植物特徵　　一年生草本，高可達50 cm，一般高10 cm即能開花結果。莖自基部分枝，直立或基部平臥，有棱。葉小，矩圓形，排列整齊，先端有短突尖，背面有毛。花生於葉腋，細小。果扁球形，排列葉下，近無柄，果皮有小凸點。

● 藥材性狀　　本品長短不一，根莖外表淺棕色，主根不發達，鬚根多數，淺灰棕色。莖粗2～3 mm，老莖基部灰褐色；莖枝有縱皺紋，灰棕色、灰褐色或棕紅色，質脆易斷，斷面中空；分枝有縱皺紋及不甚明顯的膜翅狀脊線。葉片薄而小，長橢圓形，尖端有短突尖，基部圓形或偏斜，邊緣有白色短毛，灰綠色，皺縮，易脫落。花細小，腋生於葉背之下，多已乾縮。有的帶有三棱狀扁球形黃棕色果實，果實表面有鱗狀凸起，常6縱裂。氣微香，味微苦。

● 性味功能　微苦，微寒。調谷道，清熱毒，除濕毒。

● 用法與用量　15～30 g，鮮品30～60 g搗汁內服；外用適量，搗爛敷患處。

● 臨床應用　用於白凍（腹瀉），阿意咪（痢疾），傳染性肝炎，笨浮（水腫），肉扭（淋證），喀疳（疳積），火眼（結膜炎），目翳，口瘡，唄農（癰瘡），唄（無名腫毒）。

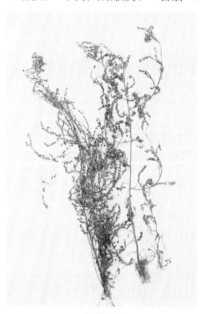

藥材圖

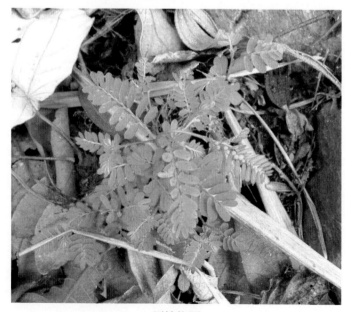

原植物圖

藍花柴胡

● **來　　源**　本品為脣形科植物鋸葉香茶菜*Isodon serra*（Maxim.）Kudo的乾燥地上部分。夏、秋兩季採去雜質，晒乾。

● **植物特徵**　多年生草本。根莖肥大粗壯，有時呈疙瘩狀。莖鈍四棱形，具4道淺槽；節明顯，紫綠色，基部近無毛，向上密被微柔毛。單葉對生，草質，卵圓形，邊緣有粗大內彎鋸齒，兩面僅脈上被微柔毛，其餘無毛，散布白色腺點，側脈每邊4～5條。花紫色，聚傘圓錐花序頂生。小堅果闊卵圓形，長約1.5 mm，具腺點，頂端有白色髯毛。

● **藥材性狀**　本品莖呈鈍四棱形，具4道淺槽，長短不一，直徑2～7 mm；表面棕褐色或紫褐色，具縱棱線，節稍明顯，基部近無毛，向上密被微柔毛；質略硬，易折斷；斷面纖維性，中空。單葉對生，棕綠色或棕褐色，草質，皺縮、卷曲。完整者展開後呈卵狀披針形或披針形，長3.5～10 cm，寬1.5～4.5 cm，先端漸尖，基部楔形，邊緣有粗鋸齒，兩面僅脈上被微柔毛，下面有白色小腺點，側脈每邊4～5條。氣微，味苦。

● **性味功能**　苦，寒。清熱毒，除濕毒，祛風毒。

● **用法與用量**　15～30 g；外用適量。

● **臨床應用**　用於急慢性肝炎，圖爹病（肝脾腫大），兵西弓（腸癰），膽囊炎，林得叮相（跌打損傷），額哈（毒蛇咬傷），口腔潰瘍，唄農（癰瘡），能啥能累（濕疹）。

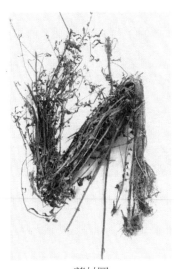

藥材圖

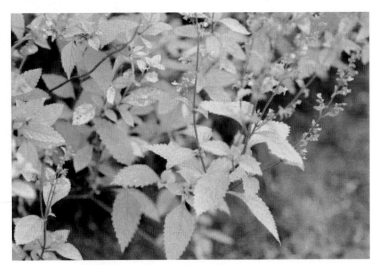

原植物圖

垂 盆 草

● **來　源**　本品為景天科植物垂盆草*Sedum sarmentosum* Bunge的乾燥全草。夏、秋兩季採收，除去雜質，乾燥。亦可鮮用。

● **植物特徵**　多年生肉質小草本。莖纖細，平臥，光滑無毛，接近地面的節極易生不定根。葉3片輪生，倒披針形或長圓形，長2～3 cm，寬1～3 mm，先端近急尖，基部下延，為半圓形耳垂，全緣。夏季開黃色花，花小，呈平展的傘房狀聚傘花序。秋季結蓇葖果。

● **藥材性狀**　本品莖纖細，長可達20 cm以上，部分節上可見纖細的不定根。3葉輪生，葉片倒披針形至長圓形，綠色，肉質，長1.5～2.8 cm，寬0.3～0.7 cm，先端近急尖，基部急狹，有距。氣微，味微苦。

● **性味功能**　甜、淡，微寒。清熱毒，除濕毒。

● **用法與用量**　15～30 g，鮮品100～150 g。

● **臨床應用**　用於能蚌（黃疸），慢性肝炎，肉扭（淋證），唄農（癰瘡）。

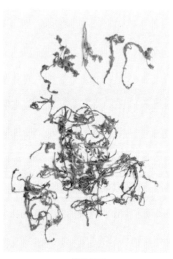

藥材圖

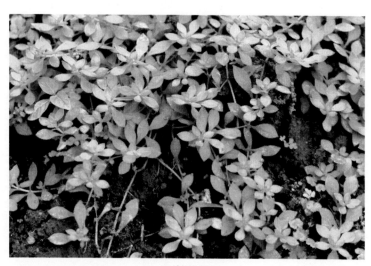

原植物圖

黃 藤

● **來　　源**　本品為防己科植物黃藤*Fibraurea recisa* Pierre.的乾燥藤莖。秋、冬兩季採收，切段，晒乾。

● **植物特徵**　常綠木質藤本。根圓柱形，微扭曲，有溝槽和淡黃色凸起的皮孔，斷面黃色，有菊花紋。單葉互生，卵圓形或長橢圓形，長14～18 cm，寬10～11 cm，先端短尖，基部圓形，全緣，基出脈3條，葉背中脈凸起；柄長約5 cm，基部膨大。複總狀花序單生於葉腋，長16～22 cm；花小，綠白色，春末、夏、秋開放。核果長橢圓形。生於山谷密林中。

● **藥材性狀**　本品呈長圓柱形，稍扭曲，直徑0.6～3 cm；表面灰褐色至黃棕色，粗糙，有縱溝及橫裂紋，老莖外皮較易剝落；質硬，不易折斷，折斷時可見大量粉塵飛揚；斷面不整齊，黃色，具纖維性，有棕黃色與黃棕色相間排列的放射狀紋理，導管呈細孔狀，木質部有時具裂隙，中心多為枯黃棕色或有空腔。氣微，味苦。

● **性味功能**　苦，寒。清熱毒，除濕毒。

● **用法與用量**　30～60 g；外用適量。

● **臨床應用**　用於阿意咪（痢疾），肉扭（淋證），阿意囊（便秘），貨煙媽（咽痛），火眼（結膜炎），唄農（癰瘡）。

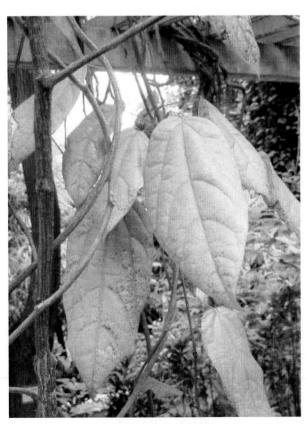

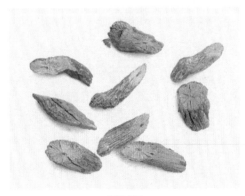

藥材圖　　　　　　　　　　　原植物圖（樊立勇提供）

飛揚草

● **來　　源**　本品為大戟科植物飛揚草 *Euphorbia hirta* L . 的乾燥全草。夏、秋兩季採挖，洗淨，晒乾。亦可鮮用。

● **植物特徵**　一年生草本，高可達40 cm，直立或傾斜，被長硬毛，節稍膨大，全株有乳汁。單葉對生，橢圓形或菱形，長1～4 cm，寬1～1.5 cm，有毛，粗糙，先端短尖，基部偏斜，邊緣有細鋸齒。花序生於枝條中部或上部葉腋，密集成球形，有總梗。

● **藥材性狀**　本品長15～50 cm，地上部分被長粗毛。根細長而彎曲。莖近圓柱形，直徑1～3 mm，表面黃褐色或淺棕紅色，質脆，易折斷，斷面中空。葉對生，皺縮，展平後葉片橢圓狀卵形或略近菱形，長1～4 cm，寬0.5～1.3 cm，綠褐色，先端急尖或鈍，基部偏斜，邊緣有細鋸齒，有3條較明顯的葉脈。杯狀聚傘花序密集成頭狀，腋生。蒴果卵狀三棱形。無臭，味淡、微澀。

● **性味功能**　微辣、酸，微寒。清熱毒，除濕毒，止癢。

● **用法與用量**　15～30 g；外用鮮品適量，搗爛敷患處或煎湯洗患處。

● **臨床應用**　用於阿意咪（痢疾），白凍（腹瀉）；外治能唅能累（濕疹）。

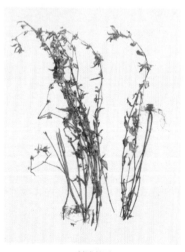

藥材圖

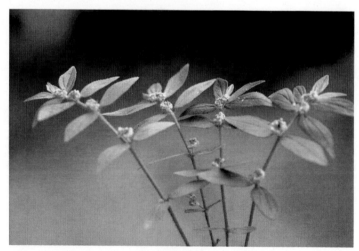

原植物圖

天 胡 荽

● 來　　源　　本品為傘形科植物天胡荽 *Hydrocotyle sibthorpioides* Lam.或破銅錢 *Hydrocotyle sibthorpioides* Lam. var. batrachium（Hance）Hand.-Mazz . ex Shan的乾燥全草。全年可採收，除去雜質，晒乾。亦可鮮用。

● 植物特徵　　天胡荽為多年生鋪地草本。莖細長，節上生根。單葉互生，腎形或圓形，邊5～7淺裂，直徑5～15 mm，葉面無毛，葉背疏生柔毛。春、夏季開綠白色小花，腋生傘形花序。果極小，有時有黑點。
　　破銅錢與天胡荽的區別為葉片3～5深裂幾達基部，側裂片僅裂達基部1/3處，裂片均呈楔形。

● 藥材性狀　　天胡荽莖呈細長圓柱形，直徑0.2～0.7 mm，黃綠色或黃褐色，節明顯，節上有鬚根或根痕。葉互生，多皺縮，展平後呈圓形或腎圓形，長5～15 mm，寬7～17 mm，基部心形，葉緣5～7淺裂，並有鈍齒，上表面黃綠色或黃褐色，下表面色較淺；葉柄長7～45 mm，無毛或頂端有毛。有的帶花，傘形花序與葉對生，有花5～18朵。雙懸果略呈心形，兩側稍扁。

　　破銅錢葉片長1～2 cm，寬13～15 mm，3～5深裂幾達基部，裂片均呈楔形。

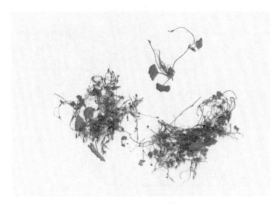

藥材圖（天胡荽）

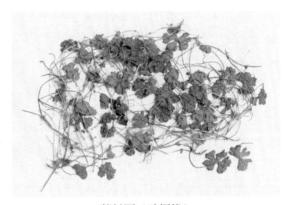

藥材圖（破銅錢）

● **性味功能** 苦、辣，寒。通氣道，清熱毒，除濕毒。

● **用法與用量** 10～15 g，鮮品加倍；外用鮮品適量，搗爛敷患處。

● **臨床應用** 用於能蚌（黃疸），肉扭（淋證），埃病（咳嗽），唉百銀（百日咳），貨煙媽（咽痛），火眼（結膜炎），能哈能累（濕疹），嘜唄啷（帶狀皰疹），唄農（癰瘡），林得叮相（跌打損傷）。

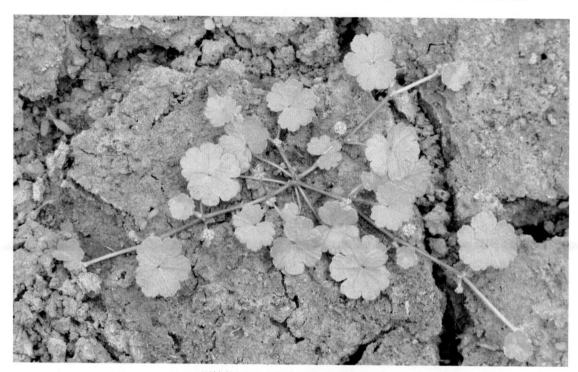

原植物圖（天胡荽，樊立勇提供）

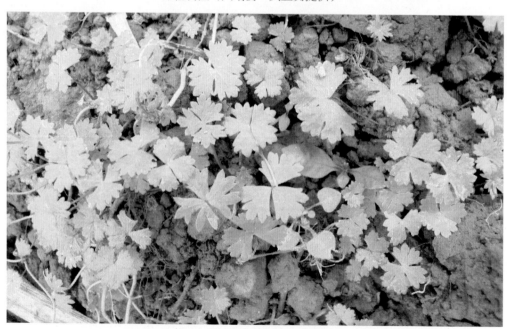

原植物圖（破銅錢，樊立勇提供）

絞股藍

● **來　　源**　本品為葫蘆科植物絞股藍*Gynostemma pentaphyllum*（Thunb.）Makino的乾燥全草。夏、秋兩季採收，除去雜質，洗淨，紮成小把，晒乾。

● **植物特徵**　草質攀緣植物。莖柔弱，有短柔毛或無毛。卷鬚側生於葉柄基部，分2岔或不分岔。葉互生，5～7片鳥趾狀小葉；葉柄長2～4 cm，有柔毛。小葉片卵狀短圓形或矩圓狀披針形，邊緣有鋸齒。花雌雄異株，雌雄花序均為圓錐狀，花梗細，總花序長10～20 cm，花小，花梗短。果實球形，熟時變黑色；有種子1～3粒，種子橢圓形，兩面有小疣狀突起。

● **藥材性狀**　本品卷曲成把。莖被短柔毛或近無毛，呈黃綠色或褐綠色，直徑1～3 mm，節間長3～12 cm，具細縱棱線，質韌，不易折斷。卷鬚2岔或不分岔，側生於葉柄基部。葉互生，薄紙質或膜質，皺縮，易碎落，完整葉濕潤後展開呈鳥趾狀，通常5～7片小葉，上面具柔毛，小葉片卵狀長圓形或長圓狀披針形，中間者較長，邊緣有鋸齒。圓錐花序纖細，花細小，常脫落。果實球形，無毛，直徑約5 mm，成熟時呈黑色；種子寬卵形，兩面具乳狀突起。氣微，味苦、微甜。

● **性味功能**　苦、微甜，寒。調火路，清熱毒，補陰虛，抗衰老。

● **用法與用量**　6～10 g。

● **臨床應用**　用於心悸，蘭奔（眩暈），健忘，耳鳴，自汗，高脂血症，單純性肥胖症，埃病（咳嗽）。

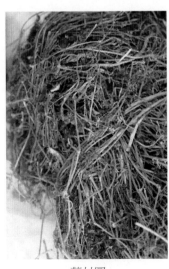

藥材圖

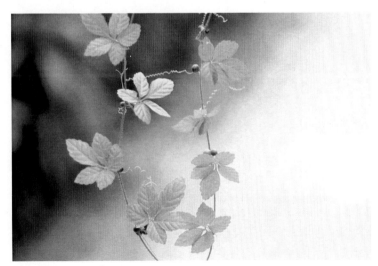

原植物圖

鐵包金

● **來　　源**　本品為鼠李科植物老鼠耳 *Berchemia lineata*（L.）DC.的乾燥根或全株。全年均可採挖，除去鬚根，洗淨，乾燥，或趁鮮切片，乾燥。

● **植物特徵**　藤狀常綠灌木。嫩枝淡紫色，有光澤，被毛。葉紙質，互生，長5～20 mm，寬3～12 mm，先端有小突尖，基部闊楔形或鈍，邊全緣，側脈5～6對，明顯；葉柄長3 mm。秋季開白色花，為頂生圓錐花序。核果小，長卵形，熟時紫黑色。

● **藥材性狀**　本品呈不規則紡錘形或圓柱形，彎曲分枝，直徑5～35 mm；表面深褐色至黑褐色，栓皮結實，有網狀裂隙、縱皺紋及支根痕；質堅硬；斷面木質部甚大，紋理細密，暗黃棕色至橙黃色。氣微，味淡、澀。

● **性味功能**　淡、澀，平。調龍路、火路，通氣道，清熱毒，祛風毒，除濕毒，抗癌。

● **用法與用量**　9～30 g；外用適量。

● **臨床應用**　用於能蚌（黃疸），肺結核，埃病（咳嗽），陸血（咳血），胴尹（腹痛），阿肉甜（糖尿病），巧尹（頭痛），發旺（痺病），心臟病，精神病，林得叮相（跌打損傷），笨隆病（蕁麻疹），唄農（癰瘡），唄叮（疔瘡），額哈（毒蛇咬傷）。

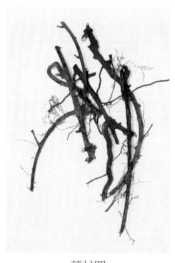

藥材圖

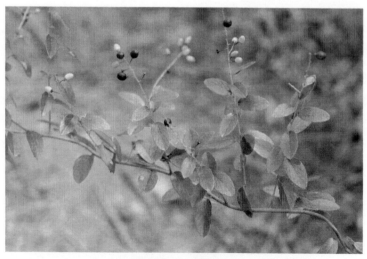

原植物圖

石見穿

● **來　　源**　本品為脣形科植物華鼠尾草 *Salvia chinensis* Benth.的乾燥地上部分。夏、秋兩季花期採割，除去雜質，晒乾。

● **植物特徵**　一年生草本，全株被倒生的短柔毛或長柔毛。根多分枝，直根不明顯，黃褐色。莖單一或分枝，直立或基部傾斜，四棱形。葉對生。莖下部葉為3出複葉，頂端小葉較大，兩側小葉較小，卵形或披針形；莖上部葉為單葉，卵形至披針形，先端鈍或急尖，基部近心形或楔形，邊緣具圓鋸齒或全緣，兩面均被短柔毛。輪傘花序多輪集成頂生或腋生的總狀花序。小堅果橢圓狀卵形。

● **藥材性狀**　本品莖呈方柱形，有的有分枝，長20～70 cm，直徑0.1～0.4 cm；表面灰綠色至暗紫色，被白色柔毛；質脆，易折斷，斷面黃白色。葉對生，有柄，為單葉或3出複葉。葉片多皺縮、破碎，完整者展平後呈卵形或披針形，長1.5～8 cm，寬0.8～4.5 cm，邊緣有鈍圓齒，兩面被白色柔毛。輪傘花序多輪，每輪有花約6朵，組成總狀花序；萼筒外面脈上有毛，筒內喉部有長硬毛；花冠二脣形，藍紫色。氣微，味微苦、澀。

● **性味功能**　苦、辣，平。調龍路、火路，清熱毒。

● **用法與用量**　9～15 g。

● **臨床應用**　用於癌腫，心頭痛（胃痛），唄農（癰瘡）。

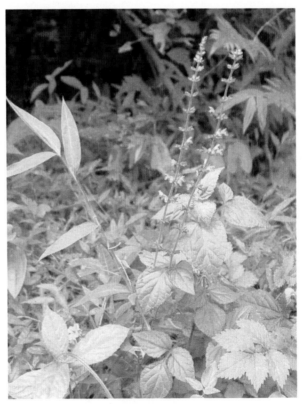

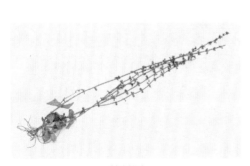

藥材圖　　　　　　　　　　　　　原植物圖

石上柏

● **來　　源**　本品為卷柏科植物深綠卷柏 *Selaginella doederleinii* Hieron或江南卷柏 *Selaginella moellendorffii* Hieron的乾燥全草。全年可採，洗淨，晒乾。亦可鮮用。

● **植物特徵**　深綠卷柏植株高10～30 cm。主莖直立，常在下部分枝處生出不定根。莖基部的葉疏離而不相疊。枝上的葉二型。中葉卵狀長圓形，邊緣有細鋸齒，先端漸尖，有芒；生在莖上的側葉相距較近，生在小枝上的側葉為覆瓦狀，卵狀矩圓形，兩邊不對稱，向枝的兩側斜展，上緣有微細鋸齒，下緣全緣。孢子囊穗頂生，四棱形；孢子葉圓形至卵狀三角形，邊緣有細鋸齒，4列，交互覆瓦狀排列；孢子囊卵圓形。

江南卷柏植株高10～35 cm。莖直立，下部不分枝，有卵狀三角形葉螺旋狀疏生，上部三至四回分枝。枝上的葉二型。中葉斜卵形，先端漸尖，有芒，基部心形，邊緣有白色膜質和微細鋸齒；側葉卵狀三角形，兩側不等，斜展，先端短尖，邊緣有細鋸齒。孢子囊穗頂生，短四棱形；孢子葉圓形至卵狀鑽形，有銳尖頭，邊緣有齒；孢子囊近圓形。

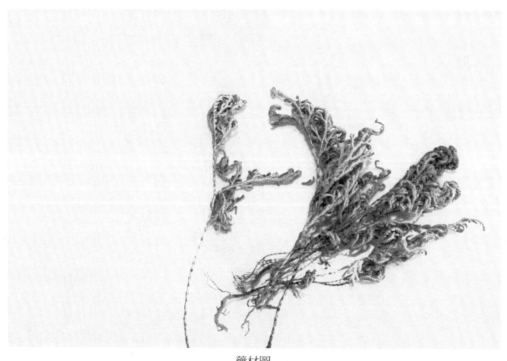

藥材圖

● **藥材性狀** 深綠卷柏全長35 cm左右，主莖卵圓形，略扭曲，黃綠色。其背部略隆起，具2列斜展的背葉；其腹部有3條縱溝，並具2列指向枝頂的腹葉。側枝密，多回分枝，常在分枝處生出支撐根。葉二型，多卷曲，上表面綠色或黃綠色，下表面灰綠色或淡灰綠色。展平後，背葉呈卵狀矩圓形，鈍頭，上緣有微細鋸齒，下緣全緣；腹葉呈矩圓形，龍骨狀，具短刺頭，邊緣有細鋸齒。孢子囊穗四棱形，直徑1.4 mm，頂生，常有2穗。氣微，味淡。

江南卷柏長12～24 cm，主莖略呈圓柱形，中空，黃綠色，下部不分枝，有卵狀灰白色絨毛。主莖上部3～4回分枝，分枝上的葉二型，背、腹各2列。葉多卷曲，上表面黃綠色，下表面淡灰綠色。展平後，背葉卵圓狀三角形，短尖頭，有齒或下側全緣；腹葉斜卵圓形，銳尖頭，基部心形，有膜質白邊和微細鋸齒。氣微，味淡。

● **性味功能** 甜，平。通氣道，調龍路，清熱毒，抗癌。

● **用法與用量** 10～30 g；外用適量，鮮品搗爛敷患處，或乾品研粉調香油塗患處。

● **臨床應用** 用於癌症，埃病（咳嗽），貨煙媽（咽痛），隆芡（痛風），火眼（結膜炎），北嘻（乳癰），鼻炎。

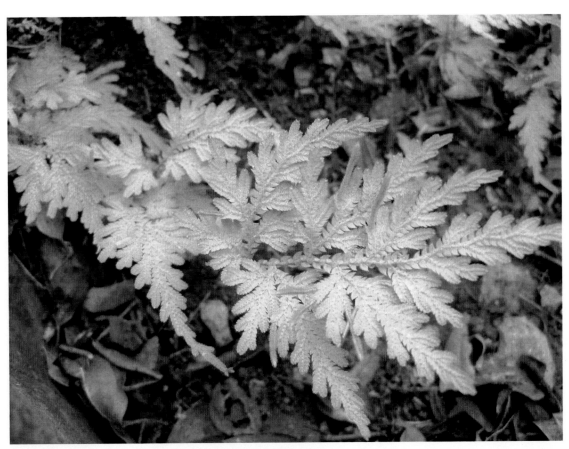

原植物圖

路邊青

● **來　　源**　本品為馬鞭草科植物大青 *Clerodendrum cyrtophyllum* **Turcz**.的乾燥全株。夏、秋兩季採挖，洗淨，晒乾。

● **植物特徵**　直立灌木，高約1m。嫩枝青綠色，有短柔毛。葉對生，有柄，橢圓形至披針狀長橢圓形，長6～20 cm，寬4.5～10 cm，先端漸尖，基部近圓形或急尖，全緣，葉面綠色，葉背灰綠色。夏、秋季開花，白色或淡紅色；頂生圓錐花序，開展，有柔毛。果實球形，直徑6 mm，藍紫色。

● **藥材性狀**　本品根呈圓錐形或不規則圓柱形，表面土黃色，有不規則縱紋。剝離的根皮可見內表面有條狀或點狀凸起。莖圓柱形或帶方形，常有分枝，直徑5～15 mm，老莖灰綠色至灰褐色，嫩枝黃綠色，有凸起的點狀皮孔。質硬而脆，斷面纖維性，中央為白色的髓。單葉對生，葉片多破碎或皺縮，完整者展開呈橢圓形或長卵圓形，長6～20 cm，寬3～9 cm，上表面黃綠色至棕黃色，下表面色稍淺，頂端漸尖或急尖，基部圓形或寬楔形，全緣，下表面有小腺點，葉脈上面平坦，下面明顯隆起。有的可見傘房狀聚傘花序生於枝頂或葉腋，長10～16 cm。花小，萼杯狀，頂端5裂；花冠管細，長約1 cm，頂端5裂，已開放的花可見4枚雄蕊和花柱伸出花冠外。果實類球形，由宿萼包被。氣微，味微苦。

● **性味功能**　苦，寒。通氣道、谷道，清熱毒，除濕毒。

● **用法與用量**　9～15 g。

● **臨床應用**　用於貧痧（感冒），發得（發熱），貨煙媽（咽痛），巧尹（頭痛），阿意咪（痢疾），能蚌（黃疸），航靠謀（腮腺炎），丹毒，火眼（結膜炎）。

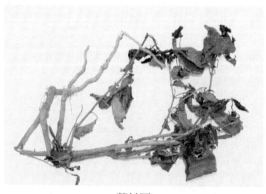

藥材圖

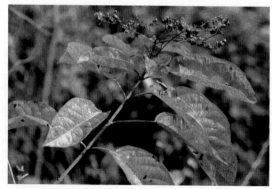

原植物圖

馬 蘭

● **來　　源**　本品為菊科植物馬蘭 *Kalimeris indica* (L.) Sch.-Bip . 的乾燥全草。夏、秋兩季採挖，除去雜質，晒乾。

● **植物特徵**　多年生草本。地下有細長根狀莖，匍匐平臥，白色，有節。初春僅有基生葉，莖不明顯；初夏地上莖增高，基部綠色帶紫紅色，光滑無毛。單葉互生，近無柄，葉片倒卵形、橢圓形或披針形，邊緣羽狀淺裂或有極疏粗鋸齒，並有糙毛，近頂端葉漸小且全緣。頭狀花序，著生於上部分枝頂端。瘦果扁平倒卵狀，冠毛較少，易脫落。

● **藥材性狀**　本品長8～55 cm。根莖圓柱形，多彎曲，著生多數淺棕黃色細根。莖類圓柱形，直徑1～3 mm，表面灰綠色或紫褐色，略具縱紋，斷面中部有髓。葉互生，近無柄，葉片皺縮、卷曲，多已破碎，完整者展平後呈橢圓形至披針形，長1～7 cm，寬0.5～2.5 cm，邊緣有疏粗鋸齒或羽狀淺裂，莖上部小葉常全緣，葉緣及葉面被疏毛。頭狀花序頂生。氣微，味淡。

● **性味功能**　苦、辣，平。調谷道，清熱毒，除濕毒。

● **用法與用量**　9～30 g。

● **臨床應用**　用於心頭痛（胃痛），阿意咪（痢疾），白凍（腹瀉），肉扭（淋證）。

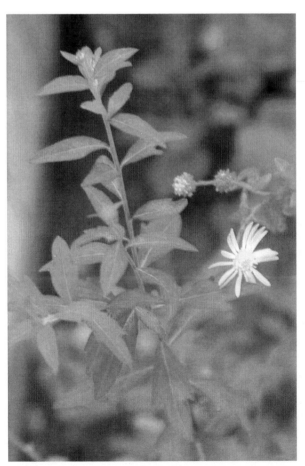

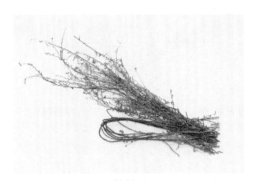

藥材圖　　　　　　　　　　　原植物圖

木棉花

● **來　　源**　本品為木棉科植物木棉 *Bombax malabaricum* **DC**.的乾燥花。春季花盛開時採收，除去雜質，晒乾。

● **植物特徵**　落葉大喬木，通稱木棉花。側枝平展，輪生。樹皮灰色，有扁圓錐形的粗刺。小葉5～7片，長圓狀披針形，長10～20 cm，寬5～7 cm，光滑無毛。花單生或數朵簇生，大型，直徑約12 cm，先於葉開放，通常紅色或橙紅色。蒴果長圓形，木質，長10～15 cm，寬4～5 cm，內有絲狀綿毛。

● **藥材性狀**　本品常皺縮成團。花萼厚，杯狀，3或5淺裂，裂片鈍圓形，反曲；外表面棕褐色，有細皺紋，內表面灰黃色，密被有光澤的絹毛。花瓣5片，橢圓狀倒卵形或披針狀橢圓形，長6～8 cm，寬2.5～3.5 cm；外表面灰褐色，密被短星狀毛，內表面紫棕色，有疏毛。雄蕊多數卷曲，花柱稍粗，略長於雄蕊。質脆，遇潮後變軟。氣微，味淡、微澀。

● **性味功能**　甜、淡，微寒。調谷道，清熱毒，除濕熱。

● **用法與用量**　6～9 g。

● **臨床應用**　用於白凍（腹瀉），阿意咪（痢疾），仲嘿唭尹（痔瘡），月經不調。

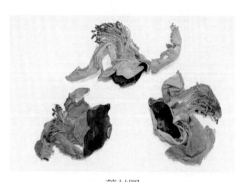

藥材圖

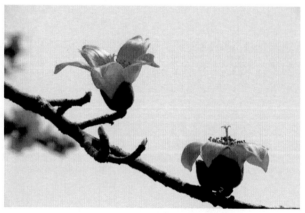

原植物圖

茅莓根

● **來　　源**　本品為薔薇科植物茅莓 *Rubus parvifolius* L.的乾燥根。冬季至次年春採挖，除去鬚根及沙，晒乾。

● **植物特徵**　藤狀落葉小灌木，臥地或攀於他物上。根分枝，黃褐色。枝、葉柄均有毛和小鉤刺。小葉3片，邊緣有缺刻，面上無毛或有疏毛，背面密被灰白色柔毛。春、夏間開花，粉紅色。果球形，基部有外反的葉狀萼片，夏季成熟時紅色，多汁，味酸甜可食。

● **藥材性狀**　本品呈圓柱形，多扭曲，長10～30 cm，直徑0.3～1.2 cm。根頭粗大，有殘留莖基或莖痕，表面灰棕色或棕褐色，有縱皺紋。質硬，斷面淡黃棕色，可見放射狀紋理。氣微，味微苦、澀。

● **性味功能**　苦、澀，微寒。調火路，清熱毒，祛風毒，除濕毒。

● **用法與用量**　30～60 g。

● **臨床應用**　用於發旺（痹病），林得叮相（跌打損傷），唄農（癰瘡）。

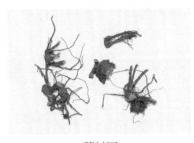

藥材圖

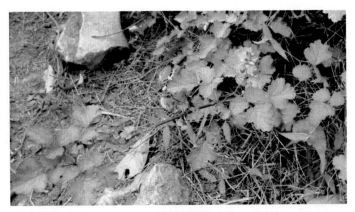

原植物圖

夏枯草

● **來　　源**　本品為唇形科植物夏枯草 *Prunella vulgaris* L.的乾燥果穗。夏季果穗呈棕紅色時採收，除去雜質，晒乾。

● **植物特徵**　多年生草本，全體被白色茸毛。莖方柱形，常帶紫紅色。葉對生，橢圓形或披針形，全緣或有疏齒，葉背有腺點。春、夏季開花，假穗狀花序頂生；苞片腎形，邊緣紫色；花萼管狀；花冠唇形，紫色或白色。小堅果長橢圓形，褐色。

● **藥材性狀**　本品呈圓柱形，略扁，長1.5～8 cm，直徑0.8～1.5 cm，淡棕色至棕紅色。全穗由數輪至十數輪宿萼與苞片組成，每輪有對生苞片2片，呈扇形，先端尖尾狀，脈紋明顯，外表面有白毛。每一苞片內有花3朵，花冠多已脫落，宿萼二唇形，內有小堅果4枚。果卵圓形，棕色，尖端有白色凸起。體輕。氣微，味淡。

● **性味功能**　辣、苦，寒。調火路，清熱毒，除濕毒，散結腫。

● **用法與用量**　9～15 g。

● **臨床應用**　用於火眼（結膜炎），蘭奔（眩暈），高血壓病，唄奴（頸淋巴結結核），癭瘤（甲狀腺腫大），北嘻（乳癰），乳腺增生。

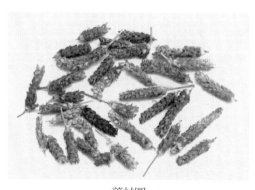

藥材圖

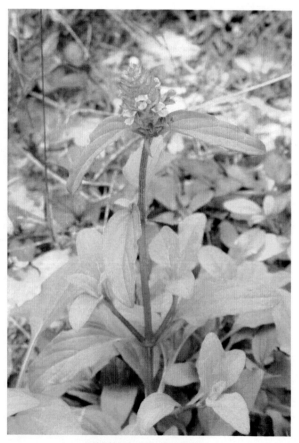

原植物圖（樊立勇提供）

山豆根

● 來　　源　本品為豆科植物越南槐 *Sophora tonkinensis* Gagnep.或多葉越南槐 *Sophora tonkinensis* Gagnep.
var. polyphylla S. Z. Huang et Z. C. Zhou的乾燥根及根莖。秋季採挖，除去雜質，洗淨，乾燥。

● 植物特徵　越南槐為灌木。嫩枝、小葉柄、花序均密被白色絲質長柔毛。一回奇數羽狀複葉互生。小葉9〜
11片，近革質，橢圓形或卵狀橢圓形，長2〜5 cm，寬1〜2 cm，兩面被毛，成長時上面禿淨，下面被緊貼的灰褐
色小柔毛；小葉柄長1〜1.5 mm，腫脹。總狀花序或圓錐花序，頂生，花白色，單生或成對，長8〜9 mm；苞片錐
尖狀；萼闊鐘形，長約2 mm，5齒裂；花冠蝶形，長約6 mm；雄蕊10枚，僅於基部合生；子房具柄，密被伏貼小
柔毛；花柱內彎，無毛；柱頭頭狀，簇生長柔毛。莢果為疏離的念珠狀，有種子2〜3粒，有時因退化而為單種
子；種子橢圓狀，長8〜10 mm，寬與厚約7 mm，種皮硬，乾時黑色。

多葉越南槐與越南槐相似，主要區別在於：多葉越南槐的嫩枝和花序只被短柔毛。小葉披針形，數目

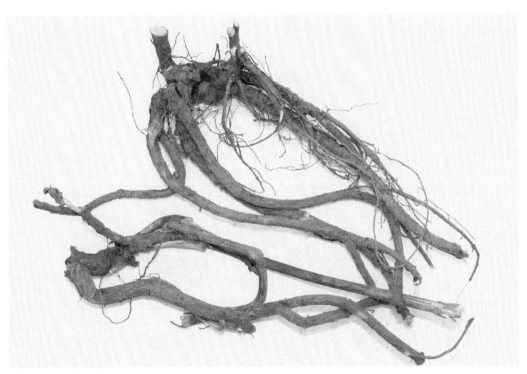

藥材圖

通常較多，11～29枚；小葉較小，長2～3.5 cm，寬0.5～0.7 cm，上面無毛，下面只被短柔毛，有加厚的邊緣。通常全為總狀花序。花期4～6月，果期8～10月。

⬤ **藥材性狀**　越南槐根莖呈不規則結節狀，頂端常有莖基殘留，其下著生數條根。根呈長圓柱形，常有分枝，長短不等，直徑3～15 mm；表面棕色至棕褐色，有不規則的縱向皺紋和橫向凸起的皮孔；質堅硬，難折斷；斷面韌皮部淺棕色或棕色，木質部淺黃色。有豆腥氣，味極苦。

　　多葉越南槐性狀與越南槐極相似。

⬤ **性味功能**　苦，寒；有毒。清熱毒，除濕毒，止疼痛。

⬤ **用法與用量**　3～6 g。

⬤ **臨床應用**　用於貨煙媽（咽痛），齒齦腫痛，能蚌（黃疸）。

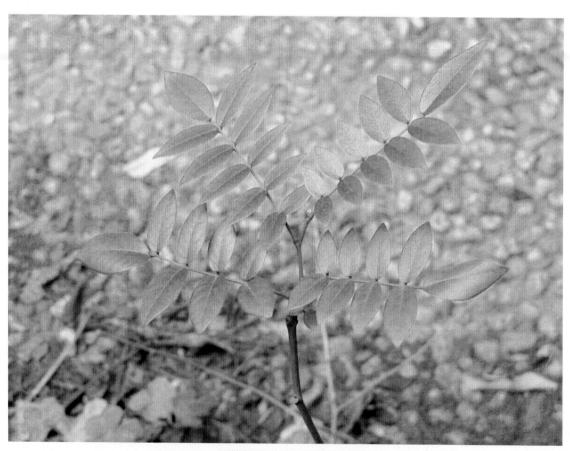

原植物圖（樊立勇提供）

虎　杖

● **來　　源**　本品為蓼科植物虎杖 *Polygonum cuspidatum* Sieb. et Zucc.的乾燥根莖及根。春、秋兩季採除去鬚根，洗淨，趁鮮切短段或厚片，晒乾。

● **植物特徵**　多年生灌木狀草本，高約1 m。根莖肥大橫臥，外皮黃褐色，內面暗黃色。莖中空，直立或傾斜，分枝，表面光滑無毛，散生多數紅色或帶紫色斑點，莖節上有膜質抱莖的托葉鞘。單葉互生，橢圓形至近圓形，先端短尖，基部圓形或楔形，葉脈兩面均明顯，葉緣有極小的鋸齒。兩性花，為頂生或腋生的圓錐花序，花小，白色。瘦果卵狀橢圓形，紅褐色。

● **藥材性狀**　本品呈圓柱形，直徑0.5～2.5 cm。外皮棕褐色，有縱皺紋及鬚根痕；斷面韌皮部較薄，木質部寬廣，棕黃色，射線放射狀，韌皮部與木質部較易分離。根莖髓中有隔或呈空洞狀。質堅硬。氣微，味微苦、澀。

● **性味功能**　微苦，微寒。調龍路，清熱毒，除濕毒。

● **用法與用量**　9～15 g；外用適量，製成煎液或油膏塗敷。

● **臨床應用**　用於能蚌（黃疸），癥瘕，京瑟（閉經），發旺（痹病），腰痛，林得叮相（跌打損傷），

● **注　　意**　孕婦慎用。

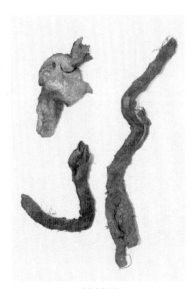

藥材圖

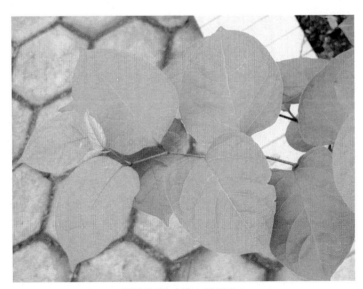

原植物圖（樊立勇提供）

岩黃連

● **來　　源**　本品為罌粟科植物石生黃菫*Corydalis saxicola* **Bunting**的乾燥全草。秋後採挖，除去泥沙，切段，晒乾。

● **植物特徵**　無毛直立草本，具黃色木質圓柱狀主根。莖萎軟或近匍匐，高10～40 cm。葉片三角狀卵圓形，下面灰白色，具長柄，長10～30 cm，二回羽狀分裂，一回裂片常5枚，奇數對生，末回裂片菱形或卵形，前端具粗圓鋸齒，大小幅度變異甚大，長2～5 cm，寬1～3 cm。總狀花序頂生或與葉對生，長7～ 14 cm。蒴果長3～4 cm，圓柱狀鐮形彎曲。

● **藥材性狀**　本品根呈類圓柱狀或圓錐狀，稍扭曲，下部有分枝，直徑0.5～2 cm，表面淡黃色至棕黃色，具縱皺裂紋或縱溝。栓皮發達，易剝落，斷面不整齊，似朽木狀，韌皮部與木質部界限不明顯，質鬆。葉具長柄，卷曲柔軟，長10～15cm。葉片多皺縮，破碎，淡黃綠色，完整者二回羽狀分裂，一回裂片常5枚，奇數對生，末回裂片菱形或卵形。氣微，味苦、澀。

● **性味功能**　苦，微寒。清熱毒，除濕毒，消腫痛。

● **用法與用量**　3～15 g；外用適量。

● **臨床應用**　用於能蚌（黃疸），肝硬化，肝癌，唄農（癰瘡）。

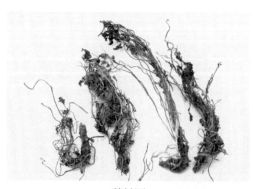

藥材圖

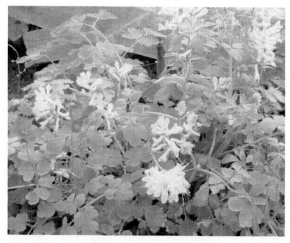

原植物圖（鐘小清提供）

148

重　樓

● **來　源**　本品為百合科植物七葉一枝花*Paris polyphylla* Smith var. chinensis（Franch.）Hara的乾燥根莖。秋季採挖，除去鬚根，洗淨，晒乾。

● **植物特徵**　多年生草本，光滑無毛，高30～90 cm。根莖橫臥，圓柱形，稍壓扁，黑褐色，結節明顯，節上生鬚根。葉5～10片，通常7片，輪生於莖頂，長圓形、長卵形或長橢圓形，長8～18 cm，寬2.5～5.5 cm，先端急尖或漸尖，基部楔形，基出脈3條，全緣或呈波狀；葉柄短，長3～8 mm。從莖頂抽出花莖，頂端著花1朵。蒴果球形。

● **藥材性狀**　本品呈結節狀扁圓柱形，略彎曲，長5～12 cm，直徑1～4.5 cm。表面黃棕色或灰棕色，外皮脫落處呈白色；密具層狀凸起的粗環紋，一面結節明顯，結節上具橢圓形凹陷莖痕，另一面有疏生的鬚根或疣狀鬚根痕。頂端具鱗葉及莖的殘基。質堅實。斷面平坦，白色至淺棕色，粉性或角質。氣微，味微苦、麻。

● **性味功能**　苦，微寒；有小毒。調火路，清熱毒。

● **用法與用量**　3～9 g；外用適量，研末調敷患處。

● **臨床應用**　用於貨煙媽（咽痛），埃病（咳嗽），唄叮（疔瘡），唄農（癰瘡），額哈（毒蛇咬傷），林得叮相（跌打傷痛）。

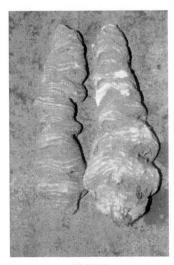

藥材圖

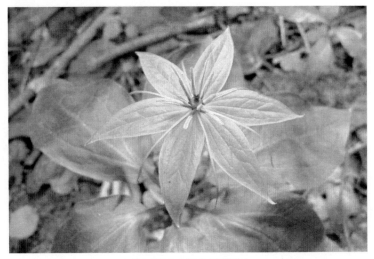

原植物圖（樊立勇提供）

苦丁茶

● **來　　源**　本品為冬青科植物苦丁 *Ilex kudingcha* **C. J. Tseng** 的乾燥葉。全年可採收，除去粗梗，晒

● **植物特徵**　常綠喬木，高6～20 m。嫩枝無毛，有棱。單葉互生，革質或厚革質，長圓狀橢圓形或倒披針狀橢圓形，長14～31 cm，寬6～15 cm，先端短漸尖或鈍，基部漸狹，邊緣有鋸齒，兩面均無毛，中脈上面下陷，側脈每邊10～14條，兩面微隆起，乾時上面橄欖綠色或棕色；葉柄長1.7～2 cm，無毛。假圓錐花序簇生，腋生。果球形，成熟時紅色，無毛。

● **藥材性狀**　本品呈長橢圓形，長10～16 cm，寬4～8 cm，邊緣有鋸齒，主脈於上表面凹下，於下表面凸起，側脈每邊10～14條；葉柄直徑2～3 mm。葉片厚，革質，上表面灰綠色或灰棕色，有光澤，下表面黃綠色。氣微，味苦、微甜。

● **性味功能**　苦、甜，微寒。調火路，清熱毒，除濕毒。

● **用法與用量**　3～10 g。

● **臨床應用**　用於巧尹（頭痛），齒痛，火眼（結膜炎），耳鳴，中耳炎，口渴，阿意咪（痢疾）。

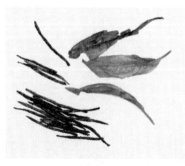

藥材圖

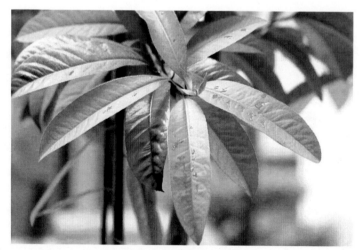

原植物圖

山綠茶

● **來　　源**　本品為冬青科植物海南冬青 *Ilex hainanensis* **Merr.**的乾燥葉。全年可採，經加工炮製而成。

● **植物特徵**　常綠灌木或小喬木，高達5 m。嫩枝有棱，無毛或被微柔毛。單葉互生，薄革質或紙質，橢圓形、倒卵狀或卵狀長圓形，長3～7.5 cm，寬1.5～3 cm，頂端漸尖或短漸尖，基部楔形或寬楔形，邊緣全緣，兩面均無毛，中脈上面下陷，側脈每邊8～10條，兩面通常明顯；葉柄長5～8 mm，上面有狹溝。花淡紅色。果球狀橢圓形或近球形，成熟時紅色。

● **藥材性狀**　本品呈卷曲狀，多破碎不全，主脈在加工過程中多與葉肉相剝離而呈纖維狀。完整的葉片呈橢圓形，長3～6 cm，寬1.5～3 cm，頂端漸尖，基部楔形，全緣，綠褐色或綠黃色，質脆，易破碎。氣清香，味苦。

● **性味功能**　苦、甜，平。調龍路，通氣道，清熱毒，除濕毒。

● **用法與用量**　6～9 g。

● **臨床應用**　用於冠心病，麻邦（偏癱），貧痧（感冒），埃病（咳嗽），貨煙媽（咽痛），阿意咪（痢疾）。

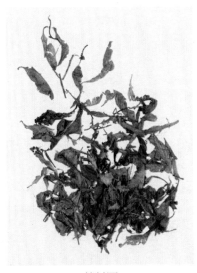

藥材圖

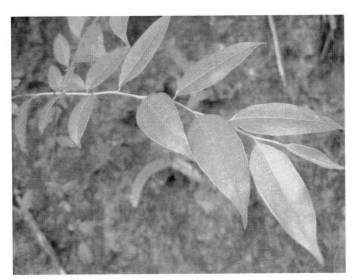

原植物圖

功勞葉

● **來　　源**　本品為小檗科植物闊葉十大功勞*Mahonia bealei*（Fort.）Carr.或同屬多種植物的乾燥葉。全可採收,除去雜質,晒乾。

● **植物特徵**　常綠灌木,全株無毛。奇數羽狀複葉互生,長達40 cm。小葉7～15枚,對生,革質,側生小葉無柄,頂生小葉有柄;小葉片卵形或卵狀橢圓形,頂端漸尖而有硬銳刺,基部平截,邊緣兩側有2～8個硬刺齒,網脈不明顯。花黃色,總狀花序直立,6～9個簇生。漿果卵形,有白粉,成熟時藍黑色,直徑約6 mm。

● **藥材性狀**　本品小葉5～8對,對生,側生小葉無柄,頂生小葉有柄。小葉片卵形或卵狀橢圓形,長4～14 cm,寬2.5～5 cm,先端漸尖而有硬銳刺,基部平截,邊緣兩側各有2～8個硬刺齒,邊緣稍反卷,上表面黃綠色或棕黃色,下表面色較淡,革質。氣微弱,味淡。

● **性味功能**　苦,微寒。清熱毒,除濕毒,補陰虛。

● **用法與用量**　15～30 g;外用適量。

● **臨床應用**　用於肺癆咳血,骨蒸潮熱(肝腎陰虛),頭暈耳鳴,腰腿酸痛,心煩,目赤,貧瘀(感冒),能啥能累。

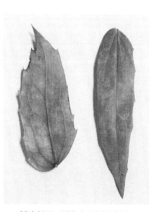

藥材圖(樊立勇提供)

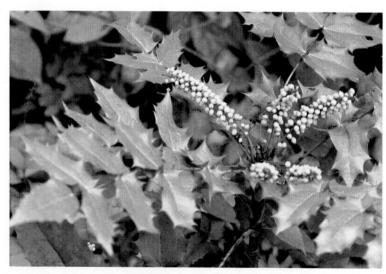

原植物圖

蟛蜞菊

● **來　　源**　本品為菊科植物蟛蜞菊 *Wedelia chinensis*（Osb.）Merr. 的乾燥全草。夏、秋兩季莖葉茂盛採收，乾燥。

● **植物特徵**　多年生匍匐狀草本，長15～50 cm，被緊貼的短粗毛。葉對生，矩圓狀披針形，長3～7 cm，寬0.7～1.3 cm，近無柄，離基3出脈，邊全緣或有粗齒。夏季開花，頭狀花序，單生於葉腋或頂生，有長梗；總苞2列，舌狀花1列，黃色；花托鱗片線形，比總苞短。瘦果扁平，無冠毛。

● **藥材性狀**　本品莖呈圓柱形，彎曲，長可達40 cm，直徑1.5～2 mm；表面灰綠色或淡紫色，有縱皺紋，節上有的有細根，嫩莖被短毛。葉對生，近無柄；葉片多皺縮，展平後呈橢圓形或長圓狀披針形，長3～7 cm，寬0.7～1.3 cm；先端短尖或漸尖，邊緣有粗鋸齒或呈波狀；上表面綠褐色，下表面灰綠色，兩面均被白色短毛。頭狀花序通常單生於莖頂或葉腋，花序梗及苞片均被短毛，苞片2層，長6～8 mm，寬1.5～3 mm，灰綠色。舌狀花和管狀花均為黃色。氣微，味微澀。

● **性味功能**　甜，平。清熱毒。

● **用法與用量**　15～45 g。

● **臨床應用**　用於貨煙媽（咽痛）。

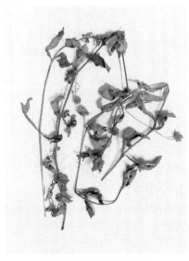

藥材圖（樊立勇提供）

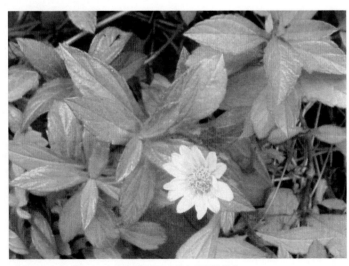

原植物圖（徐紀民提供）

野 菊 花

● **來　　源**　本品為菊科植物野菊*Dendranthema indicum*（L.）Des Moul.的乾燥頭狀花序。秋、冬兩季花開放時採摘，晒乾，或蒸後晒乾。

● **植物特徵**　多年生草本，高約1 m。莖直立或匍匐狀，稍被毛，有香氣。單葉互生，紙質，卵形或卵狀披針形，邊緣為不整齊的羽狀分裂，裂片每邊2～3片，有尖齒，兩面被毛，先端尖，基部略下延成翼狀。秋、冬季開花，頭狀花序黃色，傘房狀排列，外苞片革質，內苞片膜質。瘦果圓柱形，黑色。

● **藥材性狀**　本品呈類球形，直徑0.3～1 cm，棕黃色。總苞由4～5層苞片組成，總苞基部有的殘留總花梗。外層苞片卵形或條形，外表面中部灰綠色或淺棕色，通常被白毛，邊緣膜質；內層苞片長橢圓形，膜質，外表面無毛。舌狀花1輪，黃色至棕黃色，皺縮、卷曲；管狀花多數，深黃色。體輕。氣芳香，味苦。

● **性味功能**　苦、辣，微寒。通火路，清熱毒。

● **用法與用量**　9～15 g；外用適量，煎湯外洗或製膏外塗患處。

● **臨床應用**　用於火眼（結膜炎），蘭奔（眩暈），唄叮（疔瘡），唄農（癰瘡）。

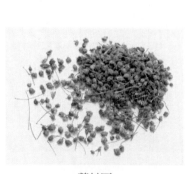

藥材圖

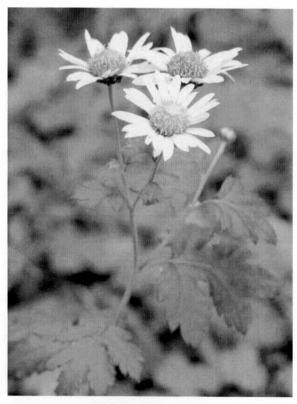

原植物圖（樊立勇提供）

竹　心

● **來　　源**　本品為禾本科植物粉單竹 *Lingnania chungii*（McClure）McClure或撐篙竹 *Bambusa* McClure的卷而未放的乾燥幼葉。清晨採摘，晒乾。亦可鮮用。

● **植物特徵**　粉單竹地下莖為合軸型。稈高達15 m，直徑約5 cm，頂端微彎曲，幼時密布白色蠟粉，節間長達60 cm，壁厚約4 mm。籜鞘背面僅在基部生有易落的柔毛，較節間短甚，堅硬，脫落後在籜環上存留一圈較寬的木栓質環；籜耳長而狹窄；籜葉黑色，強烈向後翻轉，卵狀披針形，近基部有刺毛。枝條多簇生於每節上，近相等；每一小枝生葉4～8枚。葉片條狀披針形，長達20 cm，寬約3.5 cm，頂端漸尖。花枝無葉，假小穗僅數枚，小花腫脹，紫褐色或古銅色。

撐篙竹植株叢生，無刺。稈直立或近直立，一般高7～8 m，有的達15 m，直徑4～6 cm，頂端不彎垂；節間圓柱形，壁厚，長25～30 cm，挺直，幼時被白粉及糙硬毛，以後變無毛；基部數節間具黃綠色縱條紋。節稍隆起，基部數節的籜痕上下各環生一圈灰白色絹毛。稈籜早落。籜鞘背面被糙硬毛或無毛，乾時肋紋稍隆起，先端呈不對稱的圓拱形，外側一邊下斜至籜鞘全長的1/8～1/6。籜耳有皺褶，邊緣被剛毛，

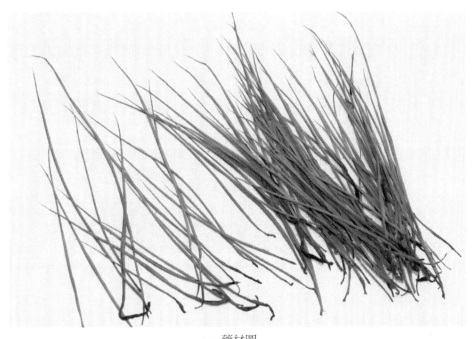

藥材圖

兩耳不等大。大耳倒披針形，下延，約比小耳大1倍；小耳近圓形。籜舌高約3.5 mm，邊緣齒裂或具短流蘇毛。籜片直立，狹卵形，基部兩側與籜耳相連接部分寬3～4 mm。分枝堅挺，常從基部第一節開始分出，多枝簇生節上，其中主枝較粗長。葉片披針形至狹披針形，長6～13 cm，寬7～10 mm，背面密生短柔毛。

● **藥材性狀** 本品卷曲成細長條狀，先端細尖。展開後，完整葉片為條狀披針形，長8～20 cm，寬7～20 mm，先端漸尖，基部歪斜或略呈圓形，邊緣有鋸齒形小刺，一邊刺密，一邊刺疏。上表面灰綠色或灰黃色，下表面主脈明顯凸出，較粗，淡黃色，兩側細脈10～16條，為直出平行脈。葉片較薄，質韌。味淡，微澀。

● **性味功能** 苦，寒。調龍路，通水道，清熱毒。

● **用法與用量** 2～4 g，鮮品6～12 g；外用適量，煅存性，研末調敷患處。

● **臨床應用** 用於口渴，口糜舌瘡，心悸，肉扭（淋證），狠風（驚風），鹿血（吐血），衄血（流鼻血），埃病（咳嗽），呃逆（打嗝）。

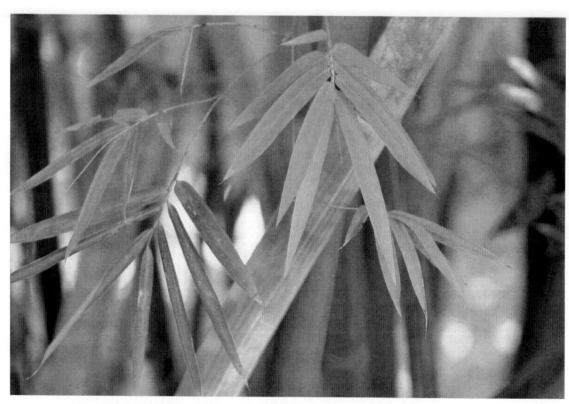

原植物圖

八角蓮

● **來　　源**　本品為小檗科植物八角蓮*Dysosma versipellis*（Hance）M. Cheng ex Ying的乾燥根狀莖。冬季採挖，洗淨，晒乾。

● **植物特徵**　多年生草本，高約35 cm。根莖橫走，節狀，堅硬，有多數粗壯鬚根。莖直立，粉綠色。葉1～2片生於莖頂，盾狀，4～8角，邊緣有不等長的小尖細齒，葉面綠色，中央有灰白斑，葉背粉綠色，葉脈4～8條，幼葉疏生短毛。夏季開紫色花，著生於莖頂葉腋，5～8朵，花柄下垂，有毛。漿果卵圓形，熟時黑色。

● **藥材性狀**　本品根狀莖呈橫生的結節狀，長6～15 cm，直徑2～4 cm。表面黃棕色至棕褐色，上面有凹陷的莖基痕，下面殘留有鬚根痕。質硬而脆，易從結節處折斷，斷面紅棕色。氣微，味苦。

● **性味功能**　苦、辣，平；有小毒。清熱毒，祛風毒，除濕毒。

● **用法與用量**　6～12 g。

● **臨床應用**　用於貨煙媽（咽痛），唄農（癰瘡），唄叮（疔瘡），唄奴（頸淋巴結結核），林得叮相（跌打損傷），額哈（毒蛇咬傷），發旺（痹病）。

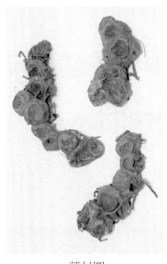

藥材圖

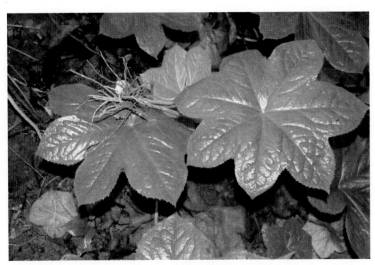

原植物圖

白 眉 草

● **來　　源**　本品為菊科植物毛大丁草*Gerbera piloselloides*（L.）Cass.的乾燥全草。夏季採收，洗去泥晒乾。亦可鮮用。

● **植物特徵**　多年生宿根草本，密被白色綿毛。根莖粗短，鬚根叢生，黃白色而細長，有香氣。葉根生，平鋪地面，通常4～6片，長橢圓形或橢圓形，長5～12 cm，寬2～5 cm，先端渾圓，基部楔形，全緣，葉面幼時被毛，老時無毛或被稀疏短毛，葉背密被綿毛。春、夏季開花，白色，頭狀花序頂生，直徑約4 cm，花莖單一，粗壯，被綿毛。瘦果有喙，冠毛淡紅色。

● **藥材性狀**　本品根莖粗短，被白色綿毛，下方叢生多數細長的根。根略彎曲，棕黃色或黃褐色，長1～5 cm，直徑1～2 mm。質脆，斷面黃白色。葉基生，具短柄。葉片皺縮，展平後呈矩圓形或倒卵形，長4～12 cm，寬2～4 cm，上表面黑褐色，幼時被毛，下表面棕褐色，被黃白色綿毛，先端鈍，基部楔形，全緣。頭狀花序，花莖長，單一，被黃色絨毛，多斷裂。微有香氣，味微苦。

● **性味功能**　微苦，平。清熱毒，除濕毒。

● **用法與用量**　10～25 g，鮮品50～100 g；外用鮮品適量，搗爛敷患處。

● **臨床應用**　用於貧痧（感冒），埃病（咳嗽），阿意咪（痢疾），喯疳（疳積），林得叮相（跌打損傷），額哈（毒蛇咬傷）。

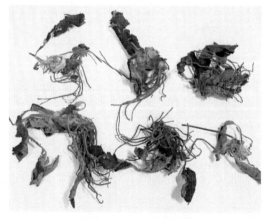

藥材圖（樊立勇提供）

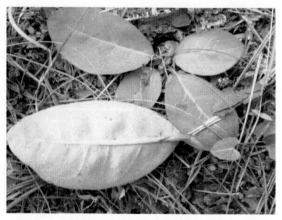

原植物圖（樊立勇提供）

決明子

● **來　　源**　本品為豆科植物決明*Cassia obtusifolia* L.或小決明*Cassia tora* L.的乾燥成熟種子。秋季採收成熟果實，晒乾，打下種子，除去雜質。

● **植物特徵**　決明為一年生半灌木狀草本，高達2 m，通體被短柔毛。莖基部木質化。偶數羽狀複葉互生，有小葉2～4對，在下面兩片小葉之間的葉軸上有長形腺體。小葉片倒卵形，先端圓形，有小突尖，基部楔形，全緣，幼時兩面疏生柔毛。夏季開花，花成對腋生。莢果長線形，微彎，質硬，稍四棱形；種子多數，菱狀方形，淺棕綠色，光亮，兩側面各有一條線形的淺色斜凹紋。

　　小決明與決明的主要區別在於小決明下面兩對小葉間各有一個腺體；小花梗、果實及果柄均較短；種子較小，兩側各有一條寬廣的綠黃棕色帶。具臭氣。

● **藥材性狀**　決明略呈菱狀方形或短圓柱形，兩端平行傾斜，長3～7 mm，寬2～4 mm。表面綠棕色或暗棕色，平滑有光澤。一端較平坦，另一端斜尖，背腹面各有一條凸起的棱線，棱線兩側各有一條斜向對稱而色較淺的線形凹紋。質堅硬，不易破碎。種皮薄，子葉2片，黃色，呈「S」形折曲並重疊。氣微，味微苦。

　　小決明呈短圓柱形，較小，長3～5 mm，寬2～3 mm。表面棱線兩側各有一條寬廣的淺黃棕色帶。

● **性味功能**　甜、苦、鹹，微寒。調火路，清熱毒，明目。

● **用法與用量**　9～15 g。

● **臨床應用**　用於火眼（結膜炎），蘭奔（眩暈），年鬧諾（失眠），視力下降，阿意囊（便秘）。

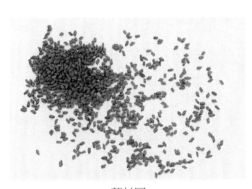

藥材圖

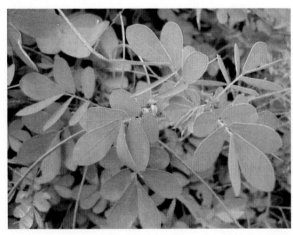

原植物圖

刺　莧

● **來　　源**　　本品為莧科植物刺莧*Amaranthus spinosus* L.的乾燥全草或根。全年均可採挖，除去鬚根，淨，晒乾。亦可鮮用。

● **植物特徵**　　一年生直立分枝草本，有時帶紅色，根粗壯，分枝。銳刺生於葉腋，通常2枚，有時1枚，長8～16 mm。單葉互生，綠色，長圓形至長圓狀卵形或橢圓狀披針形，長4～10 cm，先端鈍，基部稍下延。花夏、秋季開放，淡綠色，單性，雌花簇生於葉腋，雄花排成頂生或腋生稠密的穗狀花序。胞果蓋裂。

● **藥材性狀**　　本品根直，圓錐狀，長短不一。莖直立，圓柱形，分枝，上部稍彎曲，長30～70 cm，直徑3～5 mm，表面淡黃色或淡黃綠色，有深縱槽，上部有微毛，下部無毛，體輕，質韌，斷面類白色。單葉互生，有柄。葉片灰綠色，皺縮，基部葉多破碎脫落，完整者長卵形，基部楔形，邊全緣或波狀。托葉2枚變為銳刺。穗狀花序頂生和腋生，密生小花，花單性，雌雄同株。胞果卵形；種子細小，黑色。氣微，味淡。

● **性味功能**　甜、淡，微寒。通谷道，清熱毒，除濕毒。

● **用法與用量**　15～60 g；外用鮮品適量，搗爛敷患處。

● **臨床應用**　　用於阿意咪（痢疾），白凍（腹瀉），肉扭（淋證），仲嘿唷尹（痔瘡），能唅能累（濕疹）。

● **注　　意**　孕婦忌服。

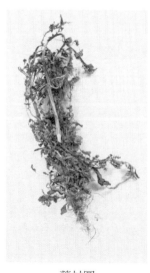

藥材圖

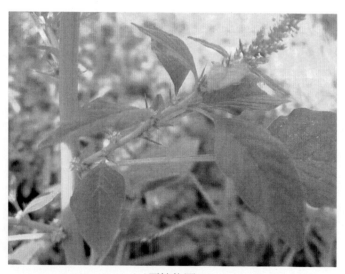

原植物圖

粗糠柴根

● **來　　源**　本品為大戟科植物粗糠柴 *Mallotus philippinensis*（Lam.）Muell.-Arg. 的乾燥根。全年可洗淨，除去鬚根，晒乾。

● **植物特徵**　常綠大灌木或小喬木，高3～6 m，小枝、幼葉、花序均被褐色柔毛。葉互生，卵狀矩圓形，長6～15 cm，寬3～6 cm，邊全緣或有鋸齒，近基部有紅色腺體2枚，背面多少帶白粉，被星狀毛和散生紅色腺體，基出脈3條，明顯。花序總狀，生於枝頂或枝條上部，有花數朵。蒴果三棱狀球形，密被朱紅色顆粒狀腺體。

● **藥材性狀**　本品呈圓柱狀或圓錐狀，長短不一，直徑1～4 cm或更粗。表面灰棕色或灰褐色，粗糙，有細縱紋，皮孔類圓形或縱向長圓形，明顯凸起，外皮剝落處顯暗褐色或棕褐色。質硬。斷面靭皮部棕褐色，木質部淡褐色，具放射狀紋理，可見同心性環紋和密集的小孔。氣微，味微澀。

● **性味功能**　微苦、微澀、微寒。清熱毒，除濕毒。

● **用法與用量**　15～30 g。

● **臨床應用**　用於阿意咪（痢疾），貨煙媽（咽痛）。

● **注　　意**　粗糠柴的果實和葉背的紅色粉末狀小點有毒。

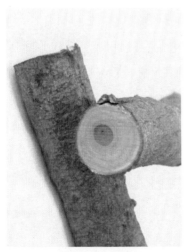

藥材圖（樊立勇提供）

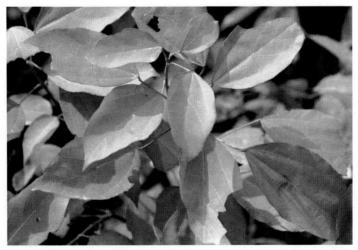

原植物圖

倒扣草

● **來　　源**　本品為莧科植物倒扣草*Achyranthes aspera* L . 的乾燥全草。夏、秋兩季花果期採挖,除去雜質,晒乾。

● **植物特徵**　一年生或兩年生草本。根白色或粉紅色。莖多分枝,方柱形,節膨大如膝,有條紋,枝對生。單葉對生,橢圓形或卵形,全緣,先端尖,基部狹,兩面均被疏毛。頂生穗狀花序,花綠色,夏季開放,開放後即向外倒或下彎而緊貼總軸;苞片3枚,小苞片披針形,基部有膜質邊緣,宿存;花被6片,披針形,雄蕊5枚,退化雄蕊呈睫毛狀。胞果小,有種子1顆。

● **藥材性狀**　本品根呈圓柱形,彎曲,表面灰黃色。莖呈類圓柱形,嫩枝略呈方柱形,有分枝,長40~100 cm,直徑0.5~0.8 cm;表面紫棕色或褐綠色,有縱棱,節膨大,嫩枝被短柔毛;質脆,易折斷,斷面黃綠色。葉對生,有柄。葉片皺縮、卷曲,展平後呈卵圓形或長橢圓形,長3~10 cm,寬1.5~5 cm;先端急尖或鈍,基部狹,全緣;上表面深綠色,下表面灰綠色,兩面均被柔毛。穗狀花序細長,花反折如倒鉤。胞果卵形,黑色。氣微,味甜。

● **性味功能**　甜、淡,微寒。清熱毒,除濕毒。

● **用法與用量**　15~30 g。

● **臨床應用**　用於貧痧(感冒),貨煙媽(咽痛),煩渴,發旺(痹病)。

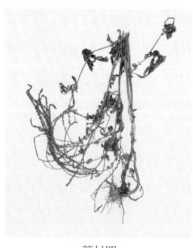

藥材圖

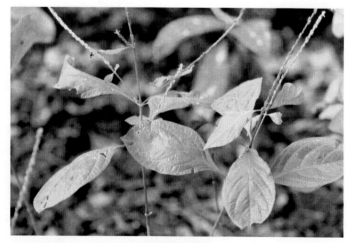

原植物圖

檵木葉

● **來　源**　本品為金縷梅科植物檵木*Loropetalum chinense* (R. Br.) Oliv . 的乾燥葉。夏、秋兩季枝葉茂盛時採收，乾燥。亦可鮮用。

● **植物特徵**　常綠灌木或小喬木。莖直立或因屢遭砍伐而呈座狀分枝。枝條褐色，有星狀毛。葉卵形或橢圓形，長2～4 cm，寬1～3 cm，先端短漸尖，基部偏斜，兩面有灰褐色星狀毛，葉背尤多。花數朵聚生於小枝頂端，春季開花，花瓣白色，細長。蒴果卵圓形，被毛，熟時黑褐色，頂部開裂。

● **藥材性狀**　本品呈橢圓形或卵形，長1.5～3 cm，寬1～2.5 cm；先端銳尖，基部稍偏斜，全緣或有細鋸齒；上表面灰綠色或淺棕褐色，下表面色較淺，兩面疏生短茸毛。葉柄被棕色茸毛。氣微，味澀、微苦。

● **性味功能**　苦、澀，微寒。調龍路，清熱毒，除濕毒，止血。

● **用法與用量**　15～30 g；外用鮮品適量，搗爛敷患處。

● **臨床應用**　用於白凍（腹瀉），隆白呆（白帶），外傷出血，鹿血（吐血），兵淋勒（子宮出血），滲襠相（燒燙傷）。

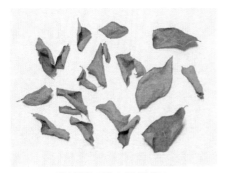

藥材圖（樊立勇提供）

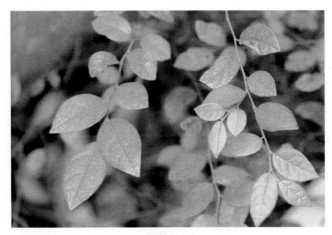

原植物圖

瓜子金

● **來　　源**　本品為遠志科植物瓜子金*Polygala japonica* Houtt . 的乾燥全草。春末花開時採挖，除去泥沙，晒乾。亦可鮮用。

● **植物特徵**　多年生草本，高15～20 cm。根圓柱形，有香氣。莖叢生。葉互生，卵形或卵狀披針形，形如瓜子，長1～2.5 cm，葉面綠色，葉背紫色或綠色，有細柔毛。春、夏季開花，為腋生總狀花序，花紫白色或紫紅色。夏季結小蒴果，扁平，基部有宿存花萼。

● **藥材性狀**　本品根呈圓柱形，直徑可達3 mm，表面黃褐色，有細縱紋，質硬，斷面黃白色。莖叢生，長12～20 cm，黃褐色，有的下部呈紫褐色，被細柔毛。葉互生，具短柄。葉片革質，卵形或橢圓形，有的卵狀披針形，長1～2.5 cm，寬0.3～1.5 cm；先端短尖或急尖，基部圓形或楔形，邊全緣；上表面灰綠色至黃綠色，下部葉片常呈紫褐色。總狀花序腋生，最上的花序低於莖端，花蝶形。蒴果寬卵形而扁，直徑約5 mm，邊緣具膜質寬翅，黃綠色，無緣毛，萼片宿存；種子扁卵形，表面棕褐色。氣微，根味辣，葉味微苦。

● **性味功能**　辣、苦，平。調氣道，清熱毒，除濕毒。

● **用法與用量**　15～30 g；外用鮮品適量，搗爛敷患處。

● **臨床應用**　用於埃病（咳嗽），貨煙媽（咽痛），發旺（痹病）；外治林得叮相（跌打損傷），唄叮（疔瘡），額哈（毒蛇咬傷）。

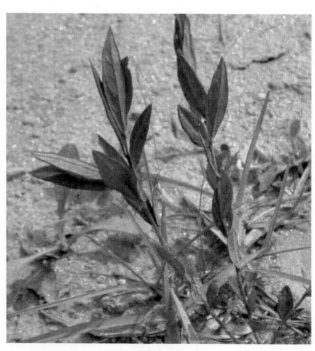

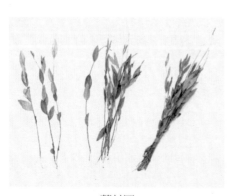

藥材圖　　　　　　　　　　　原植物圖

廣狼毒

● **來　源**　本品為天南星科植物蘭嶼姑婆芋*Alocasia macrorrhiza*（L.）Schott的乾燥根狀莖。全年均可採淨，除去外層粗皮，切片，晒乾。亦可鮮用。

● **植物特徵**　大型常綠草本植物。莖粗壯，高達3 m，皮茶褐色，多黏液。葉聚生於莖頂，盾狀著生，卵狀戟形，長50～90 cm，寬40～90 cm，基部兩裂片分離或梢合生；葉柄長達1 m。花單性，無花被；佛焰苞全長10～20 cm，下部筒狀，上部稍彎曲呈舟形；肉穗花序稍短於佛焰苞。漿果卵形，紅色。

● **藥材性狀**　本品呈圓柱形。外皮棕黃色，有時可見圓形的根痕和殘存鱗葉，莖節環明顯；切面白色或黃白色，有顆粒狀及波狀皺紋；質硬且脆，易折斷，富粉性。氣微，味淡，嚼之麻舌而刺喉。

● **性味功能**　辣，寒；有毒。清熱毒，除濕毒。

● **用法與用量**　9～30 g；外用鮮品適量，搗爛敷患處。

● **臨床應用**　用於發得（發熱），貧痧（感冒），腸傷寒，唄叮（疔瘡）。

● **注　意**　本品有毒，內服須煎3～5小時。體弱有寒證者勿用。

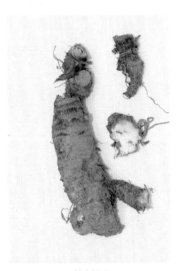

藥材圖

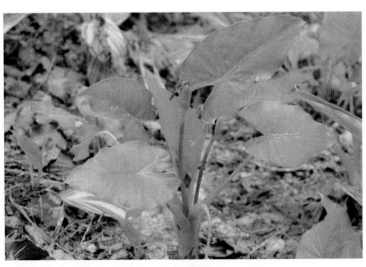

原植物圖

空心蓮子草

● **來　　源**　本品為莧科植物空心蓮子草*Alternanthera philoxeroides*（Mart.）Griseb.的新鮮或乾燥地上部分。10～11月採割，洗淨，除去雜質，鮮用或晒乾。

● **植物特徵**　多年生粗壯草本。莖下部匍匐，著地節生長鬚根，上部直立，中空，多分枝。葉對生，倒卵形或倒卵狀披針形，長3～5 cm，寬1～1.8 cm，先端圓鈍，有短尖頭，基部漸狹，上面稀生白色柔毛。夏季開白色花，頭狀花序頂生或單生於葉腋；總花梗長1～4 cm；苞片膜質；花被片矩圓形，白色，膜質；雄蕊5枚。

● **藥材性狀**　本品莖呈圓柱形，有分枝，表面綠色，光滑，有縱直條紋及節，下部節上有棕褐色鬚狀根，斷面中空。葉對生，無柄。葉片長圓形或倒卵狀披針形，長2.5～6 cm，寬0.7～2 cm，先端尖，基部楔形，邊全緣，深綠色。頭狀花序頂生或腋生，花白色，較小。氣微，味淡、微澀。

● **性味功能**　苦，寒。清熱毒。

● **用法與用量**　10～15 g，鮮品20～30 g。

● **臨床應用**　用於貧痧（感冒），流行性日本腦炎，流行性出血熱，篤麻（麻疹），病毒感染性疾病。

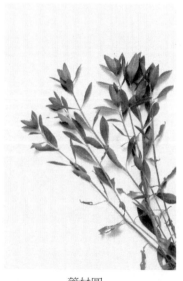

藥材圖

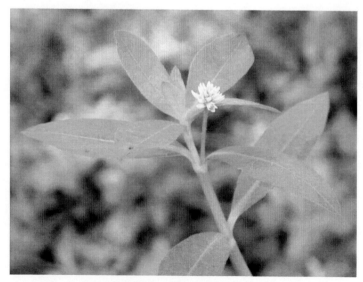

原植物圖（樊立勇提供）

苦 瓜 乾

● **來　源**　本品為葫蘆科植物苦瓜 *Momordica charantia* L.的乾燥將近成熟果實。夏、秋兩季採收，切片，晒乾。

● **植物特徵**　一年生攀緣狀柔弱草本，多分枝。莖、枝被柔毛。卷鬚側生於葉柄基部，長達20 cm，不分枝。葉柄細，單葉互生，卵狀腎形或近圓形，膜質，長和寬均為4～12 cm，上面綠色，下面淡綠色，脈上密被微柔毛，5～7深裂，裂片卵狀長圓形，邊緣具粗鋸齒或有不規則小裂片，先端多半鈍圓形，稀急尖，基部彎缺半圓形，葉脈掌狀。花單性，雌雄同株，雄花單生於葉腋。果實紡錘形或圓柱形，多瘤皺，長10～20 cm，成熟後橙黃色，頂端3瓣裂。

● **藥材性狀**　本品為呈橢圓形或矩圓形的薄片，長3～15 cm，寬1～3 cm，厚2～8 mm。全體皺縮、彎曲，少數帶有果柄。果皮淺灰綠色或淺灰棕色，粗糙，具縱皺紋或瘤狀突起。有時夾有種子或種子脫落後留下的孔洞。質脆，易斷，斷面不平整。氣微，味苦。

● **性味功能**　苦，寒。清熱毒，除濕毒。

● **用法與用量**　15～30 g。

● **臨床應用**　用於貧痧（感冒），阿意咪（痢疾），火眼（結膜炎），唄農（癰瘡），丹毒。

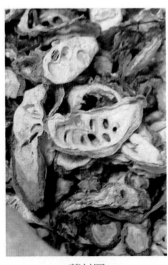

藥材圖

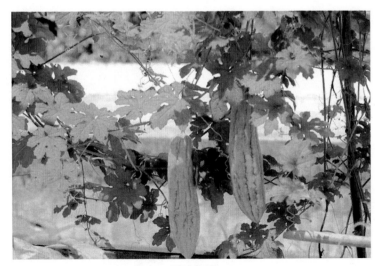

原植物圖

苦　木

● **來　源**　本品為苦木科植物苦木 *Picrasma quassioides*（D.Don）Benn.的乾燥枝及葉。夏、秋兩季收，乾燥。

● **植物特徵**　落葉喬木，高達10 m，全株有苦味。小枝綠色或紅紫色，老枝灰褐色，有明顯皮孔。奇數羽狀複葉互生，有小葉9～15片。小葉對生，近無柄，長4～16 cm，寬1.5～6 cm，邊緣有不整齊鋸齒，基部偏斜，兩面通常綠色，有時淡紅色，葉背沿中脈有柔毛，嫩葉常為紅色。花黃綠色，圓錐花序腋生。核果橢圓形，9～10月成熟，熟時藍綠色。

● **藥材性狀**　本品枝呈圓柱形，長短不一，直徑0.5～2 cm；表面灰綠色或棕綠色，有細密的縱紋及多數點狀皮孔；質脆，易折斷；斷面不平整，淡黃色，嫩枝色較淺且髓部較大。葉為奇數羽狀複葉，易脫落。小葉卵狀長橢圓形或卵狀披針形，近無柄，長4～13 cm，寬1.5～4.5 cm；先端銳尖，基部偏斜或稍圓，邊緣具鈍鋸齒；兩面通常綠色，有的下表面淡紫紅色，沿中脈有柔毛。氣微，味極苦。

● **性味功能**　苦，寒；有小毒。清熱毒，除濕毒。

● **用法與用量**　枝3～4.5 g，葉1～3 g；外用適量。

● **臨床應用**　用於貧痧（感冒），貨煙媽（咽痛），阿意咪（痢疾），能啥能累（濕疹），唄叮（疔瘡），額哈（毒蛇咬傷）。

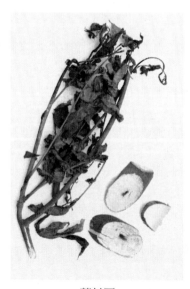

藥材圖

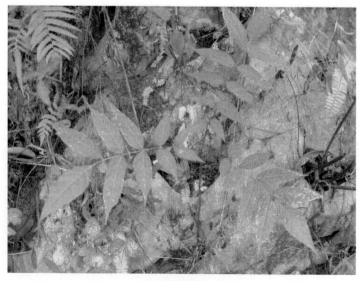

原植物圖

白 馬 骨

● **來　　源**　本品為茜草科植物白馬骨*Serissa foetida* Comm 的乾燥全株。全年均可採挖，除去泥沙，乾。

● **植物特徵**　多年生亞灌木狀草本，高1～2 m，被柔毛。根多數，條狀，圓柱形。莖圓柱形，有褐紅色斑點和細緻的縱條紋，基部木質化。葉對生，有短柄，卵形或卵狀披針形，長1.5～6 cm，寬0.7～1.5 cm，先端漸尖，基部圓，邊全緣。夏、秋季開花，白色，頂生頭狀花序，傘房花序式排列。瘦果有5棱，有長冠毛。

● **藥材性狀**　本品長40～100 cm。根細長，灰白色。莖圓柱形，多分枝，直徑0.3～0.8 cm，表面深灰色，有縱裂隙，外皮易剝離；嫩枝灰色，微有茸毛。葉對生或叢生，有短柄，狹卵形，綠黃色，全緣。苞片與萼片刺毛狀；小花無梗，灰綠色；花冠漏斗狀，白色。核果近球形。氣微，味淡。

● **性味功能**　淡、微辣，微寒。調火路，清熱毒，祛風毒，除濕毒。

● **用法與用量**　15～30 g。

● **臨床應用**　用於貧痧（感冒），貨煙媽（咽痛），能蚌（黃疸），發旺（痹病），喯疳（疳積），京瑟（閉經），隆白呆（白帶），巧尹（頭痛）。

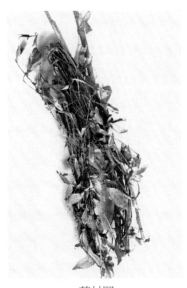

藥材圖

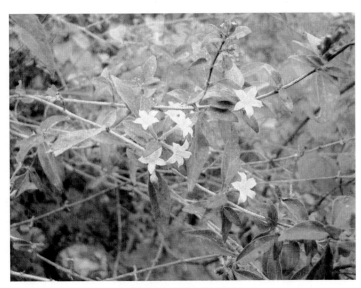

原植物圖（樊立勇提供）

羅漢茶

● **來　源**　本品為胡桃科植物黃杞*Engelhardtia roxburghiana* **Wall** . 的乾燥葉。夏、秋兩季採收，除去雜質，晒乾。

● **植物特徵**　半常綠喬木，高達10餘米，全體無毛，被有橙黃色盾狀著生的圓形腺體。枝條暗褐色，乾時黑褐色，皮孔不明顯。偶數羽狀複葉互生，小葉常3～5對，近於對生。葉片薄革質，長6～15 cm，寬2～5 cm，長橢圓形，全緣，頂端漸尖，基部歪斜，兩面均無毛，側脈10～13對。花雌雄同株或稀異株，雌花序1條及雄花序數條長而俯垂，生疏散的花，常形成一頂生的圓錐花序束。果實堅果狀，球形。

● **藥材性狀**　本品為偶數羽狀複葉，小葉3～5對，近於對生，呈長橢圓狀披針形至長橢圓形，長6～15 cm，寬2～5 cm，頂端漸尖，基部歪斜，邊全緣，兩面黃綠色或黃棕色，無毛，側脈8～13對，主脈於下表面顯著凸起；葉軸和小葉柄均無毛，可見細小的點狀腺體。薄革質，易折斷。氣微，味微甜。

● **性味功能**　微甜，微寒。通谷道，清熱毒，除濕毒。

● **用法與用量**　12～15 g。

● **臨床應用**　用於胸腹脹悶，貧痧（感冒），發得（發熱）。

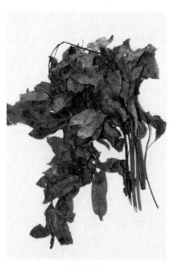

藥材圖

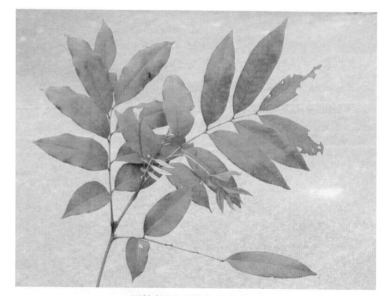

原植物圖（樊立勇提供）

木蝴蝶

● **來　　源**　本品為紫葳科植物木蝴蝶*Oroxylum indicum*（ L. ）Vent.的乾燥成熟種子。秋、冬兩季採收成熟果實，曝晒至果實開裂，取出種子，晒乾。

● **植物特徵**　直立小喬木。樹皮灰色，有縱裂紋。小枝有凸起的皮孔和葉痕。二至三回羽狀複葉，長約1 m。小葉多數，卵形或卵狀橢圓形，長約13 cm，寬7～10 cm，兩面綠色，無毛。夏、秋季開花，淡紫紅色。秋末冬初結蒴果，扁平，長可達1 m；果瓣木質，彎曲；種子薄，重疊多層，周圍有白色半透明膜翅。

● **藥材性狀**　本品為蝶形薄片，除基部外，三面延長成寬大的薄翅，長5～8 cm，寬3.5～4.5 cm。表面淺黃白色，翅半透明，有絹絲樣光澤，上有放射狀紋理，邊緣多破裂。體輕。剝去種皮可見一層薄膜狀的胚乳緊裹著子葉。子葉2片，蝶形，黃綠色或黃色，直徑1～1.5 cm。氣微，味微苦。

● **性味功能**　苦、甜，微寒。通氣道、谷道，清熱毒，除濕毒。

● **用法與用量**　1.5～3 g。

● **臨床應用**　用於埃病（咳嗽），貨煙媽（咽痛），心頭痛（胃痛），肝硬化，仲嘿唊尹（痔瘡）。

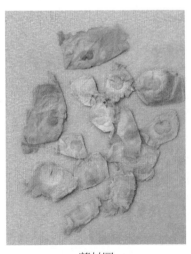

藥材圖

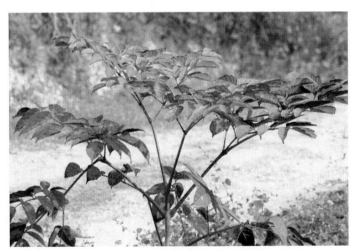

原植物圖

鐵莧菜

● **來　　源**　本品為大戟科植物鐵莧菜 *Acalypha australis* L.的乾燥地上部分。夏、秋兩季採割，除去雜質，晒乾。亦可鮮用。

● **植物特徵**　一年生直立草本，綠色或有時略帶紅色，被毛。葉卵狀菱形或橢圓形，長2～8 cm，寬1.5～3 cm，兩面略粗糙，邊緣有小鋸齒，基出脈3條。花小，雌雄同序，花序1～3個腋生，雄花生於花序軸的上部，下部全為雌花，基部為蚌殼狀的苞片所包圍。每一苞片內有1～3個小果，小果具3棱。

● **藥材性狀**　本品長20～40 cm，全體被灰白色細柔毛，粗莖近無毛。莖類圓柱形，有分枝，表面棕色，有縱條紋，質硬，易折斷，斷面黃白色，有髓。葉互生，有柄。葉片多皺縮、破碎，完整者展平後呈卵形或卵狀菱形，長2.5～5.5 cm，寬1.2～3 cm，黃綠色，邊緣有鈍齒。花序腋生，苞片三角狀腎形，合時如蚌。蒴果小，三角狀扁圓形。氣微，味淡。

● **性味功能**　苦、澀，微寒。調龍路，調谷道，清熱毒，除濕毒，止血。

● **用法與用量**　15～30 g；外用鮮品適量，搗爛敷患處。

● **臨床應用**　用於白凍（腹瀉），阿意咪（痢疾），鹿血（吐血），阿意勒（血便），肉裂（血尿），兵淋勒（子宮出血）；外治唄農（癰瘡），能啥能累（濕疹）。

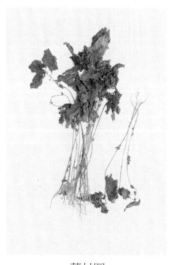

藥材圖

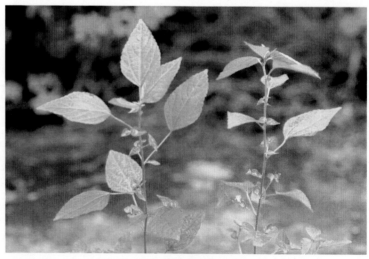

原植物圖

鐵 線 草

● **來　　源**　本品為鐵線蕨科植物扇葉鐵線蕨 *Adiantum flabellulatum* L . 的乾燥全草。全年均可採收，除去雜質，晒乾。

● **植物特徵**　多年生草本，高20～50 cm。根狀莖短，直立或斜出，被狹披針形鱗片。葉叢生，直立，有光澤。葉片為整齊的橢圓形，長20 cm左右，寬15 cm左右，具二至三回不對稱的二岔分枝；末次小羽片扇狀楔形，外緣圓形，全緣或稍有鋸齒；葉柄紫褐色。孢子囊群矩圓形，著生於末次小羽片的上側和外緣，每片小羽片有2～8個；囊群蓋由葉緣反卷而成。

● **藥材性狀**　本品根狀莖直立，被棕色披針形鱗片。葉簇生，近革質，葉軸和羽軸上被紅棕色短毛。葉片長10～25 cm，寬8～22 cm，具二至三回不對稱的二叉分枝。羽片條狀披針形，通常中央的較長，亦較大。小羽片扇形或斜方形，外緣或上緣淺裂，不育葉具細鋸齒，葉脈扇形分岔。葉柄堅韌，亮紫黑色，基部有少數絨毛，向上無毛。孢子囊群生於葉片上部反折的囊群蓋下面。氣微，味微苦。

● **性味功能**　微苦、辣，微寒。調谷道，清熱毒，除濕毒，祛風毒。

● **用法與用量**　15～50 g。

● **臨床應用**　用於肉扭（淋證），肝炎，阿意咪（痢疾），貧痧（感冒），白凍（腹瀉），發旺（痹病），阿肉甜（糖尿病）。

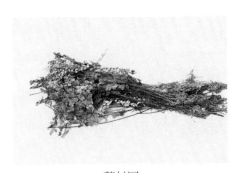

藥材圖

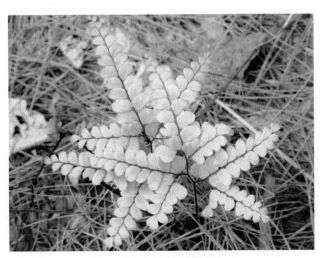

原植物圖（樊立勇提供）

元 寶 草

● **來　　源**　本品為藤黃科植物元寶草*Hypericum sampsonii* Hance的乾燥全草。夏、秋兩季採挖,除去泥沙,晒乾。

● **植物特徵**　多年生草本,高約1 m,全株光滑無毛。莖圓柱形,分枝,綠色或帶淡紅褐色,有白粉。葉對生,無柄,基部相連在一起成船形,莖從中間穿過,兩面均有黑色小斑點。圓錐花序頂生,5～6月開黃色小花,花瓣5片,雄蕊3束,花柱3枚。蒴果卵圓形,有凸起的赤色腺體。

● **藥材性狀**　本品長30～80 cm。根細圓柱形,稍彎曲,長5～15 cm,淡棕色。莖圓柱形,直徑0.2～0.5 cm,表面棕黃色至深棕色,斷面中空。葉對生,兩葉基部完全合生,棕褐色,多皺縮、破碎;完整者兩葉長7～13 cm,寬0.5～2 cm,全緣,莖自中部貫穿,下表面有多數黑色腺點。聚傘花序頂生,花小,黃色。蒴果卵圓形;種子細小,多數。氣微,味淡。

● **性味功能**　微苦、微辣,微寒。調龍路、火路,清熱毒,止血。

● **用法與用量**　9～15 g;外用適量。

● **臨床應用**　用於月經不調,林得叮相(跌打損傷),發旺(痹病),鹿血(吐血),唄農(癰瘡),額哈(毒蛇咬傷)。

● **注　　意**　孕婦忌服。

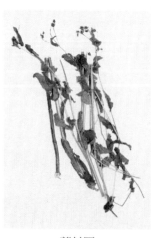

藥材圖

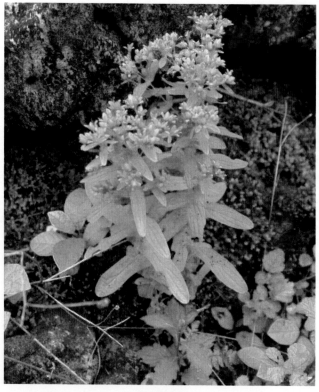

原植物圖

土 生 地

● **來　　源** 本品為紫金牛科植物塊根傘形紫金牛*Ardisia corymbifera* Mez var. tuberifera C. Chen的乾燥塊根。全年可採,洗淨,晒乾。

● **植物特徵** 小灌木或亞灌木,高1～3 m,植株下部具塊根。小枝無毛或有時被微柔毛。單葉互生,橢圓形或倒卵狀披針形,長5～8 cm,寬1.5～2.5 cm,兩面無毛,具密腺點,中脈隆起,側脈約15對,不連接成邊緣脈;葉柄長5～8 mm,通常被微柔毛。複傘形花序著生於側生枝特殊花枝頂端。果球形,直徑約5 mm,鮮紅色,具腺點。

● **藥材性狀** 本品呈不規則長扁橢圓形或長扁條形,兩端稍細,中部膨大,稍扁,表面黃棕色至棕褐色,具不規則的縱皺紋和橫皺紋。體重,質韌,折斷面不平坦,紫黑色或灰黑色。氣微,味甜、微澀。

● **性味功能** 甘、苦,微寒。調龍路、火路,清熱毒,祛風毒,除濕毒。

● **用法與用量** 10～15 g。

● **臨床應用** 用於貨煙媽(咽痛),心頭痛(胃痛),月經不調,勒內(血虛),奪扼(骨折),林得叮相(跌打損傷),發旺(痹病)。

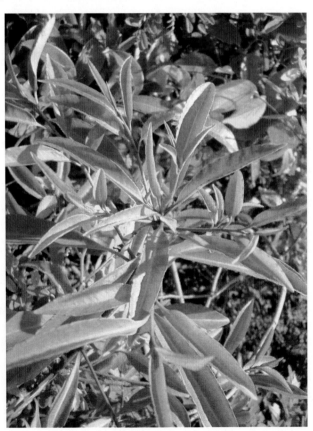

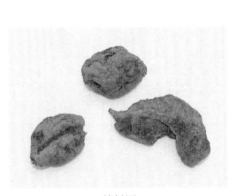

藥材圖　　　　　　　　　　　　　　　　原植物圖

無根藤

● **來　　源**　本品為樟科植物無根藤 *Cassytha filiformis* L.的乾燥全草。全年可採，除去雜質，乾燥。亦可鮮用。

● **植物特徵**　纏繞寄生草本，借盤狀吸根攀附於寄主植物上。莖線形，極長，綠色或黃綠色，被毛。葉退化為微小的鱗片。花極小，白色，四季開放，排列成短的穗狀花序；花被基部連合成管，裂片6片，排成2輪，外輪3片小，圓形，內輪3片大，卵狀三角形；雄蕊9枚，排成3輪。漿果小，球形，直徑約7 mm，頂端有宿存的花被裂片。

● **藥材性狀**　本品呈細長圓柱形，略扭曲，直徑1～2.5 mm；表面黃綠色或黃褐色，具細縱皺紋和黃棕色毛，稍粗糙；在分枝處可見有小鱗片，常在扭曲處有盤狀吸根；質脆，折斷面韌皮部具纖維性，木質部呈黃白色。花小，排成穗狀花序，長2～5 cm。果卵球形，包藏於肉質果托內，頂端開口，直徑約4 mm，無柄。氣微，味淡。

● **性味功能**　淡，微寒。調龍路，通水道，清熱毒，除濕毒。

● **用法與用量**　9～15 g；外用鮮品適量，搗爛敷患處。

● **臨床應用**　用於能蚌（黃疸），喯疳（疳積），笨浮（水腫），陸血（咳血），火眼（結膜炎），唄農（癰瘡），滲裆相（燒燙傷）。

● **注　　意**　孕婦忌服。

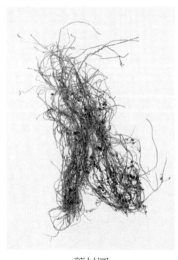

藥材圖

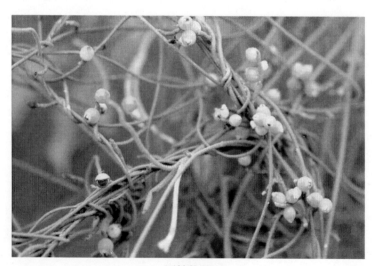

原植物圖

小槐花

● **來　　源**　本品為豆科植物小槐花*Desmodium caudatum*（Thunb.）DC.的乾燥全株。全年可採，除去雜質，晒乾。

● **植物特徵**　小灌木，高不及1 m，全株被毛，小枝有棱。三出複葉，頂部一片較大，長5～9 cm，寬2～3 cm，兩面均被毛，有小托葉。7～9月開花，頂生總狀花序，花多，黃白色。莢果扁平，長4～6 cm，被鉤毛，易黏於他物上，節狀斷裂。

● **藥材性狀**　本品根呈圓柱形，大小不一，有支根，表面灰褐色或棕褐色，具細縱皺紋，可見疣狀突起及長圓形皮孔；質堅韌，不易折斷；斷面黃白色，纖維性。莖圓柱形，常有分枝，表面灰褐色，具類圓形的皮孔凸起；質硬而脆；折斷面黃白色，纖維性。三出複葉互生；葉柄長1.6～2.8 cm。小葉片多皺縮脫落，展平後呈闊披針形，長4～9 cm，寬1～3 cm，頂端漸尖或銳尖，基部楔形，全緣，上表面深褐色，下表面色稍淡；小葉柄長約1 mm。氣微，味淡。

● **性味功能**　甜、苦，平。通谷道，清熱毒，祛風毒，消疳積。

● **用法與用量**　9～30 g。

● **臨床應用**　用於白凍（腹瀉），阿意咪（痢疾），仲嘿唭尹（痔瘡），唭疳（疳積），心頭痛（胃痛），貧痧（感冒），篤麻（麻疹）。

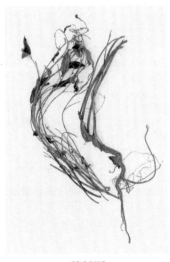

藥材圖

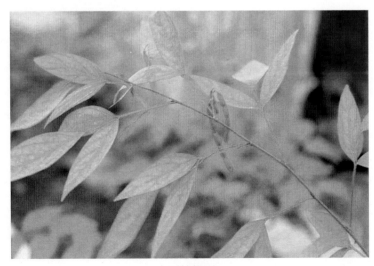

原植物圖

有瓜石斛

● **來　　源**　本品為蘭科植物大爪石斛*Ephemerantha lonchophylla*（Hook. f.）P. F. Hunt et Summerh.的乾燥莖和假鱗莖。全年可採，除淨鬚根，在沸水中燙過，晒乾。

● **植物特徵**　附生草本植物，根莖長而橫走。根較粗而長，灰白色。莖細，高約50 cm，多節，光滑無毛；多分枝，每一分枝頂端有一膨大或壓扁狀紡錘形的假鱗莖，長4～6 cm，先端具一葉。葉無柄，披針形至廣披針形，長約12 cm，寬1.5～2 cm，先端鈍或微凹缺。花2～3朵生於假鱗莖頂端，黃綠色。

藥材性狀　　本品莖圓柱形，長10～35 cm，直徑2～3 mm，節明顯，節間長1～3 cm，表面金黃色或棕黃色，有光澤，光滑或有縱紋。單軸分枝，每一分枝頂端有一紡錘形的假鱗莖，習稱「瓜」，長3～5 cm，直徑3～7 mm，有深縱溝，頂端截形，有一圓環，中央稍凸起；質鬆脆，易折斷；斷面淡白色，纖維性。氣微，味微苦。

● **性味功能**　微苦，微寒。通氣道，清熱毒，止咳。

● **用法與用量**　6～12 g。

● **臨床應用**　用於埃病（咳嗽），肺結核，胸膜炎。

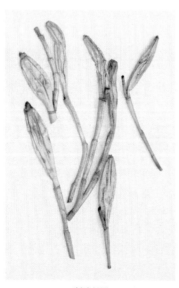

藥材圖

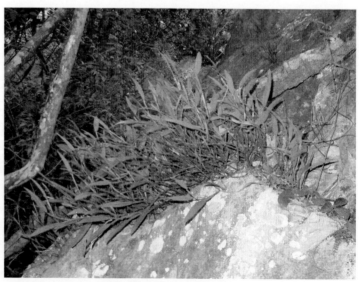

原植物圖（黃雲峰提供）

木芙蓉葉

- **來　　源**　本品為錦葵科植物木芙蓉*Hibiscus mutabilis* L.的乾燥葉。夏、秋兩季採收，晒乾。亦可鮮用。

- **植物特徵**　落葉灌木，高2～4 m。樹皮灰白色，小枝被灰色星狀毛。根皮黃白色，有黏液。葉橢圓形或近圓形，長10～20 cm，寬與長幾相等，3～7裂，葉面毛較少，葉背毛極密。花腋生或頂生，秋季盛開，先白後紅，直徑7～10 cm；花梗粗壯，長8～14 cm。果球形，直徑約2.5 cm，被粗長毛。

- **藥材性狀**　本品被毛。葉片多卷縮、破碎，完整者展平後呈卵圓狀心形，直徑10～20 cm，掌狀3～7淺裂，裂片三角形，邊緣有鈍齒，上表面暗黃綠色，下表面灰綠色，葉脈7～11條，於兩面凸起；葉柄長5～20 cm。氣微，味微辣。

- **性味功能**　微辣，微寒。清熱毒，排膿。

- **用法與用量**　10～30 g；外用適量，鮮品搗爛敷患處，乾品研末油調或熬膏塗患處。

- **臨床應用**　用於兵西弓（腸癰），埃病（咳嗽），肥厚性鼻炎，淋巴結炎；外治唄農唄叮（癰瘡膿腫），急性中耳炎，滲襠相（燒燙傷）。

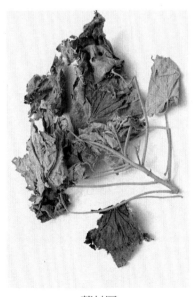

藥材圖

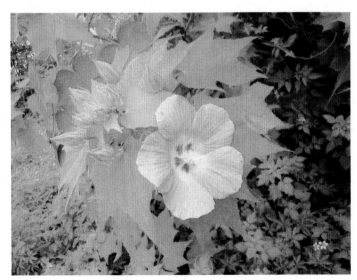

原植物圖（樊立勇提供）

積 雪 草

● **來　源**　本品為傘形科植物積雪草Centella asiatica（L.）Urb.的乾燥全草。夏、秋兩季採收，除去沙泥，晒乾。亦可鮮用。

● **植物特徵**　多年生草本，節上生不定根。單葉互生，有細長柄，腎形，邊緣有圓齒，掌狀脈。春季開紫紅色花，腋生傘形花序。雙懸果扁圓形，夏季成熟。

● **藥材性狀**　本品常卷縮成團狀。根圓柱形，長2～4 cm，直徑1～1.5 mm，表面淺黃色或灰黃色。莖細長彎曲，黃棕色，有細縱皺紋，節上常著生鬚狀根。葉片多皺縮、破碎，完整者展平後呈近圓形或腎形，直徑1～4 cm，灰綠色，邊緣有粗鈍齒；葉柄長3～6 cm，扭曲。傘形花序腋生，短小。雙懸果扁圓形，有明顯隆起的縱棱及細網紋，果梗甚短。氣微，味淡。

● **性味功能**　苦、辣，寒。通谷道，清熱毒，除濕毒。

● **用法與用量**　15～30 g，鮮品加倍。

● **臨床應用**　用於能蚌（黃疸），白凍（腹瀉），貧痧（感冒），肉扭（淋證），唄農（癰瘡）。

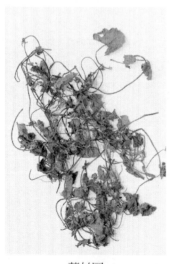

藥材圖

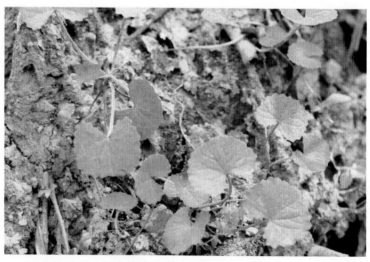

原植物圖

荔 枝 草

● **來　源**　本品為唇形科植物荔枝草 *Salvia plebeia* R. Br. 的地上部分。夏、秋兩季花開穗綠時採收，晒乾或鮮用。

● **植物特徵**　一年生直立草本，高30～90 cm。莖粗壯，分枝，被灰色小粗毛。基生葉有長柄，矩圓形或卵狀矩圓形，皺縮，邊緣有鈍齒；生於花序下的葉較小，披針形。春、秋季開花，輪傘花序有花2～6朵，集成多輪的總狀花序，腋生或頂生，花極小，紫色。小堅果倒卵圓形，褐色。

● **藥材性狀**　本品莖呈方柱形，多分枝，長15～90 cm，直徑0.2～0.8 cm；表面灰綠色至棕褐色，被短柔毛；斷面類白色，中空。葉對生，下部常脫落。葉片多皺縮，展平後呈長橢圓狀卵形或披針形，長2～6 cm，邊緣有鈍齒，兩面疏被短柔毛；葉柄長0.4～1.5 cm。穗狀輪傘花序頂生或腋生，花冠多脫落；宿萼鐘狀，長約3 mm，灰綠色至淡棕色，被短柔毛，內藏棕色小堅果。體輕，質脆。氣芳香，味苦、辣。

● **性味功能**　甜、辣，微寒。通氣道、水道，清熱毒。

● **用法與用量**　9～30 g，鮮品15～60 g，可取汁內服；外用適量，搗爛外敷、塞鼻或煎湯洗。

● **臨床應用**　用於貨煙媽（咽痛），喺耶（支氣管炎），笨浮（水腫），唄農（癰瘡）；外治北嘻（乳癰），仲嘿喺尹（痔瘡）。

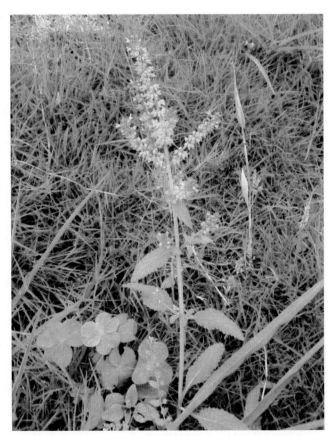

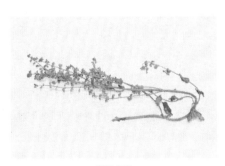

藥材圖　　　　　　　　　　原植物圖

棒柄花葉

● **來　　源**　本品為大戟科植物棒柄花 *Cleidion brevipetiolatum* Pax et Hoffm.的乾燥葉。夏季採收，乾

● **植物特徵**　常綠喬木，高5～7 m。樹皮暗灰色。葉互生，具柄，葉片長圓形，先端短漸尖或鈍，基部淺耳狀心形，邊緣有粗疏鋸齒，側脈和脈網均明顯。夏末秋初開淡綠色小花，花單性，無梗。雄花序腋生，細長穗狀，不垂；雌花1～2朵生於腋生的花序柄上。雄花花萼球形，雄蕊20枚以上，呈圓球狀生於圓錐狀的花托上，花絲分離，花藥4室；雌花子房3室，每室有胚珠1顆。蒴果三棱球形，幾無梗，熟時3裂，每室各有種子1粒。

● **藥材性狀**　本品多皺縮、破碎。完整葉片展平後呈倒卵形或倒卵狀披針形，長5～20 cm，寬1.4～6 cm，先端短漸尖，基部鈍，葉下面的側脈腋具非腺毛，前大半部邊緣具疏鋸齒，上下兩面均為褐綠色至黃棕色，下表面葉脈凸起，薄革質而脆；葉柄長短不一，通常0.5～3 cm。氣微，味淡、微苦澀。

● **性味功能**　苦，寒。清熱毒，除濕毒。

● **用法與用量**　9～30 g；外用適量。

● **臨床應用**　用於能蚌（黃疸），脅痛，阿意咪（痢疾），肉扭（淋證）。

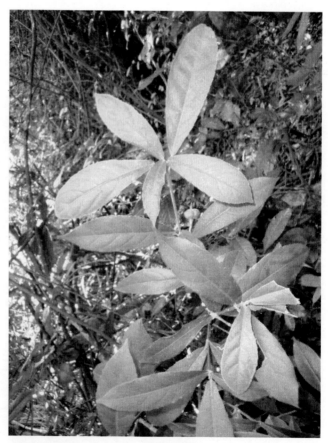

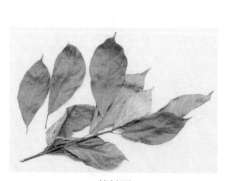

藥材圖　　　　　　　　　　　　　　　　　原植物圖

榕樹葉

● **來　　源**　本品為桑科植物榕樹*Ficus microcarpa* L.的乾燥葉。全年可採收，除去雜質，乾燥。

● **植物特徵**　常綠大喬木。樹冠廣展，橢圓形或卵圓形。樹幹常生有下垂的氣根。根莖部通常膨大呈板狀。葉革質，橢圓形或卵形，光亮，長4～8 cm，寬2～4 cm，全緣或有淺波狀鋸齒，基部有主脈3條，側脈每邊5～7條，中脈粗大，側脈纖細不明顯。果成對腋生，扁球形，直徑約8 mm，成熟時黃色或黃紅色，頂部平。

● **藥材性狀**　本品呈不規則卷曲狀，茶褐色。展開後呈倒卵狀長圓形，長4～9 cm，寬2～4 cm，頂端鈍或短尖，基部稍狹，全緣，基出脈3條，側脈5～7對，稍平行，沿邊緣整齊網結，下表面網脈明顯；葉柄長7～15 mm。質脆易碎。氣微，味淡。

● **性味功能**　淡，微寒。通氣道、谷道，清熱毒，除濕毒。

● **用法與用量**　9～15 g。

● **臨床應用**　用於咪耶（支氣管炎），流行性感冒，咳百銀（百日咳），貨煙媽（咽痛），阿意咪（痢疾），白凍（腹瀉），火眼（結膜炎），牙痛，林得叮相（跌打損傷）。

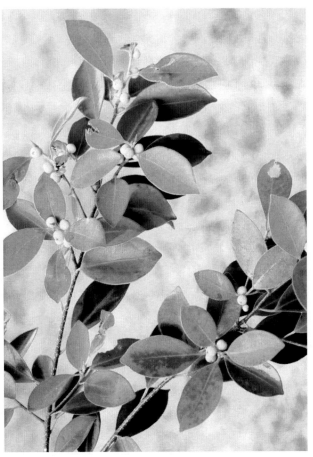

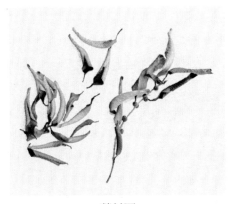

藥材圖　　　　　　　　　　　　　　原植物圖

密 蒙 花

● **來　　源**　本品為馬錢科植物密蒙花*Buddleja officinalis* **Maxim.**的乾燥花蕾及其花序。春季花未開放時採收，除去雜質，乾燥。

● **植物特徵**　灌木，高達6 m以上。莖有節，披散。小枝密被灰白色絨毛。單葉對生，長橢圓形或線狀披針形，長4～13 cm，寬2～5 cm，全緣或有小鋸齒，葉面被短柔毛，中脈凹陷，葉背密被黃色絨毛，葉脈凸起。春季開花，圓錐花序頂生，被灰白色絨毛；萼片4裂；花冠淡紫色，圓筒形，長0.8～1.2 cm，喉部黃色，芳香。蒴果卵圓形。

● **藥材性狀**　本品多為花蕾密聚的花序小分枝，呈不規則圓錐狀，長1.5～3 cm，表面灰黃色或棕黃色，密被絨毛。花蕾呈短棒狀，上端略大，長0.3～1 cm，直徑0.1～0.2 cm；花萼鐘狀，先端4齒裂；花冠筒狀，與萼等長或稍長，先端4裂，裂片卵形；雄蕊4枚，著生在花冠管中部。質柔軟。氣微香，味微苦、甜、辣。

● **性味功能**　甜，微寒。清熱毒，明目，退翳。

● **用法與用量**　3～9 g。

● **臨床應用**　用於火眼（結膜炎），眼生翳膜，視物昏花。

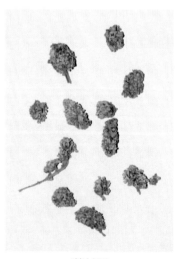

藥材圖

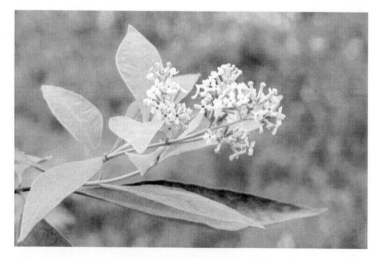

原植物圖（樊立勇提供）

了哥王

● 來　　源　本品為瑞香科植物南嶺蕘花 *Wikstroemia indica* C. A. Mey . 的乾燥根或根皮。全年均可採挖，淨，或剝取根皮，晒乾。亦可鮮用。

● 植物特徵　常綠小灌木，高30～90 cm。枝紅褐色，無毛，柔韌。單葉對生，紙質，橢圓形或長圓形，長1.5～4 cm，寬1～1.5 cm，先端急尖，基部楔形，全緣，無毛。夏、秋季開黃綠色花，常數朵簇生於枝頂；花萼細圓管狀，先端4裂，裂片卵形；花瓣缺；雄蕊8枚，排成2輪，著生於萼管內面。漿果球形，成熟時鮮紅色。

● 藥材性狀　本品根呈彎曲的長圓柱形，常有分枝，直徑0.5～3 cm；表面黃棕色或暗棕色，有略凸起的支根痕、不規則的縱溝紋及少數橫裂紋，有的可見橫長皮孔狀凸起；質硬而韌；斷面韌皮部類白色，易剝離，木質部淡黃色。根皮呈扭曲的條帶狀，厚1.5～4 mm；栓皮或有剝落，強纖維性，纖維絨毛狀。氣微，味微苦、甜，嚼後有持久的灼熱不適感。

● 性味功能　苦、辣，微熱；有毒。清熱毒，祛風毒，除濕毒。

● 用法與用量　根15～30 g，根皮9～21 g，久煎後服用；外用適量，鮮根搗爛敷或乾根浸酒敷患處。

● 臨床應用　用於埃病（咳嗽），航靠謀（腮腺炎），唄奴（頸淋巴結結核），發旺（痹病），圖爹病（肝脾腫大），唄叮（疔瘡），唄農（癰瘡）。

● 注　　意　孕婦忌服。粉碎或煎煮時易引起皮膚過敏，宜注意防護。

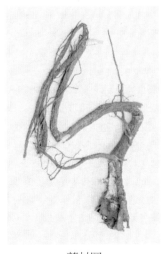

藥材圖

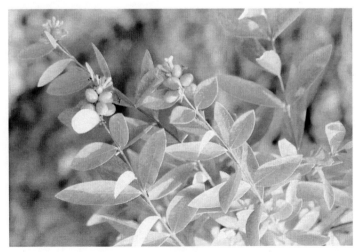

原植物圖

蒲 葵 子

● **來　　源**　本品為棕櫚科植物蒲葵 *Livistona chinensis* R. Br.的乾燥成熟果實。秋、冬兩季果實成熟時採收，除去雜質，晒乾。

● **植物特徵**　常綠喬木，高達20 m。莖直立，不分枝，基部膨大，有密節環紋。葉大，闊腎狀扇形，直徑達1 m以上，深裂至中部，裂片先端再2裂，下垂，有橫細脈，不易縱裂，葉可製成葵扇；葉柄長約1.5 m，三棱形，上部平坦，下部有逆粗刺2列。春、夏季開花，圓錐花序，疏散，生於葉腋；佛焰苞綠色，筒狀，革質，2裂；花小，兩性，淡綠色。核果橢圓形至矩圓形，狀如橄欖，長1.8 cm左右，秋、冬季成熟。

● **藥材性狀**　本品呈橢圓形，長18～22 mm，直徑11～15 mm。表面黑褐色，有細皺紋，有的有深褐色類圓形小斑點。果皮厚約1 mm，裡面灰白色，光滑。種子長圓形，長約15 mm，直徑約10 mm，種皮棕褐色，外有一層灰白色種衣。質堅硬，不易破碎，斷面可見棕褐色種皮與白色胚乳相間的花紋。氣微，味澀。

● **性味功能**　甜、澀，平。調龍路、火路，清熱毒，消腫痛。

● **用法與用量**　10～60 g。

● **臨床應用**　用於食道癌，絨毛膜上皮癌，惡性葡萄胎，白血病。

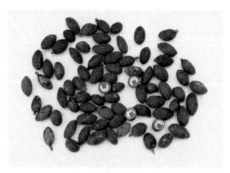

藥材圖

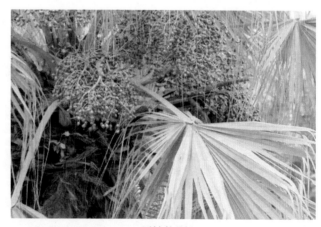

原植物圖

椿　皮

● **來　　源**　本品為苦木科植物臭椿*Ailanthus altissima*（Mill.）Swingle的乾燥根皮或樹幹皮。全年均可剝取，晒乾，或刮去粗皮，晒乾。

● **植物特徵**　落葉喬木，高達20 m。樹皮褐色，有灰色斑紋。奇數羽狀複葉互生，有小葉13～25片。小葉長卵形或披針形，長7～12 cm，寬2.5～5 cm，先端尖，基部斜楔形，邊緣上部全緣，近基部有2～5個粗鋸齒，齒端下再有一大腺體，揉之有臭氣。圓錐花序頂生。翅果長橢圓形，長3～4 cm，寬0.8～1.2 cm，成熟時紅色或褐色。

● **藥材性狀**　根皮呈不整齊的片狀或卷片狀，大小不一，厚0.3～1 cm。外表面灰黃色或黃褐色，粗糙，有多數縱向皮孔樣凸起及不規則縱、橫裂紋，除去粗皮者顯黃白色；內表面淡黃色，較平坦，密布梭形小孔或小點。質硬而脆，斷面外層顆粒性，內層纖維性。氣微，味苦。

　　樹幹皮呈不規則板片狀，大小不一，厚0.5～2 cm。外表面灰黑色，極粗糙，有深裂。

● **性味功能**　苦、澀，寒。清熱毒，除濕毒，止血。

● **用法與用量**　6～9 g。

● **臨床應用**　用於阿意咪（痢疾），白凍（腹瀉），阿意勒（血便），兵淋勒（子宮出血），隆白呆（白帶），歇啥（陰癢）。

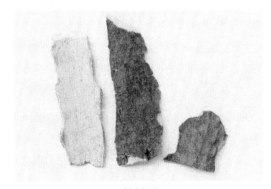

藥材圖

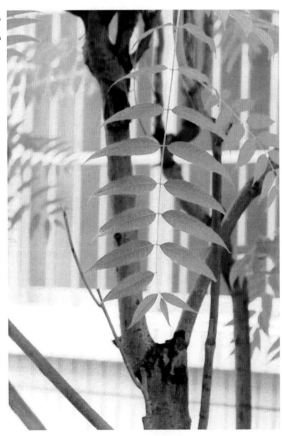

原植物圖

喜 樹 果

● **來　　源**　本品為藍果樹科植物喜樹*Camptotheca acuminata* **Decne.**的乾燥成熟果實。秋季果實成熟尚脫落時採收，晒乾。

● **植物特徵**　落葉喬木，高達20多米。樹皮光滑，淡灰色，有凸起的黃色皮孔。單葉互生，卵形或橢圓形，長7～18 cm，寬5～10 cm，全緣或微波狀，先端短尖，基部闊楔形，葉柄和中脈紅色，背脈凸起，沿脈兩側被絨毛。夏季開白色花，多數結成頭狀花序。瘦果冬季成熟，褐色。

● **藥材性狀**　本品披針形，長2～2.5 cm，寬5～7 mm，具3棱，先端尖，有柱頭殘基，基部變狹，可見著生在花盤上的橢圓形凹點痕，兩邊有翅。表面黃棕色至棕色，微有光澤，有縱皺紋。質韌，不易折斷，斷面纖維性。內有種子1枚，乾縮成細條狀。氣微，味苦。

● **性味功能**　苦、澀，寒；有毒。調龍路、火路，清熱毒，散瘀結，消腫痛。

● **用法與用量**　3～9 g。

● **臨床應用**　用於胃癌，腸癌，慢性粒細胞白血病，絨毛膜上皮癌，惡性葡萄胎，淋巴肉瘤，圖爹病（肝脾腫大）。

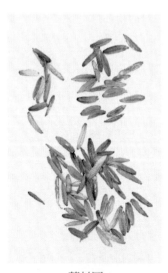

藥材圖

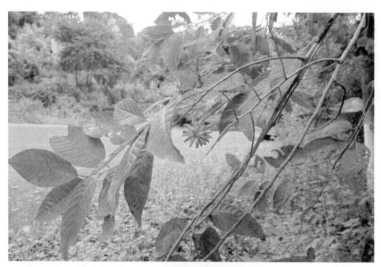

原植物圖

第六節　祛寒毒藥

肉　桂

● **來　　源**　本品為樟科植物肉桂*Cinnamomum cassia* Presl的乾燥樹皮。多於秋季剝取，陰乾。

● **植物特徵**　常綠喬木，高可達15 m。枝、葉、果、樹皮均有濃烈的肉桂香氣。樹皮灰褐色，老樹皮厚約1.3 cm，有的具橢圓形皮孔。嫩枝多少四棱形，被褐色絨毛。單葉互生或近對生，革質，長橢圓形至近披針形，長8～20 cm，寬4～5.5 cm，先端稍急尖，基部急尖，上面綠色，無毛，中脈及側脈明顯凹陷，下面疏被短絨毛，橫脈近平行，離基3出脈；葉柄長1.5～2 cm。圓錐花序腋生或近頂生，長8～16 cm，被黃色短絨毛；花小，白色；花被片6片，兩面均被短絨毛；能育雄蕊9枚，花絲被柔毛，花藥4室，第三輪雄蕊花藥外向瓣裂；退化雄蕊3枚；子房上位，1室。果實橢圓形，長約1 cm，寬7～8 mm，成熟時黑紫色，無毛；果托淺杯狀。花期6～8月，果期10～12月。

● **藥材性狀**　本品呈槽狀或捲筒狀，長30～40 cm，寬或直徑3～10 cm，厚0.2～0.8 cm。外表面灰棕色，稍粗糙，有不規則的細皺紋及橫向凸起的皮孔，有的可見灰白色的斑紋；內表面紅棕色，略平坦，有細縱紋，劃之顯油痕。質硬而脆，易折斷。斷面不平坦，外層棕色而較粗糙，內層紅棕色而油潤，兩層間有一條黃棕色的線紋。氣香濃烈，味甜、辣。

● **性味功能**　辣、甜，熱。調龍路、火路，祛寒毒，止疼痛，補陽虛。

● **用法與用量**　3～6 g；外用適量。

● **臨床應用**　用於巧尹（頭痛），腰痛，心頭痛（胃痛），胸痛，脅痛，墨病（哮喘），頭暈，委約（陽痿），遺精，月經不調，陰疽流注（急性化膿性疾病）。

● **注　　意**　有出血傾向者及孕婦慎用，不宜與赤石脂同用。

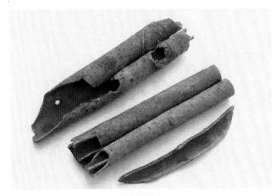

藥材圖

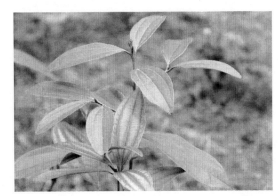

原植物圖

189

桂 枝

● **來　　源** 本品為樟科植物肉桂*Cinnamomum cassia* **Presl**的乾燥嫩枝。春、夏兩季採收，除去葉，乾燥，或切片，乾燥。

● **植物特徵** 同上則肉桂。

● **藥材性狀** 本品呈長圓柱形，多分枝，長30～75 cm，粗端直徑0.3～1 cm。表面紅棕色至棕色，有縱棱線、細皺紋及小疙瘩狀的葉痕、枝痕和芽痕，皮孔點狀。質硬而脆，易折斷。切片厚2～4 mm，斷面韌皮部紅棕色，木質部黃白色至淺黃棕色，髓部略呈方形。有特異香氣，味甜、微辛，皮部味較濃。

● **性味功能** 辣、甜，熱。通火路，祛寒毒，補陽虛。

● **用法與用量** 3～9 g。

● **臨床應用** 用於貧痧（感冒），心頭痛（胃痛），發旺（痹病），京瑟（閉經），笨浮（水腫），心悸，麻抹（麻木）。

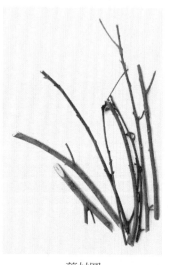

藥材圖

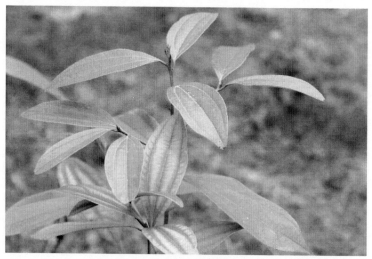

原植物圖

吳茱萸

● **來　　源**　本品為芸香科植物吳茱萸*Evodia rutaecarpa*（Juss.）Benth.、石虎 *Evodia rutaecarpa*（Juss.）*Benth. var. officinalis*（Dode）Huang或疏毛吳茱萸*Evodia rutaecarpa*（Juss.）Benth. var. bodinieri（Dode）Huang的乾燥近成熟果實。8～11月果實尚未開裂時剪下果枝，晒乾或低溫乾燥，除去枝、葉、果梗等雜質。

● **植物特徵**　落葉小喬木，高達8 m。莖青灰色或褐色，被黃褐色長絨毛。奇數羽狀複葉，總軸微具棱，被黃褐色柔毛。小葉5～9片，對生，長橢圓形或卵形，長6～15 cm，寬3～7 cm，先端急尖，基部闊楔形，邊全緣，葉兩面被柔毛，脈上較密。夏季開白色花，頂生聚傘狀圓錐花序，被鏽褐色長柔毛。蒴果近球形，秋季成熟，紫紅色，開裂。

● **藥材性狀**　本品呈球形或略星五角星狀扁球形，直徑2～5 mm。表面暗黃綠色至褐色，粗糙，有多數點狀凸起或凹下的油點。頂端有五角星狀的裂隙，基部殘留被有黃色茸毛的果梗。質硬而脆，橫切面可見子房5室，每室有淡黃色種子1粒。氣芳香濃郁，味辣而苦。

● **性味功能**　辣、苦，熱；有小毒。調龍路、火路，通谷道，散寒毒，除濕毒。

● **用法與用量**　1.5～4.5 g；外用適量。

● **臨床應用**　用於巧尹（頭痛），兵嘿細勒（疝氣），京尹（痛經），心頭痛（胃痛），鹿（嘔吐），白凍（腹瀉）；外治口瘡，高血壓，骨質增生。

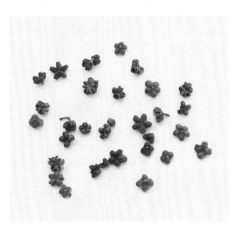

藥材圖

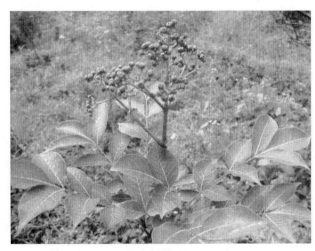

原植物圖

八角茴香

● **來　　源**　本品為木蘭科植物八角茴香 *Illicium verum* **Hook.f.** 的乾燥成熟果實。秋、冬兩季果實由綠變時採摘，置沸水中略燙後乾燥或直接乾燥。

● **植物特徵**　常綠小喬木，高達20 m。樹皮灰色至紅褐色，有不規則裂紋。枝密集，呈水平伸展。單葉互生；葉柄粗壯，長約1 cm。葉片革質，橢圓狀倒卵形至橢圓狀倒披針形，長5～11 cm，寬1.5～4 cm，先端急尖或短漸尖，基部窄楔形，全緣，上面有光澤和透明的油點，下面生疏柔毛。春季花單生於葉腋；花被片7～12片，數輪，覆瓦狀排列，內輪粉紅色至深紅色；雄蕊11～20枚，排成1～2輪；心皮8～9枚，離生，輪狀排列。果梗粗壯，長3～4 cm，鉤形彎曲。聚合果放射星芒狀，直徑約3.5 cm，紅褐色，蓇葖頂端鈍，呈鳥喙狀。每一蓇葖含種子1粒，種子呈扁卵形，紅棕色或灰棕色，有光澤。氣佳適，味香甜。

● **藥材性狀**　本品為聚合果，多由8個蓇葖果組成，蓇葖果放射狀排列於中軸上，長1～2 cm，寬0.3～0.5 cm，高0.6～1 cm。外表面紅棕色，有不規則皺紋，頂端呈鳥喙狀，上側多開裂；內表面淡棕色，平滑，有光澤。質硬而脆。果梗長3～4 cm，連於果實基部中央，彎曲，常脫落。每個蓇葖果含種子1粒，種子扁卵圓形，長約6 mm，紅棕色或黃棕色，光亮，尖端有種臍；胚乳白色，富油性。氣芳香，味辛、甜。

● **性味功能**　辛，熱。調火路，通谷道，祛寒毒，止疼痛。

● **用法與用量**　3～6 g；外用適量，搗爛外敷患處。

● **臨床應用**　用於鹿（嘔吐），心頭痛（胃痛），兵嘿細勒（疝氣），腰痛，額哈（毒蛇咬傷）。

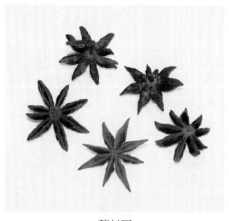

藥材圖

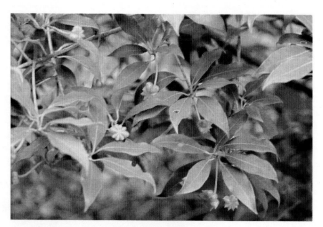

原植物圖

艾 葉

● **來　　源**　本品為菊科植物艾*Artemisia argyi* Lévl. et Van.的乾燥葉。夏季花未開時採摘，除去雜質，晒乾。

● **植物特徵**　多年生草本，高45～120 cm。莖直立，圓形且有溝棱，被灰白色軟毛。葉片卵狀橢圓形，羽狀深裂，基部裂片常成假托葉，裂片橢圓形至披針形，邊緣具粗鋸齒，上面深綠色，有腺點和稀疏白色軟毛，下面灰綠色，有灰白色絨毛。夏、秋季開花，頭狀花序，無梗，多數密集成總狀，總苞密被白色綿毛。瘦果長圓形，無毛。

● **藥材性狀**　本品多皺縮、破碎，有短柄。完整葉片展平後呈卵狀橢圓形，羽狀深裂，裂片橢圓狀披針形，邊緣有不規則的粗鋸齒，上表面灰綠色或深黃綠色，有稀疏的柔毛及腺點，下表面密生灰白色絨毛。質柔軟。氣清香，味苦。

● **性味功能**　辣、苦，熱；有小毒。通氣道，散寒毒，止血。

● **用法與用量**　3～9 g；外用適量，供灸治或薰洗用。

● **臨床應用**　用於少腹冷痛，經寒不調，宮冷不孕，鹿血（吐血），衄血（流鼻血），貧痧（感冒），兵淋勒（子宮出血），妊娠下血；外治皮膚瘙癢。

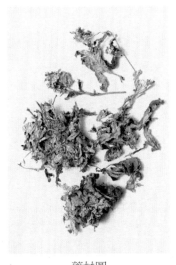

藥材圖

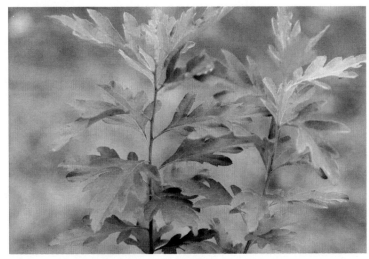

原植物圖

大風艾

● **來　　源**　本品為菊科植物艾納香*Blumea balsamifera*（L.）DC.的乾燥地上部分。夏、秋兩季採收，陰乾。亦可鮮用。

● **植物特徵**　多年生草本或亞灌木，全株芳香，密被白色絹毛。莖直立，青白色。單葉互生，橢圓狀披針形，長約10 cm，寬約4 cm，邊緣有疏鋸齒，葉面密被短絹毛，葉背密被白色長絹毛，葉基有時呈羽狀分裂。春、夏季開花，頭狀花序，花黃色。瘦果圓柱形，冠毛紅褐色。

● **藥材性狀**　本品莖呈圓柱形，大小不等，表面灰褐色或棕褐色，有縱棱，節間明顯，分枝，密生黃褐色柔毛，木質部鬆軟，黃白色，中央有白色的髓。乾燥的葉略皺縮或破碎，邊緣具細鋸齒，上表面灰綠色或黃綠色，略粗糙，被短毛，下表面密被白色長絹毛，嫩葉兩面均密被銀白色絨毛，葉脈帶黃色，下表面葉脈突出較明顯；葉柄短，呈半圓形，兩側有2～4對狹線形的小裂片，密被短毛。葉質脆，易碎。氣清涼、香，味辣。

● **性味功能**　辣、苦，熱。調龍路，通谷道，祛寒毒、風毒，除濕毒，調經，殺蟲。

● **用法與用量**　10～20 g；外用適量，鮮品搗爛敷患處，或煎水洗患處，或研末調敷患處。

● **臨床應用**　用於貧痧（感冒），阿意咪（痢疾），白凍（腹瀉），月經不調，京尹（痛經），諾吟尹（筋骨疼痛），林得叮相（跌打損傷），能啥能累（濕疹），痂（癬）。

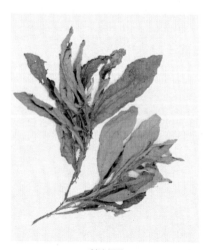

藥材圖

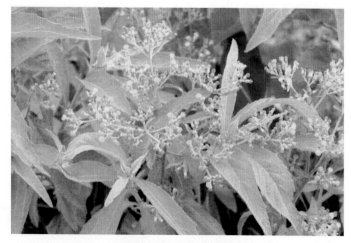

原植物圖（廖厚知提供）

小 風 艾

● **來　　源**　本品為菊科植物長葉闊苞菊*Pluchea eupatorioides* Kurz的乾燥地上部分。夏、秋兩季採收，除去雜質，晒乾。

● **植物特徵**　草本，高1～2 m。嫩莖密被粉狀短柔毛。單葉互生，中部葉近無柄或具長約4 mm的短柄，葉片闊線形或線形，頂端漸尖，基部楔形，邊緣有遠離的疏鋸齒，兩面均被粉狀短柔毛，下面較密，側脈5～7對，網脈稍明顯。頭狀花序多數。瘦果圓柱形，具5棱。花期4～6月，果期5～8月。

● **藥材性狀**　本品莖呈圓柱形，上部分枝，長短不一，直徑3～12 mm，表面棕褐色，具縱棱，嫩莖密被粉狀短柔毛，質略硬，易折斷，斷面中央具髓。單葉互生，褐綠色或黃棕色，皺縮、卷曲、易碎。完整者展平後呈闊線形或線形，長5～10 cm，寬1～2 cm，頂端漸尖，基部楔形，邊緣具遠離的疏鋸齒，兩面均被粉狀短柔毛，下面被毛較密，側脈5～7對；葉柄長約4 mm或近無柄。氣微香，味微辣、涼。

● **性味功能**　微辣，熱。祛寒毒、風毒，除濕毒，消腫痛。

● **用法與用量**　10～15 g；外用適量。

● **臨床應用**　用於發旺（痹病），林得叮相（跌打損傷），月經不調，京尹（痛經）。

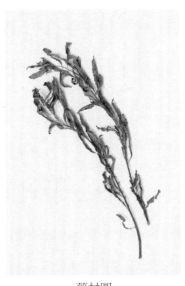

藥材圖

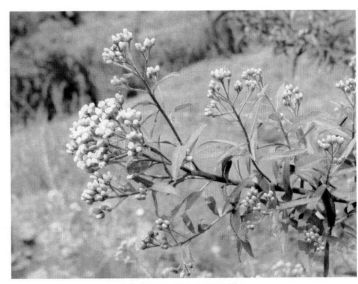

原植物圖（樊立勇提供）

蒼耳子

● **來　　源**　本品為菊科植物蒼耳*Xanthium sibiricum* Patr. ex Widder的乾燥成熟帶總苞的果實。秋季果實成熟時採收，除去梗、葉等雜質，乾燥。

● **植物特徵**　一年生粗壯草本，全體有粗糙毛。單葉互生，卵形或三角形，3～5裂，長2～6 cm，寬3～6 cm，基部心形，邊緣有不規則粗鋸齒，基出3脈，有柄。春、夏季開花，黃色，頭狀花序頂生或腋生，近無柄。瘦果倒卵形，包於有鉤狀刺的總苞內，秋季成熟。

● **藥材性狀**　本品呈紡錘形或卵圓形，長1～1.5 cm，直徑0.4～0.7 cm。表面黃棕色或黃綠色，全體有鉤刺，頂端有2枚較粗的刺，分離或相連，基部有果梗痕。質硬而韌。橫切面中央有縱隔膜，2室，各有1枚瘦果。瘦果略呈紡錘形，一面較平坦，頂端具一凸起的花柱基，果皮薄，灰黑色，具縱紋。種皮膜質，淺灰色，子葉2片，有油性。氣微，味微苦。

● **性味功能**　辣、苦，熱；有毒。散寒毒，祛風毒，除濕毒，通鼻竅。

● **用法與用量**　3～10 g。

● **臨床應用**　用於巧尹（頭痛），鼻淵，能唅能累（濕疹），麥蠻（風疹），發旺（瘴病）。

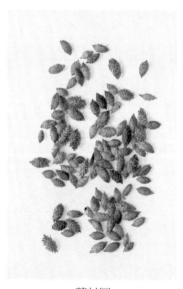

藥材圖

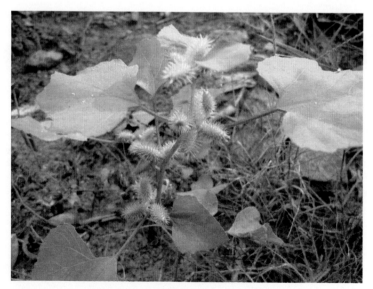

原植物圖

鵝不食草

● **來　　源**　本品為菊科植物石胡荽*Centipeda minima*（L.）A.Br. et Aschers.的乾燥全草。夏、秋兩季花時採收，洗去泥沙，晒乾。

● **植物特徵**　一年生草本。莖匍匐或披散，基部多分枝，無毛或略被短毛。葉互生，細小，倒卵狀橢圓形或倒披針形，先端短尖，基部下延成狹楔形，僅上部邊緣有疏鋸齒。春季開花，頭狀花序，單生於葉腋內，扁球形，無柄；苞片矩圓形；花小，無柄，淡黃綠色。瘦果四棱形，無冠毛。

● **藥材性狀**　本品纏結成團。鬚根纖細，淡黃色。莖細，多分枝；質脆，易折斷，斷面黃白色。葉小，近無柄。葉片多皺縮、破碎。完整者展平後呈匙形，表面灰綠色或棕褐色，邊緣有3～5個鋸齒。頭狀花序黃色或黃褐色。氣微香，久嗅有刺激感，味苦、微辣。

● **性味功能**　辣，熱。調龍路、火路，通氣道，祛寒毒，解痧毒，通鼻竅。

● **用法與用量**　5～10 g；外用適量。

● **臨床應用**　用於鼻炎，埃病（咳嗽），貧痧（感冒），林得叮相（跌打損傷）。

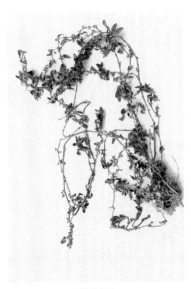

藥材圖

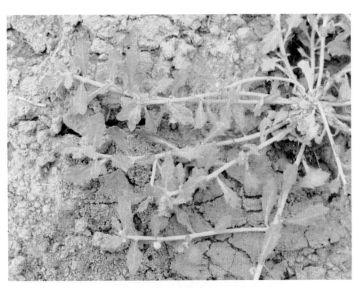

原植物圖（樊立勇提供）

大頭陳

● **來　　源**　本品為玄參科植物球花毛麝香*Adenosma indianum*（Lour.）Merr.的乾燥全草。秋季花開時採挖，除去雜質，晒乾。

● **植物特徵**　一年生草本，高可達1 m，全株被毛，乾時黑色。葉對生，矩圓形或披針形，長2～6 cm，寬1～1.5 cm，先端鈍，基部楔形或近圓形，兩面粗糙有毛，背面有腺點，邊緣有鈍鋸齒，揉之有香氣；葉柄短或近無柄。秋季開花，紫藍色，頭狀花序，稠密，頂生或腋生。

● **藥材性狀**　本品根呈鬚狀，地上部分被毛。莖類方柱形，有分枝，長15～60 cm，直徑0.1～0.3 cm；表面棕褐色或黑褐色，具細縱紋，節稍膨大；質稍韌，斷面黃白色，中空。葉對生，有柄。葉片多脫落或皺縮、破碎。完整者展平後呈卵形或長卵圓形，長1.5～6 cm，寬0.5～1.5 cm，先端鈍，基部寬楔形，邊緣有鈍鋸齒。穗狀花序頂生或腋生，呈球狀或長圓狀。花萼筒狀，5裂；花冠多脫落。氣香，味辣、微苦。

　　以葉多、帶花、香氣濃者為佳。

● **性味功能**　辣，微熱。通谷道、氣道，祛寒毒，解痧毒，除濕毒。

● **用法與用量**　15～30 g。

● **臨床應用**　用於貧痧（感冒），埃病（咳嗽），巧尹（頭痛），東郎（食滯），白凍（腹瀉）。

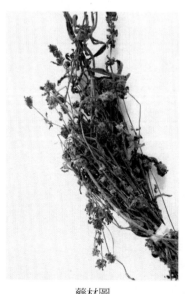

藥材圖

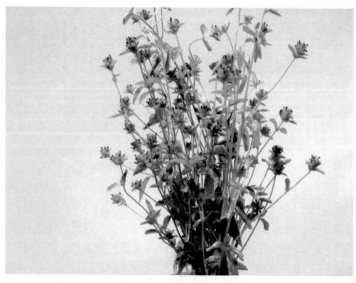

原植物圖

丁公藤

● **來　　源**　本品為旋花科植物丁公藤 *Erycibe obtusifolia* **Benth.**或光葉丁公藤 *Erycibe schmidtii* **Craib**的乾燥藤莖。全年均可採收，切段或片，晒乾。

● **植物特徵**　攀緣藤本，長可達10 m以上。幼枝被密柔毛，老枝無毛。單葉互生，葉片革質，橢圓形、長圓形或倒卵形，先端鈍尖、急尖或短漸尖，基部楔形，邊全緣，兩面均無毛。總狀聚傘花序腋生或頂生，密被鏽色短柔毛；花小，金黃色或黃白色。漿果球形。

● **藥材性狀**　本品為斜切的段或片，直徑1～10 cm。外皮灰黃色、灰褐色或淺棕褐色，稍粗糙，有淺溝槽及不規則縱裂紋或龜裂紋，皮孔點狀或疣狀，黃白色，老的栓皮呈薄片剝落。質堅硬，纖維較多，不易折斷。切面橢圓形，黃褐色或淺黃棕色，異型維管束呈花朵狀或塊狀，木質部導管呈點狀。氣微，味淡。

● **性味功能**　辣，熱；有小毒。調龍路、火路，通水道，祛寒毒，除濕毒，消腫痛。

● **用法與用量**　3～6 g，用於配製酒劑，內服或外搽。

● **臨床應用**　用於發旺（痹病），麻邦（偏癱），林得叮相（跌打損傷），笨浮（水腫），腰肌勞損，坐骨神經痛。

● **注　　意**　本品有強烈的發汗作用，虛弱者慎用，孕婦忌服。

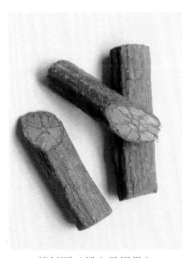

藥材圖（樊立勇提供）

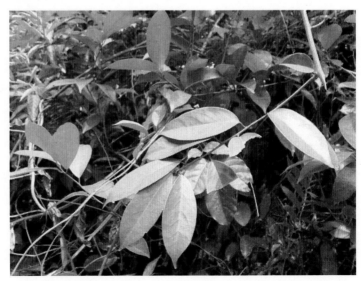

原植物圖

金 耳 環

● 來　　源　本品為馬兜鈴科植物金耳環*Asarum insigne* Diel或長莖金耳環*Asarum longerhizomatosum* C. F. Liang et C. S. Yang的乾燥全草。夏季或初秋採挖，除去泥沙，陰乾。

● 植物特徵　多年生草本。根狀莖橫生。肉質根多數，粗2～3 mm，嘗之有濃厚的麻辣味。單葉基生、互生，卵形、三角狀卵形或三角狀犁頭形，頂端急尖或漸尖，基部耳狀或戟狀深裂，上面綠色，疏被短毛，下面可見呈沙粒狀或窪點狀的油點，脈上有鉤狀柔毛。花被裂片3片，花被管鐘狀，長約2 cm，直徑約1.5 cm，在與花柱等高處向外膨脹成一凸環，向上縊縮再擴展，喉部不具膜環，喉孔呈窄三角形，內面具縱行脊狀皺褶。

● 藥材性狀　本品多皺縮成團。根狀莖橫生呈不規則圓柱形，表面土黃色或暗褐色，有環形的節，有的有分枝，有碗狀莖痕。鬚根疏生於節上，圓柱狀，稍彎曲，具細縱皺紋。基生葉具長柄。完整葉片呈三角狀犁頭形、卵形或卵狀三角形，先端短尖或漸尖，全緣，基部耳狀或戟形，上表面淡黃綠色，疏被短伏毛，下表面色較淺，葉脈上偶有鉤狀柔毛；葉柄具鉤狀柔毛。花皺縮，單生於莖頂，花被管鐘狀，喉部不具膜

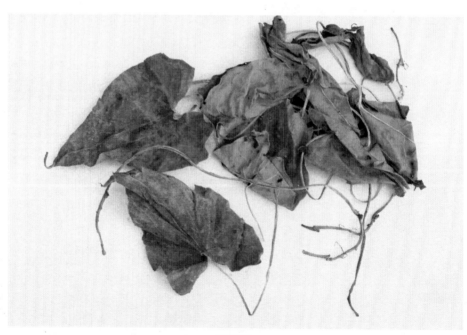

藥材圖

環，內面具縱行脊狀皺褶，裂片橢圓形，中部至基部有一半圓形墊狀斑塊。蒴果半球形，外有6棱。鬚根質脆，易折斷，斷面平坦，粉性。氣清香，味辣、麻舌。

● **性味功能** 辣，熱；有小毒。調龍路、火路，通氣道、谷道，散寒毒，祛風毒，止疼痛。

● **用法與用量** 1～1.5 g；外用適量。

● **臨床應用** 用於貧痧（感冒），埃病（咳嗽），心頭痛（胃痛），牙痛，林得叮相（跌打損傷），額哈（毒蛇咬傷）。

● **注 意** 慎與藜蘆同用。

【附注】目前廣西藥材市場上所售的金耳環常為長莖金耳環。功效與金耳環相同。

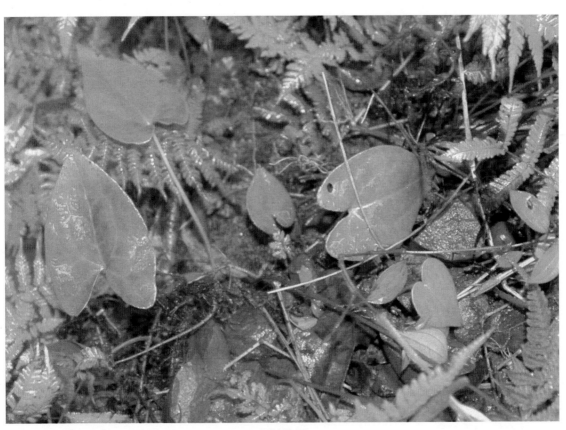

原植物圖

九 層 塔

● **來　　源**　本品為唇形科植物羅勒*Ocimum basilicum* L.的乾燥全草。夏、秋兩季採收，除去細根和雜質，洗淨，晒乾。亦可鮮用。

● **植物特徵**　一年生草本，高20～80 cm，全株芳香。莖直立，方形，被毛，節上毛較長。葉對生，有柄，卵狀披針形，長2～4 cm，寬1～1.5 cm，先端漸尖，基部楔形，兩面沿葉脈有疏毛和腺點，邊緣有鋸齒。總狀花序頂生於莖、枝上，苞片狹卵形，花冠白色或淡粉紅色。小堅果卵形或長圓形，暗褐色。

● **藥材性狀**　本品為帶有果穗的莖枝，葉片多已脫落。莖方形，長20～70 cm，直徑0.5～2 cm，表面紫色或黃紫色，有柔毛，質堅實而硬，折斷面纖維性，中央有白色疏鬆的髓。殘留的葉焦黃色，多破碎不全，皺縮、卷曲，質脆而易脫落。果穗著生枝端，成輪傘狀。苞片棕色，卵形，具明顯的縱脈。花冠已凋謝。宿萼棕褐色或黃棕色，倒掛成鐘狀，膜質，5裂，內藏棕褐色小堅果。全草搓揉時有濃烈香氣，味辣香，有清涼感。

● **性味功能**　辣，熱。調龍路、火路，散寒毒，除濕毒，祛風毒，止疼痛。

● **用法與用量**　3～10 g；外用適量，搗爛敷患處，或煎湯洗患處。

● **臨床應用**　用於貧痧（感冒），東郎（食滯），發旺（痹病），京瑟（閉經），林得叮相（跌打損傷），額哈（毒蛇咬傷），能哈能累（濕疹）。

● **注　　意**　氣虛內熱者慎用。

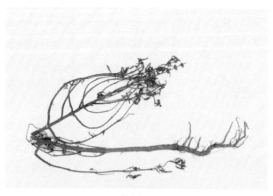

藥材圖

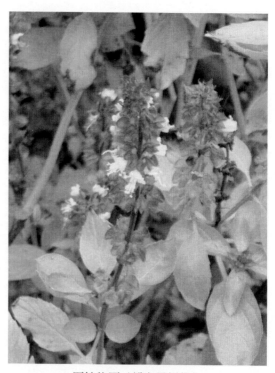

原植物圖（樊立勇提供）

水 半 夏

● **來　　源**　本品為天南星科植物鞭簷犁頭尖 *Typhonium flagelliforme*（Lodd.）Bl. 的乾燥塊莖。冬末春初採挖，除去外皮及鬚根，晒乾。

● **植物特徵**　草本，高25～40 cm。塊莖近球形，直徑1.5 cm，有多數鬚根。葉戟形，3裂，中裂片較長大，長達13 cm，寬2 cm，側裂片短細，寬不及1 cm；葉柄長18～20 cm，圓柱形。夏季開花，花序柄長12 cm；佛焰苞綠色，基部有棱；肉穗花序突出，附屬體線形，淺黃色。花後結漿果。

● **藥材性狀**　本品略呈橢圓形、圓錐形或半圓形，直徑0.5～1.5 cm，高0.8～3 cm。表面類白色或淡黃色，略有皺紋，並有多數隱約可見的細小根痕。上端類圓形，有凸起的葉痕或芽痕，呈黃棕色，有的下端略尖。質堅實，斷面白色，粉性。氣微，味辣、麻舌而刺喉。
　　以質堅實、粉性足者為佳。

● **性味功能**　辣，熱；有毒。通氣道，祛寒毒，除濕毒。

● **用法與用量**　5～15 g。

● **臨床應用**　用於埃病（咳嗽），比耐來（咳痰）。

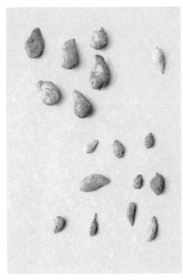

藥材圖

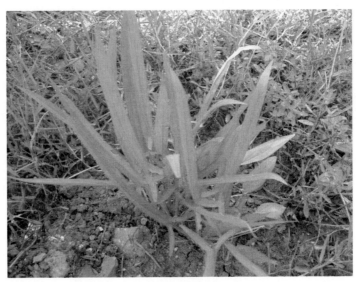

原植物圖

第二章　補虛藥

第一節 補氣藥

蛤 蚧

● **來　　源**　本品為壁虎科動物蛤蚧 *Gekko gecko* L.除去內臟的乾燥體。全年均可捕捉，除去內臟，拭淨，用竹片撐開，使全體扁平順直，低溫乾燥。

● **動物特徵**　形如壁虎而大，全長約20 cm。頭部較大，呈三角形；吻端凸圓；鼻孔近吻端；耳孔橢圓形；眼大，突出；口中有許多小齒。全身生密鱗，上唇鱗12～14片，第一片達鼻孔；吻鱗寬，其後緣有3片較大的鱗，頭及背面鱗細小，呈多角形；尾鱗不甚規則，近長方形，排成環狀；大而凸起的鱗片成行鑲嵌在小鱗片中，行間約有3排小鱗，分布在軀幹部的有10～12縱行，在尾部的有6行；尾側有3對隆起的鱗；胸腹部鱗較大，均勻排列成覆瓦狀。指、趾間具蹼；指、趾膨大，底部具有單行褶襞皮瓣，除第一指、趾外，末端均具小爪。雄性有股孔20餘個，左右相連。尾基部較粗，肛後囊孔明顯。體背紫灰色，有磚紅色及藍灰色斑點。這些斑點在浸液標本中成為深淺相間的橫斑，背部橫斑有7～8條，頭部、四肢及尾部亦有散在橫斑；尾部有深淺相間的環紋7條，色深者較寬；腹面近白色，散有粉紅色斑點。尾易斷，能再生。

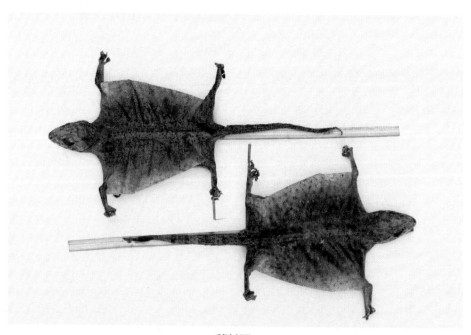

藥材圖

● **藥材性狀**　本品呈扁片狀，頭頸部及軀幹部長9～18 cm，頭頸部約占1/3，腹背部寬6～11 cm，尾長6～12 cm。頭略呈扁三角狀，兩眼多凹陷成窟窿，口內有細齒，生於顎的邊緣，無異形大齒。吻部半圓形，吻鱗不切鼻孔，與鼻鱗相連，上鼻鱗左右各1片，上唇鱗12～14對，下唇鱗（包括頦鱗）21片。腹背部呈橢圓形，腹薄。背部呈灰黑色或銀灰色，有黃白色或灰綠色斑點散在或密集成不顯著的斑紋，脊椎骨及兩側肋骨凸起。四足均具5趾，趾間僅具蹼跡，足趾底有吸盤。尾細而堅實，微顯骨節，與背部顏色相同，有6～7條明顯的銀灰色環帶。全身密被圓形或多角形微有光澤的細鱗。氣腥，味微鹹。

● **性味功能**　鹹，平。補氣，補陽，補血，止咳，平喘。

● **用法與用量**　3～6 g，多入丸、散或酒劑。

● **臨床應用**　用於墨病（哮喘），埃病（咳嗽），委約（陽痿），遺精，阿肉甜（糖尿病），神經衰弱。

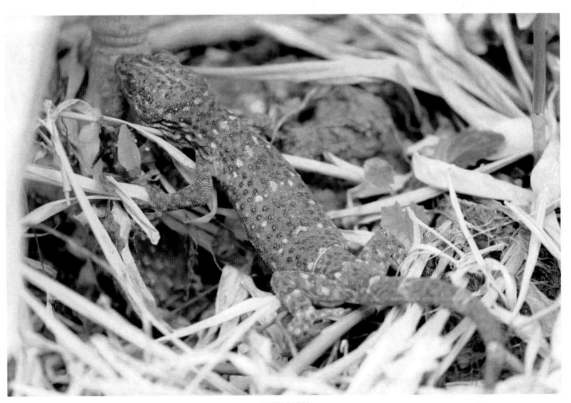

原動物圖

靈　芝

● **來　　源**　本品為多孔菌科植物靈芝*Ganoderma lucidum*（Leyss. ex Fr.）Karst.或紫芝*Ganoderma sinense* Zhao，Xu et Zhang的乾燥子實體。秋季採收，晒乾。人工培養者，子實體成熟即可採收，陰乾或低溫乾燥。

● **植物特徵**　靈芝子實體傘狀。菌蓋木栓質，有柄，半圓形或腎形，罕近圓形，寬12～20 cm，厚達2 cm，初期黃色，漸變為紅褐色、淡黃褐色至黃褐色；皮殼有光澤，具環狀棱紋和輻射狀皺紋；邊緣薄或平截，往往稍內卷；菌肉淡白色，後變為淺褐色；管口初期白色，後期呈褐色，平均每毫米4～5個。柄側生，罕偏生，長達19 cm，粗4 cm，紫褐色，其皮殼有光澤。孢子褐色，卵形，長8.5～11.5 μm，寬5～6.5 μm（有時7～5 μm），中央含一滴大油滴。

　　紫芝子實體傘狀。菌蓋木栓質，半圓形或腎形，罕近圓形，寬6～15 cm，褐色、紫黑色至近黑色。菌柄側生，長8～15 cm，粗1～2 cm。菌蓋和菌柄均有黑色皮殼，有光澤，表面有環狀棱紋和輻射狀皺紋。菌肉呈均勻褐色、深褐色至鏽褐色。菌管硬，與菌肉同色。管口圓形，顏色與菌管相似，每毫米約5個。孢子褐色，卵形，長10～12.5 μm，寬7～8.5 μm；內壁具顯著小疣。

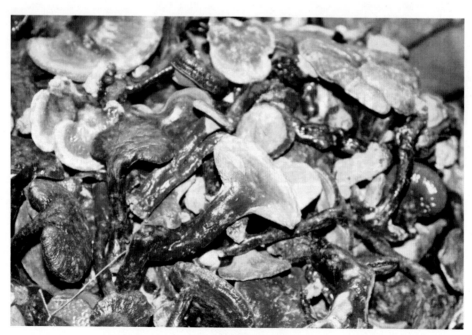

藥材圖

● **藥材性狀** 本品呈傘狀。菌蓋木栓質，腎形、半圓形，罕近圓形，寬5～12 cm，厚0.5～1 cm。上表面黃棕色、紅褐色或紫黑色，具如漆樣光澤，有環狀棱紋和輻射狀皺紋，邊緣稍內卷。下表面淡白色、淺黃綠色或鏽褐色，有細密管狀孔洞。菌柄側生或偏生，長5～20 cm，粗1～4 cm，紫紅色、紫褐色或紫黑色。質硬，斷面顯綿毛狀纖維。氣微，味微苦、澀。

人工栽培的靈芝子實體變化很大，菌蓋常如鹿角狀、分枝狀或腦狀。菌柄基部多分枝。

● **性味功能** 淡，微熱。調龍路，通氣道、谷道，補氣養血。

● **用法與用量** 5～15 g。

● **臨床應用** 用於年鬧諾（失眠），蘭奔（眩暈），白凍（腹瀉），高血壓，冠心病，埃病（咳嗽），慢性肝炎，墨病（哮喘），肺積塵。

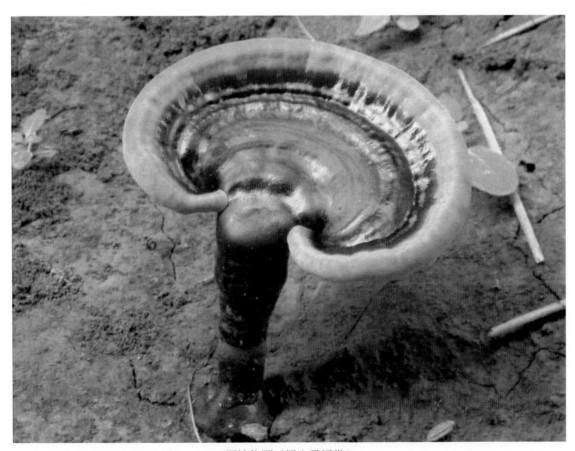

原植物圖（樊立勇提供）

黑螞蟻

● **來　　源**　本品為蟻科動物雙齒多刺蟻 *Polyrhachis dives* Smith的乾燥體。全年可採集，悶死後除去雜質，晒乾。

● **動物特徵**　雙齒多刺蟻工蟻為啞鈴狀或長形團塊，頭足內收，長5～7 mm，寬約2 mm。全體黑色，被金黃色橫臥短絨毛，頭部略稀，胸腹部稠密。頭部短寬，略呈圓四邊形，前後端等寬，後緣直，無凹缺，頰稍隆起；上顎粗壯，咀嚼緣具5齒，端齒大而粗尖，基齒短鈍；下顎須6節，基節約為其第二節長度的一半；下唇鬚4節，端節比其他各節略長；複眼大，卵圓形，唇基略呈橫菱形，長約為寬的2/3，鞭節絲狀，棍棒部不明顯。胸部較長，十分拱突，略呈圓形，兩側垂直，前胸比中、後胸略寬，前胸兩背刺各向前向外側且略向下彎；後胸兩背刺近直立，略岔開，其端尖向外彎。足細長，各足脛節下方散生數根小刺。腹柄結節高，前緣中央微凸，後緣中央稍凸，側角頂上有2枚彎向腹部的寬粗長刺，刺基間中央有2枚短鈍齒。

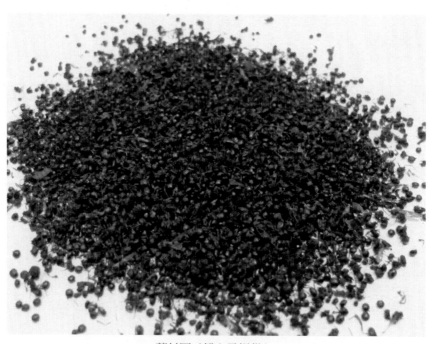

藥材圖（樊立勇提供）

柄後腹短而寬，近卵形，外露5節，基節覆蓋其總長的一半左右。氣微腥，味鹹。

　　雙齒多刺蟻雌蟻體長約10 mm。頭、胸、腹特別大，頭頂有單眼3枚，觸角13節，頭部後緣略寬於前緣，上顎咀嚼緣有4齒，端齒粗大。中胸發達粗壯，背面平整，胸背刺較工蟻短而小，後胸背刺短鈍。腿節、脛節、跗節均較工蟻長而大。前翅有1緣室、2肘室，第二肘室達翅外緣。

　　雙齒多刺蟻雄蟻體長約6 mm。頭較小，複眼大而突出，約占頭側1/3，單眼3枚，上顎咀嚼緣僅具2齒，觸角13節。胸部發達，前胸背板上方略平，中胸背板上方隆起呈三角形，後胸前寬後狹。腹柄結節小，有翅。胸部和腹柄均無背刺。柄後腹呈長圓錐形。

● **藥材性狀** 與動物特徵相同。

● **性味功能** 鹹，平。調龍路，補氣虛，祛風毒，除濕毒。

● **用法與用量** 9～15 g。

● **臨床應用** 用於發旺（痹病），唉耶（支氣管炎），肝炎，年鬧諾（失眠），委約（陽痿）。

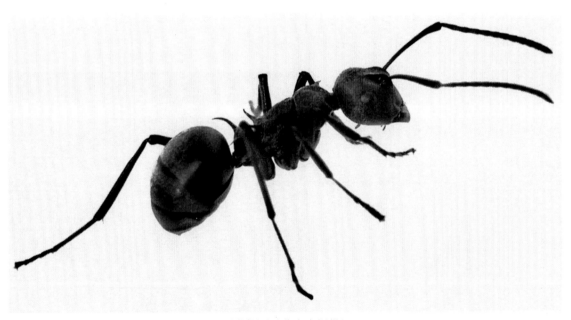

原動物圖（黃克南提供）

黃花倒水蓮

● **來　　源**　本品為遠志科植物黃花倒水蓮*Polygala fallax* Hemsl.的乾燥根。全年可採挖，洗淨，除去鬚根，晒乾。

● **植物特徵**　灌木，高1～3 m，具淡黃色的肉質根。嫩枝有毛。單葉互生，膜質或紙質，披針形或倒卵狀披針形，長5～20 cm，寬3～7 cm，兩面無毛或疏生短柔毛，邊全緣；具短柄。花黃色，略似蝶形；總狀花序腋生或頂生，長8～25 cm，花開後通常下垂。蒴果扁平，寬腎形。

● **藥材性狀**　本品呈圓柱形，稍彎曲，直徑0.5～4 cm。表面灰黃色或灰棕色，具明顯的縱皺紋，有細根痕及圓點狀皮孔。質堅韌，不易折斷。斷面韌皮部棕黃色，木質部具環紋及放射狀紋理。氣微，味甜。

● **性味功能**　甜、微苦，平。調氣道，通龍路，補氣血，除濕毒。

● **用法與用量**　15～30 g；外用適量。

● **臨床應用**　用於產後或病後體虛，急、慢性肝炎，腰腿酸痛，耷寸（子宮脫垂），脫肛，年鬧諾（失眠），月經不調，肉扭（淋證），發旺（痹病），林得叮相（跌打損傷）。

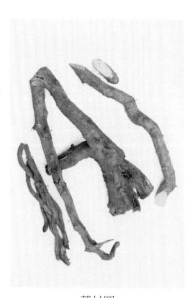

藥材圖

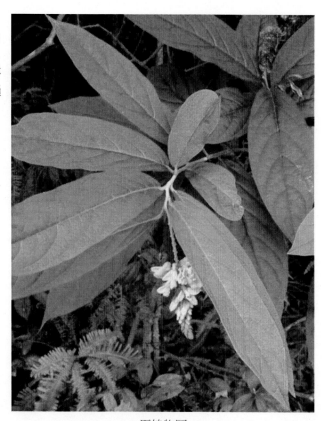

原植物圖

廣 山 藥

● **來　　源**　本品為薯蕷科植物褐苞薯蕷*Dioscorea persimilis* Prain et Burk.的乾燥塊莖。冬季莖葉枯萎後採挖，切片，乾燥。

● **植物特徵**　纏繞草質藤本。塊莖長圓柱形，垂直生長，肉質肥厚，長可達1 m，直徑達7 cm，外皮棕黃色，斷面新鮮白色。莖右旋，無毛，直徑1～6 mm，常有縱棱線。單葉在莖下部的互生，中部以上的對生。葉片紙質，乾時帶紅褐色，卵狀長圓形，長6～12 cm，寬2.5～5 cm，頂端漸尖，基部寬心形、箭形或戟形，邊全緣，基出脈7～9條，常帶紅褐色，兩面無毛，網脈明顯；葉柄長4～5.5 cm。葉腋內有的有珠芽（又稱零餘子）。花雌雄異株。雄花序為穗狀，長1～4 cm，2～4個簇生或單生於花序軸上排列呈圓錐花序，長可達40 cm，有時穗狀花序單生或數個簇生於葉腋；花序軸明顯呈「之」字形曲折；苞片有紫褐色斑紋；雄花花被片6片，離生；雄蕊6枚。雌花序為穗狀花序，1～2個著生於葉腋，結果時長可達數十釐米；雌花花被與雄花相似；退化雄蕊小。蒴果三棱狀扁圓形，長1.5～2.5 cm，寬2.5～4 cm；種子著生於每室中軸中部，四周有膜質翅。花期7月至翌年1月，果期9月至翌年1月。

● **藥材性狀**　本品略呈圓柱形，彎曲，長10～30 cm，直徑1.5～3 cm。表面白色或黃白色，有的可見栓皮未除盡的殘痕，呈淺棕色。質堅實，不易折斷。斷面平整，白色，粉性。無臭，味淡，有時微酸，嚼之微黏。

● **性味功能**　甜，平。通谷道、氣道，補氣虛。

● **用法與用量**　10～20 g。

● **臨床應用**　用於脾胃虛弱，阿肉甜（糖尿病），白凍（腹瀉），墨病（哮喘），遺精，隆白呆（白帶），肉扭（淋證）。

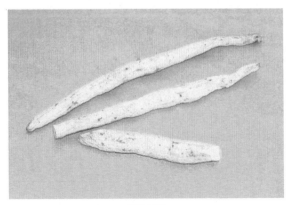

藥材圖

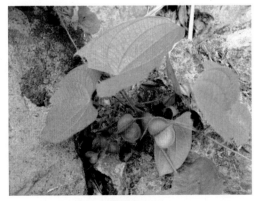

原植物圖

五指毛桃

● **來　　源**　本品為桑科植物五指毛桃 *Ficus simplicissima* Lour. 的乾燥根。全年均可採挖，除去鬚根，洗淨，切片，晒乾。

● **植物特徵**　直立不分枝灌木，高1～3 m，有乳汁。莖上部中空。根粗壯，分枝，淡黃白色，根皮柔韌，有香氣。枝條、葉背、托葉和果均被開展的金黃色長硬毛。葉紙質，多型，長橢圓狀披針形或橢圓形，長8～25 cm，寬4～15 cm，掌狀3～5深裂或僅有鋸齒，有時全緣。果單生或成對生於枝條上部葉腋，成熟時黃紅色或紫紅色，直徑1～1.5 cm，味甜可食。

● **藥材性狀**　本品為不規則的塊片，直徑0.5～3 cm。外皮紅褐色或灰棕色，有縱皺紋、鬚根痕及橫向細小皮孔；有的外皮脫落，脫落處黃白色。質硬。切面韌皮部易撕裂，纖維性；木質部黃白色，有較密的同心性環紋。氣微香，味甜。

　　以皮厚、氣香者為佳。

● **性味功能**　辣、甜，平。調氣道，調龍路、火路，補氣血，通乳，除濕毒。

● **用法與用量**　15～30 g。

● **臨床應用**　用於勒內（血虛），產後乳汁不足，多汗，埃病（咳嗽），發旺（痹病），邦印（痛症），笨浮（浮腫）。

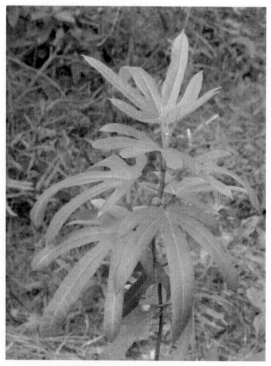

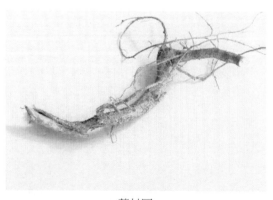

藥材圖　　　　　　　　　　　　原植物圖（樊立勇提供）

牛大力

● 來　　源　本品為豆科植物美麗崖豆藤*Millettia speciosa* **Champ.**的乾燥塊根。全年可採，晒

● 植物特徵　攀緣藤本或藤狀灌木，小枝、葉軸和花序均密被灰褐色長柔毛。根粗大，橫走，粉質，外皮灰黃色。奇數羽狀複葉，有小葉7～17片。小葉長4～8 cm，寬2～3 cm，葉背被伏貼柔毛，乾後常呈黑綠色。7～10月開花，花序頂生或腋生，有多花，花大，單生於花序每節上，白色。莢果線狀，長橢圓形，扁平，長10～15 cm，寬約1.5 cm，被黃褐色柔毛，成熟時開裂，果瓣扭曲。

● 藥材性狀　本品為長結節塊狀，有的略彎曲，長短不一，圓柱形或橢圓柱形，直徑可達5 cm。表面灰黃色至土黃色，有不規則的縱向粗皺紋和橫向細線紋，偶有鬚根痕，外皮粗厚。體重，質硬，不易折斷。斷面不平，黃白色至類白色，有裂隙。氣微，味甜。

● 性味功能　甜，平。調氣道，調龍路、火路，補氣虛。

● 用法與用量　10～15 g。

● 臨床應用　用於腰腿痛，發旺（痹病），肺結核，慢性肝炎，慢性胃炎。

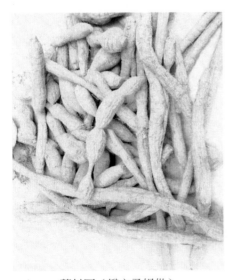

藥材圖（樊立勇提供）

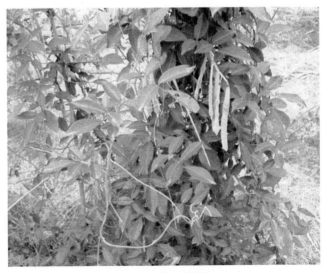

原植物圖（樊立勇提供）

藍 布 正

● **來　　源**　本品為薔薇科植物草本水楊梅*Geum aleppicum* Jacq.或南水楊梅*Geum japonicum* Thunb. chinense F. Bolle的乾燥全草。夏、秋兩季採收，洗淨，晒乾。

● **植物特徵**　多年生草本，通體密生白色長毛。根狀莖粗短，根多條，纖細。基生葉叢生，為不整齊的羽狀複葉，具長柄和明顯的托葉，兩側小葉常呈3～5深裂，基部寬楔形，邊緣有粗鋸齒；莖生葉互生，具短柄，向上漸小。花黃色，單生莖頂或側枝先端。聚合果近球形，直徑約1.5 cm，瘦果窄長，密被長毛。

● **藥材性狀**　本品長90～100 cm。主根短，有多數細根，褐棕色。莖圓柱形，被毛或近無毛。基生葉有長柄，羽狀全裂或近羽狀複葉。頂生小葉裂片較大，卵形或寬卵形，邊緣有大鋸齒，兩面被毛；側生小葉裂片小，邊緣有不規則的粗鋸齒。莖生葉互生，卵形，3淺裂或羽狀分裂。花頂生，常脫落。聚合瘦果近球形。氣微，味辣、微苦。

● **性味功能**　微苦，熱。調氣道，補氣虛，除濕毒。

● **用法與用量**　10～30 g。

● **臨床應用**　用於肺結核，埃病（咳嗽），隆白呆（白帶）。

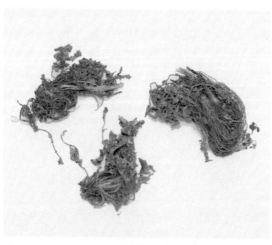

藥材圖

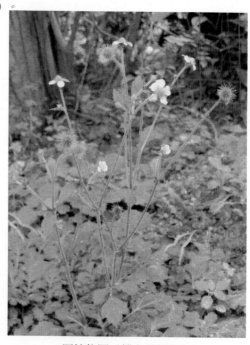

原植物圖（樊立勇提供）

棉花根

● 來　　源　本品為錦葵科植物陸地棉*Gossypium hirsutum* L.的乾燥根。秋季採挖，洗淨，乾燥。

● 植物特徵　一年生草本，高0.6～1.5 m，全株具黑褐色油腺。枝常疏被長毛。單葉互生，橢圓形，基部闊心形，長與寬約相等，掌狀3～5淺裂，有時近全緣，裂缺深不及中部，裂片闊三角形，頂端銳尖，上面僅沿葉脈被柔毛，下面被星狀毛和綿毛；葉柄密被長毛；托葉披針形，頂端長漸尖，早落。花單生於葉腋，初時乳白色，後期變為淡紅色。蒴果卵圓形，長3.5～5 cm，果皮光滑，油腺不明顯。

● 藥材性狀　本品呈圓柱形，稍彎曲，長10～20 cm，直徑0.4～2 cm，表面黃棕色，有不規則的縱皺紋及鬚根痕。韌皮部薄，紅棕色，易剝離。質硬。折斷面纖維性，黃白色。無臭，味淡。

● 性味功能　甜，熱。通谷道、氣道、水道，補氣虛，止咳喘。

● 用法與用量　10～20 g。

● 臨床應用　用於埃病（咳嗽），笨浮（水腫），耷寸（子宮脫垂），胃下垂。

● 注　　意　孕婦忌服。

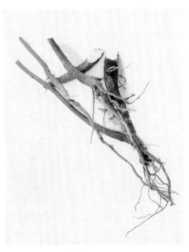

藥材圖

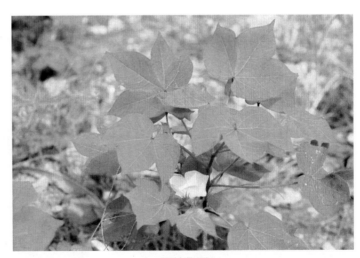

原植物圖

羊 乳

● **來　源**　本品為桔梗科植物羊乳 *Codonopsis lanceolata*（Sieb. Et Zucc.）Trautv.的乾燥根。秋季採挖，淨，粗大的縱切，晒乾。

● **植物特徵**　多年生草本，含有乳汁。植株通常光滑無毛或莖葉偶疏生柔毛。莖纏繞，長約1 m，直徑3～4 mm，常有多數短細分枝，黃綠色而微帶紫色；莖基略近於圓錐狀或圓柱狀，表面有多數瘤狀莖痕。根常肥大呈紡錘狀而有少數細小側根，長10～20 cm，直徑1～6 cm，表面灰黃色，近上部有稀疏環紋，而下部則疏生橫長皮孔。葉在主莖上的互生，披針形或菱狀狹卵形，細小，長8～14 mm，寬3～7 mm；在小枝頂端通常有2～4片葉簇生，而近於對生或輪生狀。葉柄短小，長1～5 mm；葉片菱狀卵形、狹卵形或橢圓形，長3～10 cm，寬1.3～4.5 cm，頂端尖或鈍，基部漸狹，通常全緣或有疏波狀鋸齒，上面綠色，下面灰綠色，葉脈明顯。花單生或對生於小枝頂端。蒴果下部半球狀，上部有喙。

● **藥材性狀**　本品呈紡錘狀、圓柱狀或不規則長塊狀，稍彎曲，有的有分枝，長6～20 cm，直徑1～6 cm，表面灰棕色或灰褐色，粗糙。根頭部有多數圓形瘤狀莖痕，莖痕的頂端呈凹下的圓點狀，上部較粗，有橫皺紋，下部稍細，有鬚根痕及橫長皮孔。質疏鬆而輕，易折斷。斷面類白色，有裂隙。氣微，味微甜。

● **性味功能**　甜，熱。調氣道，補氣虛，通乳，拔毒排膿。

● **用法與用量**　10～25 g。

● **臨床應用**　用於病後體虛，乳汁不足，北嘻（乳癰）。

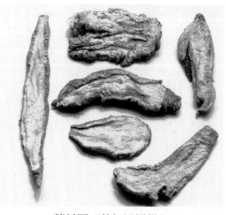

藥材圖（徐紀民提供）

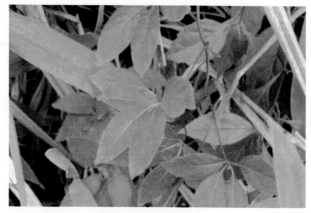

原植物圖（廖厚知提供）

第二節　補血藥

龍眼肉

● 來　　源　本品為無患子科植物龍眼*Dimocarpus longan* Lour. 的假種皮。夏、秋兩季採收成熟果實，乾燥，除去殼、核，晒至乾爽不黏。

● 植物特徵　常綠喬木。樹皮暗灰褐色，粗糙，呈小薄片脫落。小枝條灰褐色，密被褐色細絨毛。偶數羽狀複葉，有小葉2～5對，小葉互生或近對生，長橢圓形，長3～5 cm，寬2～4 cm，先端尖或鈍，基部偏斜，全緣，葉面光亮，葉背粉綠色，中脈上面稍突起，側脈12～15對。圓錐花序頂生和腋生，花序柄被鏽色星狀毛。核果球形，熟時外果皮黃褐色，略有細瘤狀突起，內有白色半透明的假種皮；種子黑褐色，光亮。

● 藥材性狀　本品為縱向破裂的不規則薄片，常數片黏結，長約1.5 cm，寬2～4 cm，厚約0.1 cm。棕褐色，半透明。一面皺縮不平，一面光亮而有細縱皺紋。質柔潤。氣微香，味甜。

● 性味功能　甜，熱。補血虛，安神。

● 用法與用量　10～15 g。

● 臨床應用　用於心悸，年鬧諾（失眠），勒內（血虛），噓內（氣虛）。

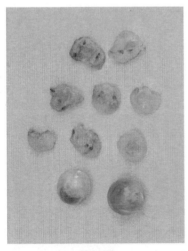
藥材圖

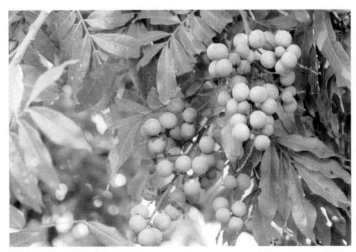
原植物圖

何 首 烏

● **來　　源**　本品為蓼科植物何首烏*Polygonum multiflorum* **Thunb.**的乾燥塊根。秋、冬兩季葉枯萎時採削去兩端，洗淨，個大的切成塊，乾燥。

● **植物特徵**　多年生落葉纏繞藤本。塊根薯狀，表面黑褐色，斷面棕褐色。莖中空。單葉互生，紙質，心形，兩面無毛，葉柄細，托葉有膜質鞘而抱莖。花兩性，圓錐花序腋生或頂生。瘦果三角形。

● **藥材性狀**　本品呈團塊狀或不規則的紡錘形，長6～15 cm，直徑4～12 cm。表面紅棕色或紅褐色，皺縮不平，有淺溝，並有橫長皮孔樣凸起及細根痕。體重，質堅實，不易折斷。斷面淺黃棕色或淺紅棕色，顯粉性，韌皮部有4～11個類圓形異型維管束環列，形成雲錦狀花紋，中央木質部較大，有的呈木心。氣微，味微苦而甜、澀。

● **性味功能**　苦、甜、澀，微熱。通谷道，補血虛，除濕毒。

● **用法與用量** 6～12 g。

● **臨床應用**　用於勒內（血虛），毛髮早白，腰腿無力，頭暈眼花，唄奴（頸淋巴結結核），唄農（癰瘡），能唅能累（濕疹），麥蠻（風疹），阿意囊（便秘），高脂血症，心頭痛（胃痛）。

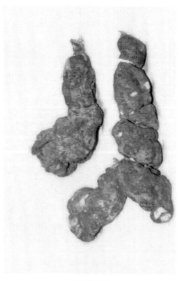

藥材圖

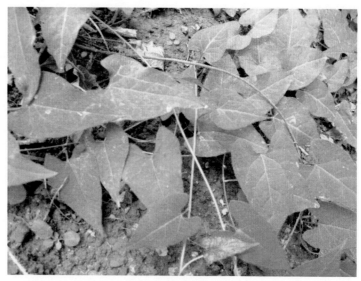

原植物圖

扶芳藤

● **來　源**　本品為衛矛科植物爬行衛矛*Euonymus fortunei*（Turcz.）Hand.-Mazz.、冬青衛矛*japonicus* L.或無柄衛矛*Euonymus subsessilis* Sprague的乾燥地上部分。全年均可採收，晒乾。亦可鮮用。

● **植物特徵**　爬行衛矛為常綠爬行藤狀灌木。枝上生氣根，附在樹上或牆壁上。老藤灰黑色，稍扁；幼藤綠色，扁或近方形。葉對生，橢圓形，長約4.5 cm，寬約3 cm，先端鈍，基部闊楔形或圓形，邊緣有鈍鋸齒。聚傘花序腋生，花黃綠色，花梗細長。果熟後開裂，假種皮鮮紅色。

冬青衛矛為常綠直立灌木。葉片厚革質，倒卵形或狹橢圓形，長2～7 cm，寬1～4 cm；葉柄長5～15 mm。果皮平滑。

無柄衛矛為匍匐或攀緣灌木，常於攀附處生根。葉片革質或近革質，長圓形或窄橢圓形，長4～10 cm，寬2～4 cm；葉柄極短或無。果皮密生刺狀突起。

● **藥材性狀**　爬行衛矛莖枝常有不定根，呈圓柱狀，有縱皺紋，略彎曲，長短不一，直徑3～10 mm。莖棕褐色，表面粗糙，有較大且凸起的皮孔；枝灰褐色，有細疣狀密集的皮孔，幼枝灰褐色，扁圓柱形，有細密微凸的皮孔。質堅硬，不易折斷。斷面不整齊。單葉對生，葉片薄革質，略皺縮，灰綠色或黃綠色，完整葉片展平後主要為橢圓形或寬橢圓形，長2～10 cm，寬1～4 cm，邊緣有細鋸齒，葉脈兩面隆起，側脈每

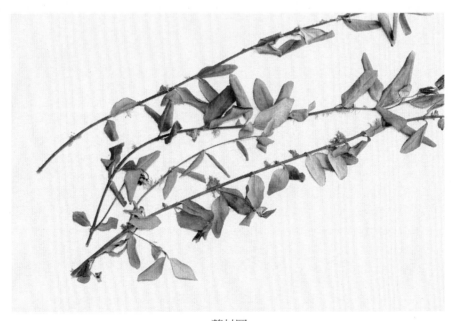

藥材圖

邊5～6條；葉柄長2～5 mm。聚傘花序，花4數。蒴果近球形，果皮無刺。氣微，味淡。

冬青衛矛莖枝無不定根。葉片厚革質，倒卵形至狹橢圓形，長2～7 cm，寬1～4 cm；葉柄長5～15 mm。蒴果扁球形，果皮無刺。

無柄衛矛莖枝常有不定根，幼枝明顯四棱形。葉片革質或近革質，長圓形或狹橢圓形，長4～10 cm，寬2～4 cm；葉柄極短或無。蒴果圓球狀，果皮密生刺狀突起。

● **性味功能** 微苦，微熱。調龍路、火路，補血虛，消腫痛。

● **用法與用量** 6～12 g，煎湯或浸酒；外用適量，搗爛敷患處。

● **臨床應用** 用於勒內（血虛），噓內（氣虛），腰肌勞損，發旺（痹病），林得叮相（跌打損傷），奪扭（骨折），創傷出血。

● **注 意** 孕婦忌服。

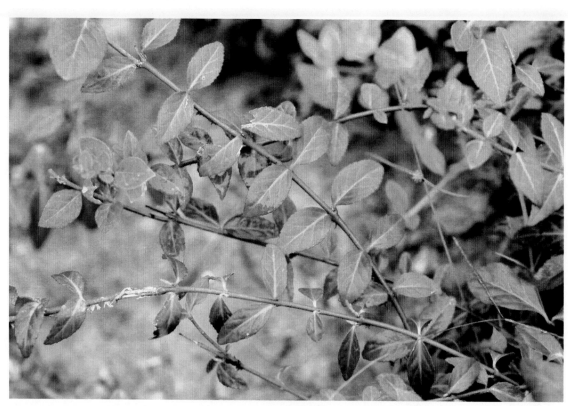

原植物圖

當歸藤

● 來　　源　本品為紫金牛科植物當歸藤*Embelia parviflora* Wall.的乾燥地上部分。全年可採，切段，晒乾。亦可鮮用。

● 植物特徵　攀緣灌木或藤本，長可達10 m。根較長，側根少，外皮灰褐色，內面紅褐色，橫斷面有菊花紋。莖分枝，灰褐色，上有白色皮孔，小枝平展，密被鏽色柔毛。單葉互生，卵形，長1.5～2 cm，寬0.5～1.5 cm，全緣，葉面綠色無毛，中脈下陷，葉背深綠色，乾時為鏽褐色，密被小凸點，中脈凸起，被短柔毛。夏季開綠白色或粉紅色小花，腋生亞傘形或聚傘花序。果球形，冬季成熟，暗紅色。

● 藥材性狀　本品莖圓柱形，長短不一，直徑3～10 mm，表面灰褐色，上有白色皮孔。質硬，折斷面不平坦，黃白色。嫩枝密被鏽色柔毛。葉片多皺縮或破碎。完整者展開後卵形，長10～15 mm，寬5～7 mm，全緣；上表面褐色，無毛，中脈下陷；下表面棕褐色，密被小凹點，中脈凸起，被短柔毛。亞傘形或聚傘花序腋生。果球形，暗紅色，無毛，宿存萼反卷。氣香，味微苦、澀。

● 性味功能　苦、澀，平。調龍路、火路，補血，調經，強腰膝。

● 用法與用量　15～30 g；外用鮮品適量，搗爛敷患處。

● 臨床應用　用於勒內（血虛），京瑟（閉經），月經不調，隆白呆（白帶），腰腿痛，產後腹痛，卟艮襠（不孕症）。

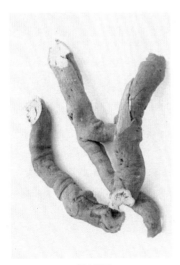

藥材圖

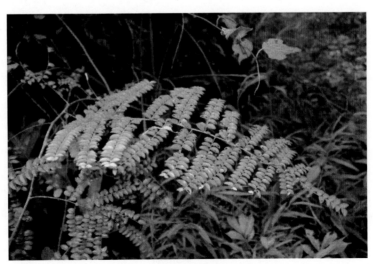

原植物圖

雞血藤

● **來　　源**　本品為豆科植物密花豆*Spatholobus suberectus* Dunn的乾燥藤莖。秋、冬兩季採收，除去枝葉，切片，晒乾。

● **植物特徵**　攀緣藤本，長達數十米。老莖扁圓柱形，表皮灰黑色，橫斷面淡紅色，有數圈偏心性半圓環，雞血狀液汁從圈內滲出。小葉3片，紙質，寬橢圓形，長10～20 cm，寬7～12 cm，兩面近無毛，側脈5～6對，兩面均明顯。大圓錐花序，花多朵，花夏末秋初開放，白色，蝶形，長約1 cm。莢果刀狀，長8～11 cm，寬2.5～3 cm，被毛。

● **藥材性狀**　本品為橢圓形、長矩圓形或不規則的斜切片，厚0.3～1 cm。栓皮灰棕色，有的可見灰白色斑，栓皮脫落處顯紅棕色。質堅硬。切面木質部紅棕色或棕色，導管孔多數；韌皮部有樹脂狀分泌物呈紅棕色至黑棕色，與木質部相間排列呈3～8個偏心性半圓形環；髓部偏向一側。氣微，味澀。

● **性味功能**　苦、甜，微熱。調龍路、火路，補血虛，除濕毒。

● **用法與用量**　10～20 g。

● **臨床應用**　用於勒內（血虛），月經不調，麻抹（麻木），發旺（痹病）。

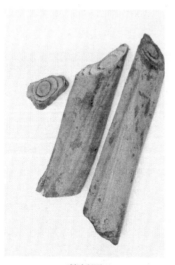

藥材圖

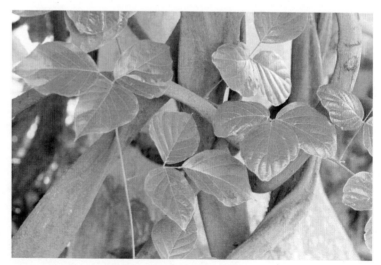

原植物圖

紅　藥

● **來　　源**　本品為苦苣苔科植物紅藥*Chirita longgangensis* W. T. Wang var. hongyao S. Z. Huang的乾燥全夏、秋兩季採收，切段，晒乾。

● **植物特徵**　多年生草本。根狀莖長，圓柱形，粗4～7 mm，分枝長8～15 cm，頂端被伏貼短柔毛，節間長0.4～2 cm。葉在根狀莖頂部密生，均為3枚輪生，無柄，乾時堅紙質或革質，長圓狀條形，長9～16 cm，寬1～2 cm，頂端微鈍，基部漸狹，邊全緣，兩面密被伏貼短柔毛，側脈每邊3～6條，上面平，下面隆起。聚傘花序腋生，約與葉片等長，二至三回分枝。蒴果條形，長3.5～6 cm，寬約2 mm，密被腺毛和短柔毛。

● **藥材性狀**　本品根狀莖呈圓柱形或扁圓柱形，有明顯縱皺紋，頂部有明顯葉痕，粗47 mm。分枝長8～15 cm，被伏貼短柔毛，節間長0.4～2 cm，表面灰黃色至棕紅色；斷面不平坦，棕紅色至棕黑色。葉在根狀莖頂部密生，均為3枚輪生。葉片多皺縮或破碎，完整者展開後呈長圓狀條形，無柄，長3～6 cm，寬0.5～1 cm，頂端微鈍，基部漸狹，邊全緣，兩面密被伏貼短柔毛，上表面棕褐色，下表面棕紅色。聚傘花序約與葉片等長，花序梗長3～5 cm，密被柔毛。蒴果條形，長3.5～6 cm，寬2約 mm，密被腺毛和短柔毛。氣無，味微澀。

● **性味功能**　甜、澀，平。調龍路、火路，補血虛。

● **用法與用量**　10～15 g。

● **臨床應用**　用於勒內（血虛），林得叮相（跌打損傷）。

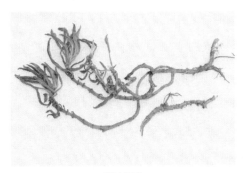

藥材圖

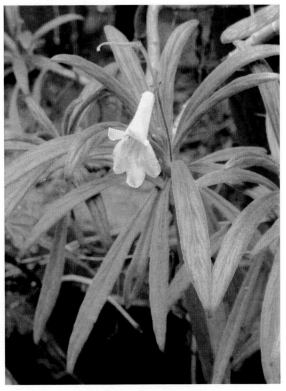

原植物圖（樊立勇提供）

楮 實 子

● **來　　源**　本品為桑科植物構樹*Broussonetia papyrifera*（L.）Vent.的乾燥成熟果實。秋季果實成熟時採收，洗淨，晒乾，除去灰白色膜狀宿萼及雜質。

● **植物特徵**　落葉喬木，全株有乳汁。樹皮暗灰色，小枝密被長毛。根皮黃色。葉橢圓形，長7～20 cm，寬6～10 cm，無裂或3～5裂，粗糙，有毛，邊緣有鋸齒，基部常偏斜。花單性，雌雄異株；雄花序棒狀，下垂，雌花序頭狀。果球形，肉質，成熟時橘紅色。

● **藥材性狀**　本品略呈球形或卵圓形，稍扁，直徑約1.5 cm。表面紅棕色，有網狀皺紋或顆粒狀凸起，一側有棱，一側有凹溝，有的具果梗。質硬而脆，易壓碎。胚乳類白色，富油性。氣微，味淡。

● **性味功能**　甜，寒。通水道，補血虛，明目，除濕毒。

● **用法與用量**　5～10 g。

● **臨床應用**　用於勒內（血虛），蘭奔（眩暈），腰膝酸軟，笨浮（水腫），目生翳膜。

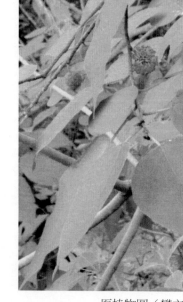

藥材圖

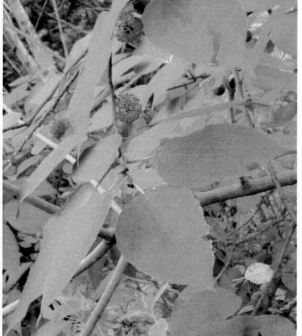

原植物圖（樊立勇提供）

桑 葚

● **來　　源**　本品為桑科植物桑*Morus alba* L.的乾燥果穗。4～6月果實變紅時採收，晒乾或略蒸後晒乾。

● **植物特徵**　落葉灌木或小喬木。葉卵形或橢圓形，長6～15 cm，寬3～8 cm，先端尖，莖部圓形或心形，有時呈不整齊的開裂。柔荑花序，花單性，花柱短，從基部分岔或中部以下分岔，花柱和柱頭被絨毛。果肉質，由多個瘦果組成，長圓形，長1～2.5 cm，直立或下垂，3～4月成熟，暗紅色或紫黑色。

● **藥材性狀**　本品為聚花果，由多數小瘦果集合而成，呈長圓形，長1～2 cm，直徑0.5～0.8 cm。黃棕色、棕紅色至暗紫色，有短果序梗。小瘦果卵圓形，稍扁，長約2 mm，寬約1 mm，外具肉質花被片4枚。氣微，味微酸而甜。

● **性味功能**　甜、酸，寒。補血虛、陰虛。

● **用法與用量**　10～15 g。

● **臨床應用**　用於勒內（血虛），蘭奔（眩暈），年鬧諾（失眠），毛髮早白，口渴，阿肉甜（糖尿病），阿意囊（便秘），答網（視力下降）。

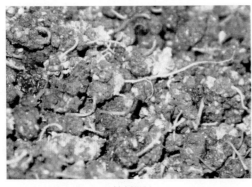

藥材圖

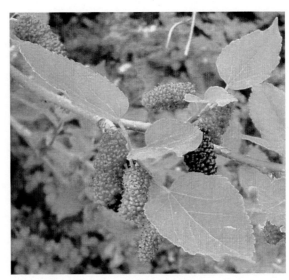

原植物圖

桃金娘果

● **來　　源**　本品為桃金娘科植物桃金娘*Rhodomyrtus tomentosa*（Ait.）**Hassk.**的乾燥成熟果實。秋季採收成熟的果實，晒乾。

● **植物特徵**　常綠灌木。幼枝密被柔毛。葉對生或三葉輪生，革質，橢圓形或倒卵形，長3～7 cm，寬2～4 cm，全緣，葉背密被灰白色柔毛，離基3出脈，在背面凸起。花1～3朵聚生，4～7月盛開，直徑約2 cm；花瓣5片，玫瑰色、粉紅色或白色。漿果球形或橢圓形，8～10月成熟，紫黑色，直徑1～1.5 cm，味甜可食。

● **藥材性狀**　本品近卵形，長10～18 mm，寬8～14 mm。表面棕黑色或灰褐色，皺縮，密被灰色短茸毛，頂端平截，有5裂的宿存萼片，中央可見花柱脫落的痕跡，基部圓鈍，有果柄脫落的疤痕。質硬。內果皮淺棕色，顯顆粒性。種子多數，細小，近橢圓形，扁平，表面黃棕色，具密集的疣狀突起。中央具中軸胎座一條。氣微，味甜、微澀。

● **性味功能**　甜、澀，平。補血虛，固脫，止血。

● **用法與用量**　6～30 g。

● **臨床應用**　用於勒內（血虛），年鬧諾（失眠），鹿血（吐血），鼻衄（流鼻血），阿意勒（血便），阿意咪（痢疾），脫肛，耳鳴，遺精，兵淋勒（子宮出血），月經不調，隆白呆（白帶）。

● **注　　意**　實熱便秘者忌用。

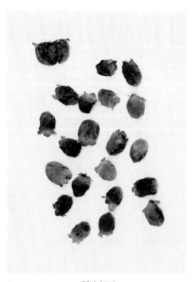

藥材圖

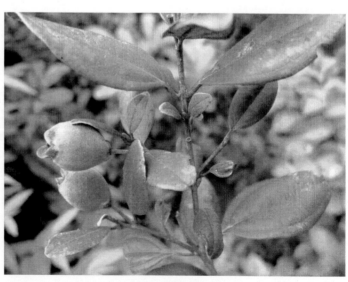

原植物圖

中國壯藥材

228

白花銀背藤

● **來　　源**　本品為旋花科植物白花銀背藤*Argyreia seguinii*（Lévl.）Vant. ex Lévl. 的乾燥根和莖。全年可採，洗淨，切段，晒乾。

● **植物特徵**　纏繞藤本。莖被柔毛。單葉互生，全緣，卵形至橢圓形，長9～14 cm，寬5～12 cm，先端尖，基部圓形或微心形，葉面無毛，葉背密被排列整齊的銀白色絲質柔毛，羽狀脈整齊而明顯。秋季開花，頭狀或聚傘狀花序腋生或頂生；花序柄長，密被銀白色柔毛；花柄短，密被柔毛；花冠漏斗狀，白色。果球形，熟時紅色，為宿萼所包圍。

● **藥材性狀**　本品為斜切的段或片，直徑5～40 mm。根外皮棕褐色或暗褐色，稍粗糙，具顆粒狀凸起或龜裂紋。切面黃褐色或黃棕色，具2～3條環紋。莖外皮色較淺，老莖稍粗糙，有淺縱溝紋及不規則的縱紋或龜裂紋，皮孔點狀。切面有數個同心環紋，髓部灰黃色。質堅硬。氣微，味微澀。

● **性味功能**　微澀，微熱。補血虛，續筋骨，止血。

● **用法與用量**　20～50 g。

● **臨床應用**　用於勒內（血虛），蘭奔（眩暈），埃病（咳嗽），奪扭（骨折），內傷出血。

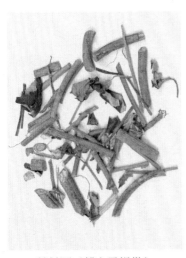

藥材圖（樊立勇提供）

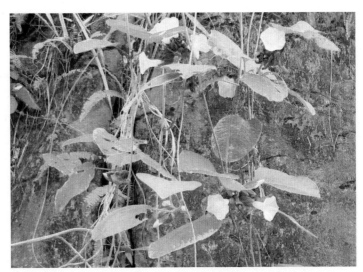

原植物圖（樊立勇提供）

第二章　補虛藥

229

第三節　補陰藥

黃　精

● **來　　源**　本品為百合科植物黃精*Polygonatum kingianum* Coll. et Hemsl或多花黃精*Polygonatum cyrtonema* Hua的乾燥根莖。按形狀不同，習稱「大黃精」「薑形黃精」。春、秋兩季採挖，除去鬚根，洗淨，置沸水中略燙或蒸至透心，乾燥。

● **植物特徵**　黃精為多年生草本，高1～1.6 m。根莖特別肥大，肉質，直徑達6 cm。莖直立，圓柱形，上部傾斜，直徑5～7 mm，下部密布紫紅色斑點。葉幾無柄，4～8枚輪生，披針形，長6～15 cm，寬0.5～1.3 cm，先端向下卷曲成環。4～6月開花，紫紅色；花序單生於葉腋。漿果球形，成熟時黑色。
　　多花黃精葉互生，卵形或卵狀橢圓形，長9～13 cm，寬4～6 cm，總花梗上有小花3～5朵或更多。

● **藥材性狀**　大黃精呈肥厚肉質的結節塊狀，結節長可達10 cm以上，寬3～6 cm，厚2～3 cm。表面淡黃色至黃棕色，具環節，有皺紋及鬚根痕，結節上側莖痕呈圓盤狀，圓周凹入，中部凸出。質硬而韌，不易折斷。斷面角質，淡黃色至黃棕色。氣微，味甜，嚼之有黏性。
　　薑形黃精呈長條結節塊狀，長短不等，常數個塊狀結節相連。表面灰黃色或黃褐色，粗糙，結節上側有凸出的圓盤狀莖痕，直徑0.8～1.5 cm。
　　味苦者不可藥用。

● **性味功能**　甜，平。補陰虛、血虛。

● **用法與用量**　10～15 g。

● **臨床應用**　用於勒內（血虛），阿肉甜（糖尿病），腰痛，埃病（咳嗽）。

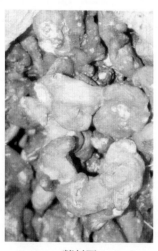

藥材圖

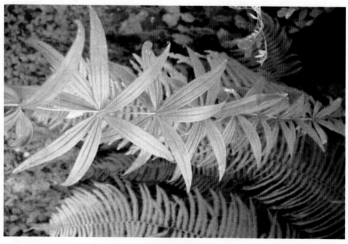

原植物圖

墨旱蓮

● **來　　源**　本品為菊科植物鱧腸 *Eclipta prostrata* L.的乾燥地上部分。花開時採割，晒乾。亦可鮮用。

● **植物特徵**　一年生草本，高10～60 cm，全株被白色粗毛。主根細長。莖基部常匍匐著地生根，上部直立，圓柱形，綠色或帶紫紅色。葉對生，無柄或短柄，葉片披針形、橢圓狀披針形或條狀披針形，先端漸尖，基部漸窄，全緣或具細鋸齒，兩面均密被白色粗毛，莖葉折斷數分鐘後，斷口處即變藍黑色，故名墨旱蓮。頭狀花序頂生或腋生。瘦果。

● **藥材性狀**　本品全體被白色粗毛。莖呈圓柱形，有縱棱，直徑2～5 mm，表面綠褐色或墨綠色。葉對生，近無柄，葉片皺縮、卷曲或破碎。完整者展平後呈長披針形，全緣或具淺鋸齒，墨綠色。頭狀花序直徑2～6 mm。瘦果橢圓形而扁，長2～3 mm，棕色或淺褐色。氣微，味微鹹。

● **性味功能**　甜、酸，寒。補陰虛，止血。

● **用法與用量**　5～15 g；外用鮮品適量。

● **臨床應用**　用於毛髮早白，耳鳴，腰膝酸軟，牙齒鬆動，蘭奔（眩暈），鹿血（吐血），衄血（流鼻血），肉裂（血尿），兵淋勒（子宮出血），阿意咪（痢疾），外傷出血。

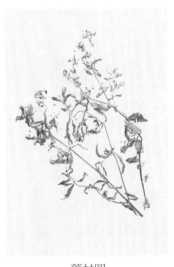

藥材圖

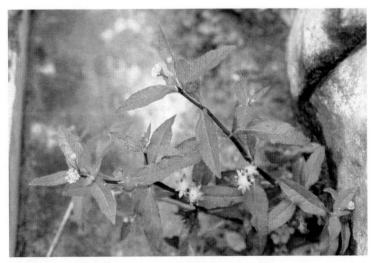

原植物圖

金櫻子

● **來　源**　本品為薔薇科植物金櫻子*Rosa laevigata* **Michx.**的乾燥成熟果實。10～11月果實成熟變紅時採收，乾燥，除去毛刺。

● **植物特徵**　常綠攀緣灌木，全株有扁平的倒鉤刺。小枝綠色或帶紅色。根粗壯，分枝，外皮黑褐色，斷面褐紅色。小葉3～5片，光亮無毛。花單生於側枝頂部，春季開白色花，直徑4～5 cm。果壇狀，有刺，秋、冬季成熟，紅黃色，內有多數堅硬有毛的小堅果。

● **藥材性狀**　本品為花托發育而成的假果，呈倒卵形，長2～3.5 cm，直徑1～2 cm。表面紅黃色或紅棕色，有凸起的棕色小點，是毛刺脫落後的殘基。頂端有盤狀花萼殘基，中央有黃色柱基，下部漸尖。質硬。切開後，花托壁厚1～2 mm，內有多數堅硬的小瘦果，內壁及瘦果均有淡黃色絨毛。氣微，味甜、微澀。

● **性味功能**　酸、甜、澀，平。補陰虛，固澀，止瀉。

● **用法與用量**　6～12 g。

● **臨床應用**　用於遺精，遺尿，兵淋勒（子宮出血），隆白呆（白帶），白凍（腹瀉）。

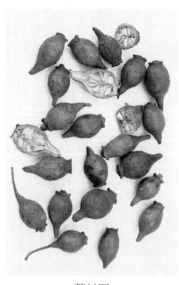

藥材圖

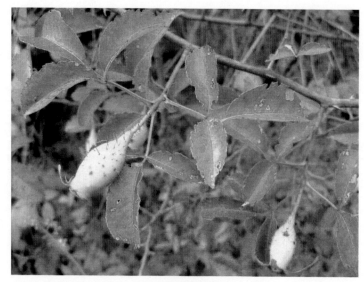

原植物圖

餘 甘 子

● **來　　源**　本品為大戟科植物餘甘子*Phyllanthus emblica* L.的乾燥成熟果實。冬季至次年春季果實成熟時採收，除去雜質，乾燥。

● **植物特徵**　喬木，高1～4 m或更高。樹皮淺褐色，橫裂。葉細小，革質，線狀長圓形，長約2 cm，緊密而整齊地排列似複葉狀。花小，簇生於葉腋，春季開花，黃色。果球形，肉質，秋季成熟時淡黃色或綠色，光亮，直徑1.2～2 cm。味初酸、澀、苦，後漸變甜。

● **藥材性狀**　本品呈球形或扁球形，直徑1～1.5 cm。表面棕褐色至墨綠色，有淺黃色顆粒狀凸起，具皺紋及不明顯的6棱，果梗長約1 mm。外果皮厚1～4 mm，質硬而脆；內果皮黃白色，硬核樣，表面略具6棱，背縫線的偏上部有數條筋脈紋，乾後可裂成6瓣。種子6粒，近三棱形，棕色。氣微，味酸、澀，回甘。

● **性味功能**　甜、酸、澀，寒。通氣道、谷道，清熱毒，補陰生津。

● **用法與用量**　3～10 g，多入丸、散服。

● **臨床應用**　用於口乾煩渴，貨煙媽（咽痛），埃病（咳嗽），東郎（食滯），慢性肝炎。

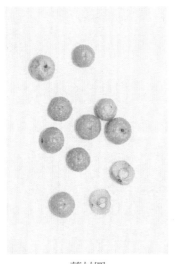

藥材圖

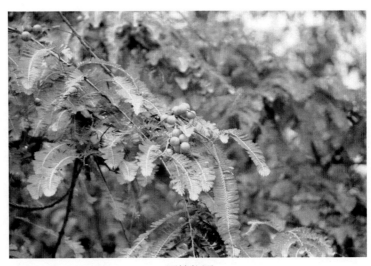

原植物圖

第四節　補陽藥

仙　茅

● **來　源**　本品為石蒜科植物仙茅*Curculigo orchioides* **Gaertn.**的乾燥根莖。秋、冬兩季採挖，除去根頭鬚根，洗淨，乾燥。

● **植物特徵**　多年生草本。根莖圓柱形，肉質，直立而略彎，長7～10 cm，直徑4～6 mm，表面暗褐色，有環節。根細長，肉質。葉基生，3～6片，披針形，長15～30 cm，寬0.6～2 cm，散生長毛，有數條粗縱脈。花黃色，花莖短，隱藏於葉鞘內；花雜性，近無柄，花序上部為雄花，下部為兩性花；花被呈細長筒狀。漿果肉質，矩圓形，不開裂；種子黑色，近球形。

● **藥材性狀**　本品呈圓柱形，略彎曲，長3～10 cm，直徑0.4～0.6 cm。表面棕色至褐色，粗糙，有細孔狀的鬚根痕及橫皺紋。質硬而脆，易折斷。斷面不平坦，灰白色至棕褐色，近中心處色較深。氣微香，味微苦、辣。

● **性味功能**　辣，熱；有毒。補陽虛，強筋骨，散寒毒，除濕毒。

● **用法與用量**　3～10 g。

● **臨床應用**　用於委約（陽痿），精冷，筋骨痿軟，發旺（痹病），白凍（腹瀉），心頭痛（胃痛）。

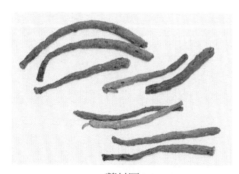

藥材圖

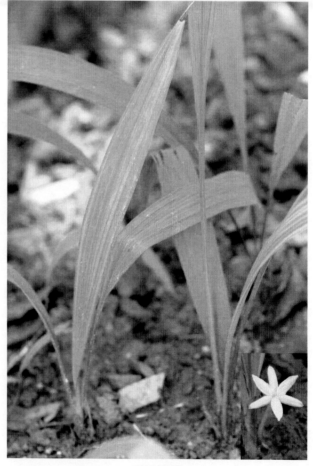

原植物圖

蛇床子

● **來　源**　本品為傘形科植物蛇床*Cnidium monnieri*（L.）Cuss.的乾燥成熟果實。夏、秋兩季果實成熟採收，除去雜質，晒乾。

● **植物特徵**　一年生草本，高達80 cm。莖有縱棱，中空。葉互生，葉片卵形，二至三回奇數羽狀分裂；裂片全緣，兩面無毛；葉柄基部膨大抱莖，有短而寬的葉鞘。夏季開白色花，複傘形花序頂生或側生。雙懸果橢圓形，分果有5棱，光滑，秋季成熟。多生於低丘陵地、溝邊或田埂邊。

● **藥材性狀**　本品為雙懸果，呈橢圓形，長2～4 mm，直徑約2 mm。表面灰黃色或灰褐色，頂端有2枚向外彎曲的柱基，基部偶有細梗。分果的背面有薄而凸起的縱棱5條，接合面平坦，有2條棕色略凸起的縱棱線。果皮鬆脆，揉搓易脫落；種子細小，灰棕色，顯油性。氣香，味辛、涼，有麻舌感。

● **性味功能**　辣、苦，微熱；有小毒。補腎陽，祛風毒，除濕毒，殺蟲。

● **用法與用量**　3～9 g；外用適量，多煎湯薰洗，或研末調敷患處。

● **臨床應用**　用於委約（陽痿），腰痛，宮冷不孕，隆白呆（白帶），歇哈（陰癢），能啥能累（濕疹）。

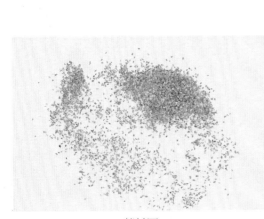

藥材圖

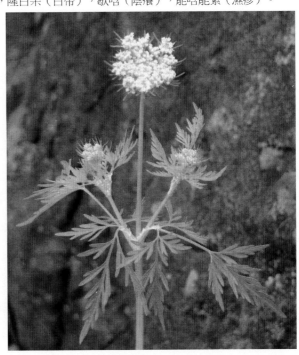

原植物圖（樊立勇提供）

韭菜子

中國壯藥材

● **來　　源**　本品為百合科植物韭菜*Allium tuberosum* Rottl. ex Spreng.的乾燥成熟種子。秋季果實成熟時收果序，晒乾，搓出種子，除去雜質。

● **植物特徵**　多年生宿根草本，有類蔥、蒜香氣。鱗莖圓柱狀，生於根狀莖上，1～3根聚生，鱗被灰色纖維狀。葉基生，4～5片一束，扁平，窄條形，長15～30 cm，寬2～4 mm。夏季開白色花，從葉腋生出花萼，基部具少數葉；傘形花序頂生，脈常淡褐色或淡綠色。蒴果倒心形，有3片鈍圓狀淺裂，基部有下反、凋萎的宿存花被。

● **藥材性狀**　本品呈半圓形或半卵圓形，略扁，長2～4 mm，寬1.5～3 mm。表面黑色，一面凸起，粗糙，有細密的網狀皺紋；另一面微凹，皺紋不甚明顯。頂端鈍，基部稍尖，有點狀凸起的種臍。質硬。氣特異，味微辣。

● **性味功能**　辣、甜，熱。補虛壯陽，固精縮尿。

● **用法與用量**　3～9 g。

● **臨床應用**　用於委約（陽痿），遺精，腰痛，遺尿。

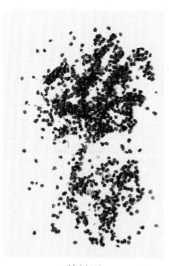

藥材圖

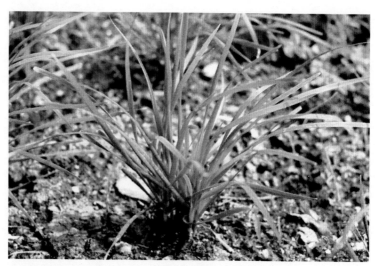

原植物圖

狗　脊

● **來　　源**　本品為蚌殼蕨科植物金毛狗蕨*Cibotium barometz*（L.）J.Sm.的乾燥根莖。秋、冬兩季採挖，泥沙，乾燥。去硬根、葉柄及金黃色茸毛，切厚片，乾燥，為生狗脊片；蒸後晒至六七成乾，切厚片，乾燥，為熟狗脊片。

● **植物特徵**　多年生樹型蕨，高2.5～3 m。根狀莖粗大，平臥，木質。葉柄粗壯，基部和根狀莖上均密被金黃色線形長茸毛，有光澤，似黃狗毛，故名金毛狗；葉片大型，長可達2 m，橢圓狀三角形，三回羽狀分裂，各羽片互生，下部羽片卵狀披針形，上部羽片逐漸短小，至頂部呈窄卵尾狀，小羽片條狀披針形，漸尖，羽狀深裂至全裂，裂片密接，窄矩圓形、亞鐮刀形。孢子囊群生於邊緣的側脈頂端，每裂片上有2～12枚，囊群蓋2瓣，雙脣狀，形如蚌殼，棕褐色，成熟時側裂。

● **藥材性狀**　本品呈不規則的長塊狀，長10～30 cm，直徑2～10 cm。表面深棕色，殘留金黃色茸毛，上面有數根紅棕色的木質葉柄，下面殘存黑色細根。質堅硬，不易折斷。無臭，味淡、微澀。生狗脊片呈不規則長條形或圓形，長5～20 cm，直徑2～10 cm，厚1.5～5 mm。切面淺棕色，較平滑，近邊緣1～4 mm處有一條棕黃色隆起的木質部環紋或條紋，邊緣不整齊，偶有金黃色茸毛殘留。質脆，易折斷，斷面粉性。熟狗脊片呈黑棕色，質堅硬。

● **性味功能**　苦、甜，微熱。補陽虛，強腰膝，祛風毒，除濕毒。

● **用法與用量**　6～12 g。

● **臨床應用**　用於腰膝酸軟，下肢無力，發旺（痹病），奪扼（骨折）。

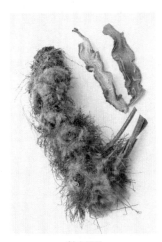

藥材圖

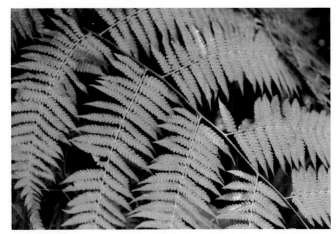

原植物圖

千斤拔

● **來　　源**　本品為豆科植物蔓性千斤拔*Flemingia philippinensis* **Merr. et Rolfe**或大葉千斤拔*Flemingia rophylla*（**Willd.**）**prain**的乾燥根。秋季採收，洗淨，晒乾。

● **植物特徵**　蔓性千斤拔為披散亞灌木。嫩枝三角柱狀，被柔毛。指狀複葉互生，小葉3片。小葉片較厚，橢圓形或卵狀披針形，長4～7 cm，寬1.7～3 cm，上面被稀疏短柔毛，下面密被柔毛，基出脈3條。花紫紅色；總狀花序腋生，長約2.5 cm。莢果膨脹，橢圓形，長7～8 mm，寬約5 mm，被短柔毛。花期秋季，果期冬季。

　　大葉千斤拔與蔓性千斤拔相似，主要區別在於：大葉千斤拔為直立灌木，嫩枝密被緊貼絲質毛。小葉片較大，闊披針形。莢果較大，長10～16 mm，寬約8 mm。

● **藥材性狀**　本品呈長圓錐形，不分枝或少分枝，長15～50 cm，直徑1～5 cm。外表棕紅色、棕褐色或灰褐色，有橫向皮孔和縱皺紋，韌皮部易剝落，根頭部膨大，有圓形疤痕和殘留莖基，下部漸細。斷面呈菊花心，韌皮部薄，棕紅色，木質部黃白色或淡紅色。質硬。微具豆腥氣，味微甜、澀。

● **性味功能**　甜、微澀，平。調龍路、火路，補陽虛，強筋骨，祛風毒，除濕毒。

● **用法與用量**　15～30 g；外用適量。

● **臨床應用**　用於腰腿痛，腰肌勞損，委約（陽痿），發旺（痹病），隆白呆（白帶），唄農（癰瘡），貨煙媽（咽痛），林得叮相（跌打損傷）。

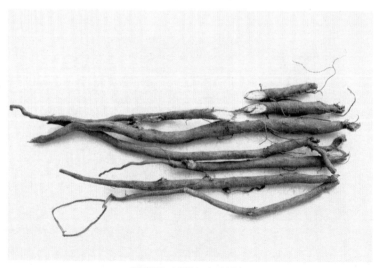

藥材圖（蔓性千斤拔）

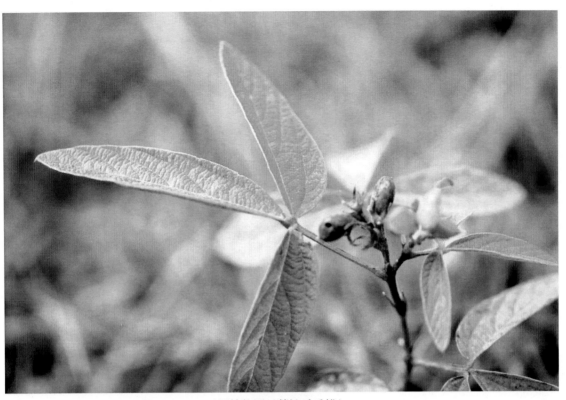

原植物圖（蔓性千斤拔）

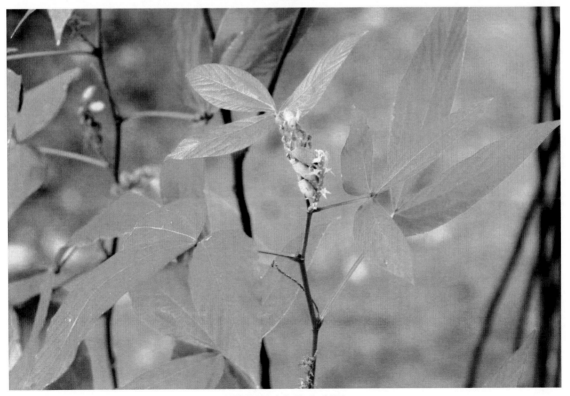

原植物圖（大葉千斤拔）

紅杜仲

● **來　源**　本品為夾竹桃科植物少花腰骨藤 *Parabarium chunianum* Tsiang、毛杜仲藤 *Parabarium huaitingii* Chun et Tsiang、杜仲藤 *Parabarium micranthun*（A. DC.）Pierre或花皮膠藤 *Ecdysanthera utilis* Hay. et Kaw.的乾燥樹皮。全年可採，剝取樹皮，乾燥。

● **植物特徵**　紅杜仲藤為粗壯木質藤本，含豐富乳汁，除嫩枝、總花梗及花萼被毛外，其餘均無毛。單葉對生，橢圓形或卵圓狀長圓形，下面有明顯的黑色乳頭狀腺點。總狀聚傘花序頂生或腋生；花萼5深裂，內面基部有腺體；花冠黃白色，近鐘狀；雄蕊5枚，包圍柱頭而黏生其上。蓇葖果雙生，近圓錐狀，基部膨大，暗褐色；種子外被鏽色濃毛，頂端被白色絹質種毛。

　　毛杜仲藤為粗壯木質藤本，全株密被淡黃色柔毛。單葉對生，卵狀橢圓形，下面無乳頭狀腺點。聚傘花序近頂生或腋生；花冠黃色；雄蕊5枚。蓇葖果雙生，基部膨大。種子條狀矩圓形，暗褐色，頂端被白色絹質種毛。

　　杜仲藤為粗壯木質藤本，除花序被短柔毛外，其餘均無毛。單葉對生，橢圓形或卵狀橢圓形，下面無乳頭狀腺點。聚傘花序頂生或腋生，花萼5深裂；花冠壇狀，淡紅色；雄蕊5枚，著生於花冠筒基部。蓇葖

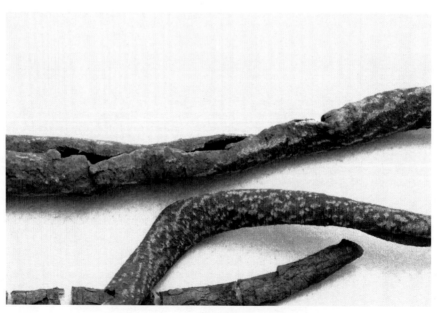

藥材圖

果基部膨大，向頂端漸小成長喙狀；種子頂端具白色絹質種毛。

　　花皮膠藤為木質大藤本，莖和枝條具明顯皮孔。單葉對生，橢圓形或卵狀橢圓形，無毛，下面淡綠色。聚傘花序圓錐狀，頂生及腋生；花萼5深裂；花冠近壇狀；雄蕊5枚，著生於花冠筒基部。蓇葖果雙生，圓筒狀，基部不膨大；種子頂端被白色絹質種毛。

● **藥材性狀**　紅杜仲藤呈不規則的捲筒狀或塊狀，皮厚1～3 mm。外表面紫褐色或黑褐色，粗糙，皮孔稀疏呈點狀，有皺紋及橫向細裂紋，刮去栓皮呈紫紅色或紅褐色；內表面紫紅褐色；具細密縱紋。質脆，易折。斷面有密集的白色膠絲相連，富彈性。氣微，味澀。

　　毛杜仲藤呈捲筒狀或塊狀，厚2～5 mm。外表面灰棕褐色，稍粗糙，皮孔稀疏細小，灰白色，刮去栓皮呈棕紅色；內表面淺棕色或棕黃色。折斷面有密集的白色膠絲相連。

　　杜仲藤呈捲筒或塊狀，厚1～1.5 mm。外表面灰棕色或灰黃色，稍粗糙，皮孔不甚明顯；內表面紅棕色，有細縱紋。折斷面有白色膠絲相連，彈性差。

　　花皮膠藤呈捲筒或槽狀，厚1～3 mm。外表面紫褐色或棕褐色，粗糙，皮孔點狀灰白色，刮去粗皮呈棕黃色；內表面淡紅褐色，具細縱紋。折斷面有稀疏白色膠絲相連，彈性差。

● **性味功能**　苦、澀、微辣，平。通火路，補陽虛，強筋骨，祛風毒，消腫痛。

● **用法與用量**　6～9 g。

● **臨床應用**　用於委約（陽痿），勒爺頑瓦（小兒麻痺），發旺（痹病），林得叮相（跌打損傷）。

● **注　　意**　過量可引起頭暈、嘔吐等症狀。

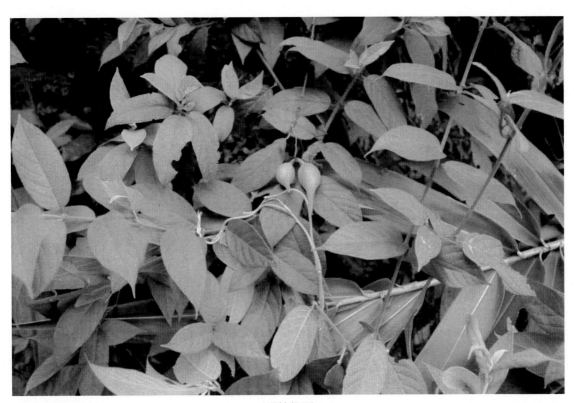

原植物圖

原蠶蛾

● **來　　源**　本品為蠶蛾科昆蟲家蠶蛾Bombyx mori L.的雄性成蟲乾燥體。捕捉成蟲後，置沸水中燙死，去翅、足和鱗毛，乾燥。

● **動物特徵**　成蟲由頭、胸、腹3部分組成，除節間膜外，各部表面長滿乳白色鱗毛。體長16～23 mm，翅展39～43 mm。頭部較小，複眼1對，半球狀，黑褐色。口器退化，下唇鬚細小。觸角1對，羽毛狀，基部粗，末端漸細。雌蛾的觸角灰色，較短；雄蛾的黑色，較雌蛾的長。胸部分前胸、中胸、後胸3節，前胸最小，中胸最大，中胸和後胸背面兩側各生1對翅。前翅三角形，稍大，有3條淡暗色的橫紋；後翅略小，略呈圓形，有2條較深的平行線。胸足3對，生於各胸節腹面，大小相近，均由基節、轉節、股節、脛節、跗節等組成，足端有爪和綿狀毛。雌蛾腹部肥碩，末端鈍圓，有7個腹節；雄蛾腹部狹窄，末端稍尖，8個腹節。在第1～7腹節兩側各有新月形氣門1對。腹部末端為外生殖器和肛門。外生殖器雌雄明顯不同：雄蛾主要由鉤形突、抱器、陰莖、基環等組成，雌蛾主要由誘惑腺、產卵孔、交配紮、鋸齒板等組成。

● **藥材性狀**　本品略呈圓柱形或圓錐形，多數彎曲皺縮，長12～20 mm，直徑3～6 mm。表面黃色至棕褐色。頭部較小，口器退化；複眼1對，凸出，半球狀，黑褐色。胸部分為前、中、後胸3個環節，每一胸節腹面各具足痕1對；中胸和後胸背面兩側各具翅痕1對。腹部漸小，多皺縮，具8個腹節。腹部末端為外生殖器，抱器1對，彎曲，無毛，末端漸尖；陰莖呈細棒狀，質脆，有的已斷落。氣特異，味腥。

● **性味功能**　鹹，熱。補陽虛，止血，生肌。

● **用法與用量**　3～12 g；外用適量，研末撒或搗爛敷患處。

● **臨床應用**　用於委約（陽痿），遺精，早洩，白濁，肉裂（血尿）；外治創傷，潰瘍，燒傷。

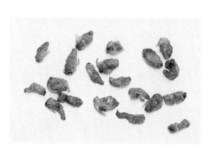

藥材圖

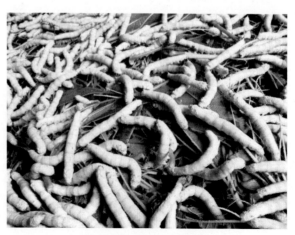

原動物圖（譚勞喜提供）

骨碎補

● **來　　源**　本品為骨碎補科植物大葉骨碎補*Davallia formosana* **Hayata**的乾燥根狀莖。全年可採，除去葉片及泥沙，晒乾或蒸後晒乾，用火燎去絨毛。

● **植物特徵**　附生植物，植株高可達1 m。根狀莖粗壯橫走，連同葉柄基部密被鱗片，鱗片膜質，披針形，長漸尖，邊緣有微齒，亮棕色。葉近生，紙質，無毛；葉柄及葉軸棕色。葉三角形，長、寬各60～90 cm，頂部漸尖並為羽裂，頂部以下一回羽狀或五回羽裂。羽片互生，有長柄，基部一對最大，三角形，長20～30 cm，寬12～18 cm，中部以上羽片逐漸變小，闊披針形；小羽片有短柄，連同小羽軸有狹翅；末回裂片斜三角形，常3裂成不等長的尖鋸齒。孢子囊群生於小脈中部稍下的彎弓處，或生於小脈分岔處。多囊群蓋杯狀，頂端截形。

● **藥材性狀**　本品呈扭曲的圓柱形，長4～19 cm，直徑5～11 mm。表面紅棕色至棕褐色，有明顯縱溝紋，具凸起的圓柱狀葉基痕，常殘留有黃棕色鱗片。質堅硬，不易折斷。斷面紅棕色，有多數黃色點狀維管束排列成環狀，中央有2個大型維管束，新月形。氣微，味澀。

● **性味功能**　苦，微熱。調火路，補陽虛，強筋骨，祛風毒，除濕毒，消腫痛。

● **用法與用量**　3～9 g。

● **臨床應用**　用於腰腿痛，發旺（痹病），林得叮相（跌打損傷），肩周炎。

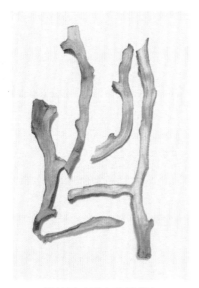

藥材圖（樊立勇提供）

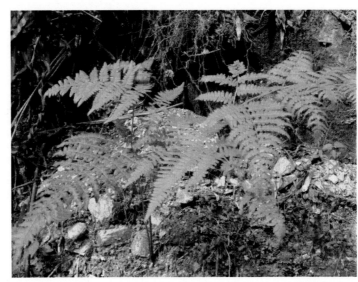

原植物圖

第三章　調氣藥

烏　藥

● **來　　源**　本品為樟科植物烏藥*Lindera aggregata*（Sims）Kosterm.的乾燥塊根。全年均可採挖，除去細根，洗淨，趁鮮切片，晒乾，或直接晒乾。

● **植物特徵**　常綠灌木或小喬木，高1～5 m。根部粗壯成梭形，皮黑褐色，內部白色。樹皮灰綠色。幼枝密被棕褐色絹毛，老枝光滑無毛。葉革質，互生，橢圓形至卵形，長4.5～5.5 cm，寬2～2.5 cm，先端尾尖，基部圓形，葉面綠色，光亮，葉背灰白色，幼時有毛，在脈上較密，基出脈3條。傘形花序腋生，花小，淡黃色。核果球形，熟時黑色。生於山坡疏林或路旁，亦有栽培。

● **藥材性狀**　本品多呈紡錘狀，略彎曲，有的中部收縮成連珠狀，長6～15 cm，直徑1～3 cm。表面黃棕色或黃褐色，有縱皺紋及稀疏的細根痕。質堅硬。切片厚0.2～2 mm，切面黃白色或淡黃棕色，射線放射狀，可見年輪環紋，中心顏色較深。氣香，味微苦、辣，有清涼感。

　　質老、不呈紡錘狀的直根不可供藥用。

● **性味功能**　辣，微熱。通氣道、谷道，調氣，止痛，散寒毒。

● **用法與用量**　3～9 g。

● **臨床應用**　用於心頭痛（胃痛），墨病（哮喘），兵嘿細勒（疝氣），京尹（痛經），遺尿。

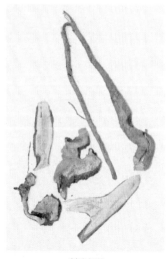

藥材圖

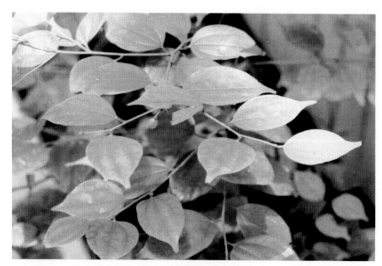

原植物圖

香　附

● **來　　源**　本品為莎草科植物莎草*Cyperus rotundus* L.的乾燥根莖。秋季採挖，燎去毛鬚，置沸水中略煮或蒸透後晒乾，或燎後直接晒乾。

● **植物特徵**　多年生草本。根狀莖匍匐而長，其末端有灰黑色、橢圓形、具香氣的塊莖，有時數個連生。莖直立，上部三棱形。葉叢生，3行排行。葉片窄條形，基部抱莖，全緣，具平行脈。夏、秋季開花，花序形如小穗，在莖頂排成傘形，基部有葉狀總苞2～4片。堅果三棱形，灰褐色。

● **藥材性狀**　本品多呈紡錘形，有的略彎曲，長2～3.5 cm，直徑0.5～1 cm。表面棕褐色，有縱皺紋，並有6～10個略隆起的環節，節上有未除淨的棕色毛鬚及鬚根斷痕。去淨毛鬚者較光滑，環節不明顯。質硬。經蒸煮者斷面黃棕色或紅棕色，角質樣；生晒者斷面色白而顯粉性，內皮層環紋明顯，中柱較深，點狀維管束散在。氣香，味微苦。

● **性味功能**　辣、微苦、微甜，平。通谷道，調氣，止痛，調經。

● **用法與用量**　6～9 g。

● **臨床應用**　用於胸、脅、脘腹痛，東郎（食滯），痞悶，兵嘿細勒（疝氣），乳房脹痛，月經不調，京瑟（閉經），京尹（痛經）。

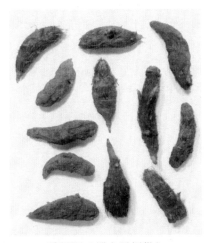

藥材圖（樊立勇提供）

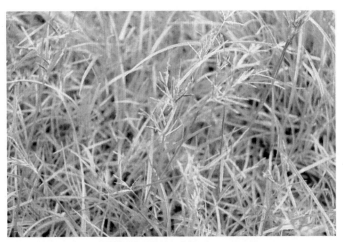

原植物圖（廖厚知提供）

香 樟

● **來　　源**　本品為樟科植物黃樟*Cinnamomum parthenoxylon*（Jack.）**Nees**或樟*Cinnamomum camphora* Presl的乾燥根和根莖。全年可採，洗淨，切段，陰乾。

● **植物特徵**　黃樟為常綠喬木。樹皮灰褐色，小枝綠褐色，有棱。葉互生，革質，橢圓狀卵形或矩圓狀卵形，長9～12 cm，寬4～6 cm，先端短尖，基部楔形，全緣，兩面光滑無毛，羽狀脈，側脈6～8對，脈腋內無腺體。頂生圓錐花序或聚傘花序，花小；花被6片，黃白色，卵形，內面被短柔毛；雄蕊9枚；花藥4室。漿果球形，熟時黑色，果托杯狀。

　　樟植物特徵與黃樟相似，主要區別在於：樟的根圓柱狀；枝、葉、果、木材均有濃郁的樟腦香氣；葉卵形或卵狀橢圓形，下面黃綠色或灰綠色，具離基3出脈，側脈腋有明顯的腺體；果托杯狀，長約5 mm。花期4～5月，果期8～11月。

● **藥材性狀**　黃樟根常呈棒狀，長短及粗細不一；外表面棕紅色，具細縱皺紋和少數橫向皮孔。根莖部

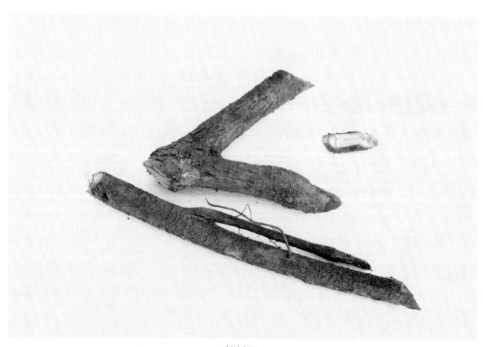

藥材圖

位膨大，呈圓柱形；外表面灰褐色或暗褐色，栓皮脫落處灰棕色，具縱裂紋；斷面木質部呈淺棕色或淺棕紅色，韌皮部呈暗紅色或棕紅色，髓部灰棕色或淺棕紅色，橫斷面可見淺色的環紋。質硬。有濃郁的香氣，味淡、微辣。

　　樟根類圓柱形。外表面黑褐色或灰褐色，具小龜裂或縱溝裂，皮孔糙點狀凸起。切斷面韌皮部棕紅色，木質部淺棕黃色，細小孔呈環狀。有濃郁的樟腦香氣。

● **性味功能** 辣，微熱。調龍路、火路，調氣，止痛，祛風毒，除濕毒。

● **用法與用量** 10～15 g，煎湯或浸酒；外用適量，煎水洗或搗爛敷患處。

● **臨床應用** 用於心頭痛（胃痛），白凍（腹瀉），京尹（痛經），發旺（痹病），林得叮相（跌打損傷），貧痧（感冒）。

● **注　　意** 孕婦忌服。

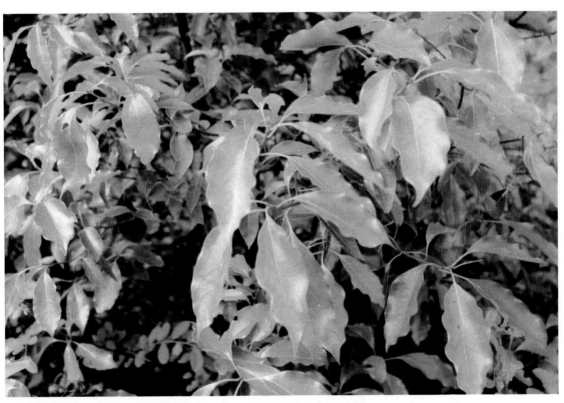

原植物圖

草豆蔻

● **來　　源**　本品為薑科植物草豆蔻*Alpinia katsumadai* **Hayata**的乾燥近成熟種子。夏、秋兩季採收，晒至九成乾，或用水略燙，晒至半乾，除去果皮，取出種子團，晒乾。

● **植物特徵**　多年生草本，高1～3 m。根莖粗壯，紅棕色。葉2列，橢圓形，長30～60 cm，寬2～9 cm，先端短漸尖，基部楔形，兩面無毛或略被毛；葉舌橢圓形，長約5 mm，密被絨毛。4～6月開白色花，頂生總狀花序；總梗粗壯，長約30 cm，被黃白色長毛；小苞片白色，闊大，卵形，包著花芽；花萼筒狀，外被疏毛；花冠唇瓣闊卵形，內面有紫紅色斑點。蒴果球形。

● **藥材性狀**　本品為類球形的種子團，直徑1.5～2.7 cm。表面灰褐色，中間有黃白色的隔膜，將種子團分成3瓣，每瓣有種子多數，黏連緊密，種子團略光滑。種子為卵圓狀多面體，長3～5 mm，直徑約3 mm，外被淡棕色膜質假種皮，種脊為一條縱溝，一端有種臍；質硬。將種子沿種脊縱剖兩瓣，縱斷面呈斜心形，種皮沿種脊向內伸入部分約占整個表面積的1/2，胚乳灰白色。氣香，味辣、微苦。

● **性味功能**　辣，微熱。調谷道，調氣，止痛，除濕毒，散寒毒。

● **用法與用量**　3～6 g。

● **臨床應用**　用於心頭痛（胃痛），胴尹（腹痛），鹿（嘔吐），東郎（食滯）。

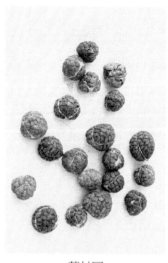

藥材圖

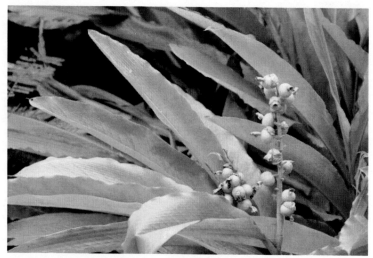

原植物圖

大 良 薑

● **來　源**　本品為薑科植物紅豆蔻*Alpinia galanga*（L.）Willd.的乾燥根狀莖。初春採挖，洗淨，切段，晒乾。

● **植物特徵**　多年生草本，高1～2 m。根狀莖塊狀，有香氣。葉片長圓形至披針形，長30～50 cm，寬6～10 cm，兩面均無毛或下面被長柔毛，具白色邊緣，乾時褐色；葉柄極短；葉舌圓形，長達1 cm。圓錐花序頂生。果長圓形。

● **藥材性狀**　本品呈扭曲圓柱狀，長8～15 cm，直徑2～3 cm。表面紅棕色至暗紫色，具縱紋。環節明顯，節間長3～6 mm，節上有波浪形的淡黃色或暗褐色鱗葉及類白色或淡黃色的凸起鬚根痕。質堅硬，不易折斷。斷面纖維性，淡黃色，皮部占2/3。氣芳香，味辣。

● **性味功能**　辣，微熱。通谷道，調氣，止痛，散寒毒。

● **用法與用量**　3～5 g。

● **臨床應用**　用於心頭痛（胃痛），白凍（腹瀉）。

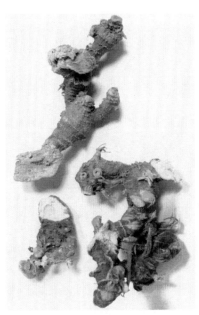

藥材圖（樊立勇提供）

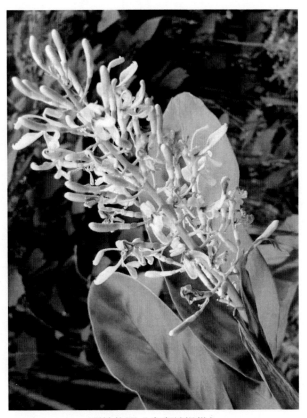

原植物圖（朱意麟提供）

251

薑　黃

● **來　　源**　本品為薑科植物薑黃*Curcuma longa* L.的乾燥根莖。冬季莖葉枯萎時採挖，洗淨，煮或蒸至透心，晒乾，除去鬚根。

● **植物特徵**　多年生叢生宿根草本，高約1 m。根莖圓柱形，橫走，其上生出多數指狀或圓柱形的側生根莖，深黃色，芳香。鬚根粗壯，末端膨大成紡錘狀或卵狀塊根，表面灰褐色，斷面黃色。葉2列，有長柄，長圓形，長20～40 cm，寬10～20 cm，綠色，平展。8～11月開花，從根莖抽出穗狀花序，長10～15 cm，苞片綠色，萼片白色，花冠淡紅色，唇瓣黃色。蒴果球形，熟時3瓣裂。

● **藥材性狀**　本品呈不規則卵圓形、圓柱形或紡錘形，常彎曲，有的具短岔狀分枝，長2～5 cm，直徑1～3 cm。表面深黃色，粗糙，有皺縮紋理和明顯環節，並有圓形分枝痕及鬚根痕。質堅實，不易折斷。斷面棕黃色至金黃色，角質樣，有蠟樣光澤，內皮層環紋明顯，維管束呈點狀散在。氣香特異，味苦、辣。

● **性味功能**　辣、苦，微熱。調龍路、火路，調氣，止痛，通經。

● **用法與用量**　3～9 g；外用適量。

臨床應用　用於胸脅痛，京瑟（閉經），癥瘕（子宮肌瘤），發旺（痹病），林得叮相（跌打損傷），頸椎病。

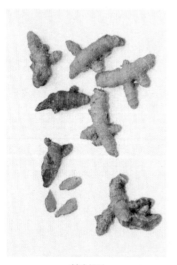

藥材圖

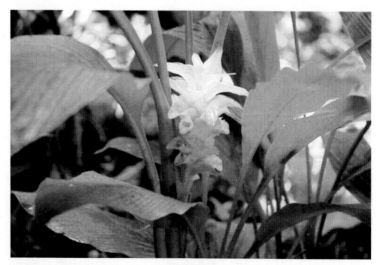

原植物圖

七 里 香

● **來　　源**　本品為芸香科植物月橘*Murraya exotica* **L.**和千里香*Murraya paniculata*（L.）Jack的乾燥葉和帶葉嫩枝。全年均可採收，除去老枝，陰乾。亦可鮮用。

● **植物特徵**　常綠灌木或小喬木，高達5 m。莖、老枝蒼白色，新枝綠色，被細柔毛。奇數羽狀複葉，有小葉3～9片。小葉互生，有透明油點，長卵形，長2～7 cm，寬1～3.5 cm，略偏斜，先端漸尖，全緣，葉背中脈凸起。夏季開白色花，芳香，聚傘花序腋生或頂生。漿果卵形或紡錘形，夏、秋季成熟，紅色。

● **藥材性狀**　七里香嫩枝呈圓柱形，直徑1～5 mm。表面灰褐色，具縱皺紋。質堅韌，不易折斷，斷面不平坦。羽狀複葉有小葉3～9片，多已脫落。小葉片呈倒卵形或近菱形，最寬處在中部以上，長約3 cm，寬約1.5 cm；先端鈍、急尖或凹入，基部略偏斜，全緣；黃綠色，薄革質，上表面有透明腺點。小葉柄短或近無柄，下部有時被柔毛。氣香，味苦、辣，有麻舌感。

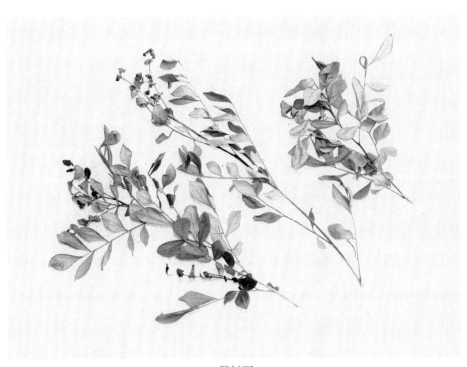

藥材圖

千里香小葉片呈卵形或橢圓形，最寬處在中部或中部以下，長2～8 cm，寬1～3 cm，先端漸尖或短尖。

● **性味功能** 辣、微苦，微熱；有小毒。調龍路、火路，通谷道，調氣，祛風毒，除濕毒，消腫痛。

● **用法與用量** 6～12 g；外用鮮品適量，搗爛敷患處。

● **臨床應用** 用於心頭痛（胃痛），發旺（痹病），林得叮相（跌打損傷），巧尹（頭痛）；外治牙痛，額哈（毒蛇咬傷）。

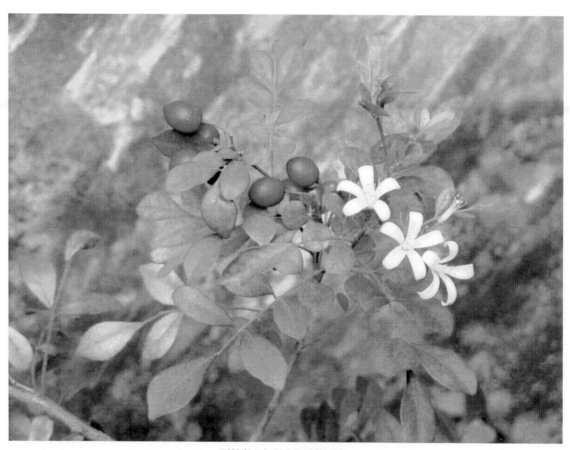

原植物圖（樊立勇提供）

假 蒟

● **來　源**　本品為胡椒科植物假蒟 *Piper sarmentosum* Roxb.的乾燥地上部分。夏、秋兩季植株生長茂盛時採割，紮成小把，晒乾。

● **植物特徵**　多年生常綠木質藤本，揉之有香氣。莖無毛，圓柱形，有縱棱，基部匍匐狀，上部直立或攀緣，莖節膨大，常生不定根。單葉互生，紙質，暗綠色，闊卵形，兩面均無毛，先端短尖，基部截形、淺心形或近圓形，全緣，基出脈7條，葉柄長1～5 cm。花單性，雌雄異株，穗狀花序，夏、秋季開放。雄花序長約2 cm，雄花有雄蕊2枚。漿果圓球形，無毛。

● **藥材性狀**　本品藤莖呈圓柱形略扁，長短不一，皺縮，具3～6條縱棱，暗黃綠色，節膨大，常有不定根，質脆，易折斷，斷面常中空。葉互生，近膜質，多皺縮，展平後呈卵形、橢圓形至近圓形，長7～14 cm，寬6～13 cm，頂端短尖，基部心形，全緣，灰綠色或綠褐色，下表面有7條主脈，自葉基發出，凸起；葉柄長2～5 cm。穗狀花序腋生，紅褐色，長5～20 mm，直徑1～3 mm。氣香特異，味辣、微麻舌。

● **性味功能**　辣，微熱。調龍路、火路，通氣道、谷道，調氣，止痛，祛風毒，除濕毒。

● **用法與用量**　10～15 g；外用適量，煎湯洗患處。

● **臨床應用**　用於林得叮相（跌打損傷），發旺（痹病），心頭痛（胃痛），腹脹腹痛，埃病（咳嗽）。

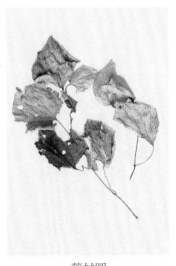

藥材圖

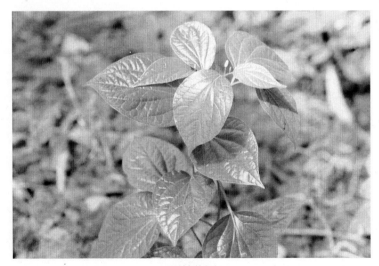

原植物圖

255

山橘葉

● **來　　源**　本品為芸香科植物小花山小橘*Glycosmis parviflora*（Sims）Kurz的乾燥葉。全年可採，除去雜質，晒乾。亦可鮮用。

● **植物特徵**　常綠灌木，高1 m左右，全株無毛。莖直立，多分枝。葉互生，單葉或具2～5枚小葉的羽狀複葉。小葉橢圓形，長7～14 cm，寬3～6 cm，頂端漸尖或急尖而鈍，有時圓，基部狹楔形，全緣或有時為不規則淺波狀，有透明油點。花序腋生及頂生，白色。漿果圓球形或橢圓形，直徑10～15 mm。

● **藥材性狀**　本品略皺縮，呈長橢圓形或橢圓狀披針形，長5～12 cm，寬2～5 cm，全緣，有短柄，先端鈍或急尖，基部楔形；上表面灰綠色，平滑微有光澤，下表面淺黃綠色，無毛；葉脈稍隆起，兩面有透明腺點。氣微香，味苦、辣。

● **性味功能**　苦、微辣，平。通氣道、谷道，調氣，止咳，消滯。

● **用法與用量**　6～15 g；外用適量，煎水洗患處或搗爛酒調敷患處。

● **臨床應用**　用於貧痧（感冒），埃病（咳嗽），食積脹痛；外治林得叮相（跌打損傷）。

● **注　　意**　孕婦忌服。

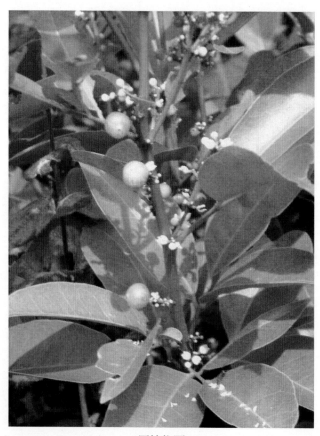

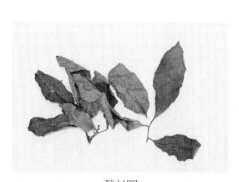

藥材圖　　　　　　　　　　　原植物圖

吉 祥 草

● **來　　源**　本品為百合科植物吉祥草*Reineckea carnea*（Andr.）Kunth的乾燥全草。全年可採，除去雜質，洗淨，晒乾。亦可鮮用。

● **植物特徵**　多年生常綠草本。莖匍匐，綠色或淡紫色，直徑5 mm，有節，節上生鬚根。葉叢生於匍匐莖上，闊線形至披針形，長15～30 cm，寬1～1.6 cm，無柄，先端尖，基部平闊，葉脈明顯。冬、春季由葉叢抽出穗狀花序，花序短於葉，直立；苞片卵形；花無柄；花被6裂，外面紫紅色，內面白色或粉紅色，芳香。漿果紅色，球形，直徑約1 cm；種子白色，直徑約2 mm。

● **藥材性狀**　本品根莖細長，圓柱形，長短不等，直徑2～5 mm，表面黃棕色或黃綠色；節明顯，稍膨大，常有殘留的膜質鱗葉和彎曲、卷縮的鬚狀根，節間短縮，有縱皺紋。根上密布白色毛狀物。葉簇生於莖頂或節處，葉片綠褐色或淺棕褐色，多皺縮，濕潤展開後呈條狀披針形，全緣，無柄，脈平行，中脈明顯。氣微，味苦。

● **性味功能**　甜，微寒。通氣道、水道，調氣，止咳喘，清熱毒，續筋骨。

● **用法與用量**　15～30 g，鮮品30～60 g；外用適量，搗爛酒炒敷患處。

● **臨床應用**　用於嘸耶（支氣管炎），肺結核，墨病（哮喘），鹿血（吐血），能蚌（黃疸），笨浮（水腫），遺精；外治林得叮相（跌打損傷），奪扼（骨折）。

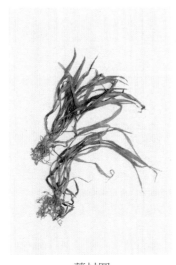

藥材圖

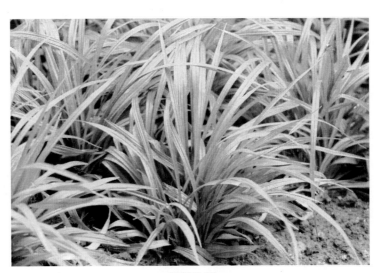

原植物圖

荔枝核

● **來　　源**　本品為無患子科植物荔枝*Litchi chinensis* Sonn.的乾燥成熟種子。夏季採摘成熟果實，除去果皮及肉質假種皮，洗淨，晒乾。

● **植物特徵**　常綠喬木。樹皮灰黃褐色，平滑。小枝密被點狀皮孔，無毛，頂部被緊貼微柔毛。偶數羽狀複葉互生，有小葉2～4對。小葉近對生，披針形或長橢圓形，長5～13 cm，寬2～5 cm，先端漸尖，基部楔形或偏斜，葉面深綠色有光澤，葉背淡綠色，中脈凸起，側脈不明顯。頂生圓錐花序。核果球形或卵形，外果皮紅色，上有瘤狀突起；種子1粒，為白色、肉質、半透明的假種皮所包。

● **藥材性狀**　本品呈長圓形或卵圓形，略扁，長1.5～2.2 cm，直徑1～1.5 cm。表面棕紅色或紫棕色，平滑，有光澤，略有凹陷及細波紋，一端有類圓形黃棕色的種臍，直徑約7 mm。質硬。子葉2枚，棕黃色。氣微，味微甜、苦、澀。

● **性味功能**　甜、微苦，微熱。調龍路、火路，通谷道，調氣，止痛，散寒毒。

● **用法與用量**　4.5～9 g。

● **臨床應用**　用於兵嘿細勒（疝氣），睾丸炎，心頭痛（胃痛）。

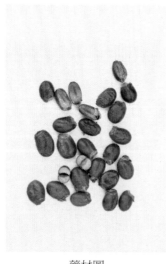

藥材圖

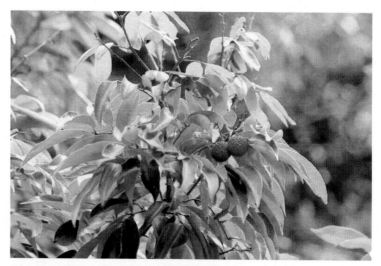

原植物圖

橘　核

- **來　　源**　本品為芸香科植物橘*Citrus reticulata* Blanco及其栽培變種的乾燥成熟種子。果實成熟後收集種子，洗淨，晒乾。

- **植物特徵**　常綠小喬木，高達5 m，有棘刺，多分枝。小枝綠色。葉橢圓狀披針形，長5.5～8 cm，寬2.5～4 cm，邊緣具細鋸齒。花單生或數枚生於葉腋，花小；花瓣白色，5枚，向外開展；雄蕊20～30枚，花絲連合成筒狀。柑果黃色，扁圓形，果皮薄而寬鬆，易剝離，果心寬大，中室，果肉多汁，酸甜；種子黃白色。

- **藥材性狀**　本品略呈卵形，長0.8～1.2 cm，直徑0.4～0.6 cm。表面淡黃白色或淡灰白色，光滑，一側有種脊稜線，一端鈍圓，另一端漸尖成小柄狀。外種皮薄而韌，內種皮菲薄，淡棕色。子葉2枚，黃綠色，有油性。氣微，味苦。

- **性味功能**　苦，平。通水道，調氣，散結，止痛。

- **用法與用量**　3～9 g。

- **臨床應用**　用於兵嘿細勒（疝氣），睾丸腫痛，北嘻（乳癰），腎積水。

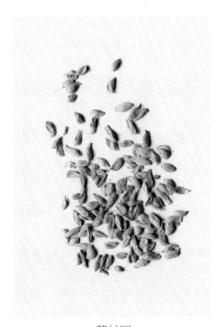

藥材圖

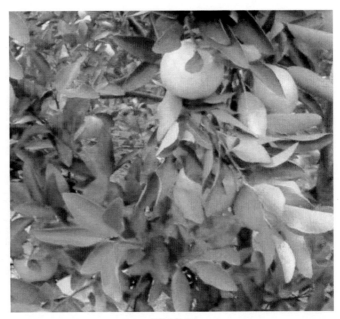

原植物圖

黃皮果核

中國壯藥材

● **來　　源**　本品為芸香科植物黃皮*Clausena lansium*（Lour.）Skeels的乾燥成熟種子。夏、秋間採收成熟果實，除去果皮及果肉，收集種子，洗淨，晒乾。

● **植物特徵**　小喬木，高達12 m。嫩枝和葉軸均被柔毛。奇數羽狀複葉互生。小葉5～11片，有腺點，闊卵形至卵狀長橢圓形，長6～13 cm，寬2.5～6 cm，頂端急尖或短漸尖，基部闊楔形至圓形，歪斜，兩側不對稱，邊緣淺波狀或具淺圓齒缺，無毛或在下面中脈被稀疏的微柔毛。圓錐狀花序頂生。漿果球形、卵形、倒梨形或橢圓形，大小不一。

● **藥材性狀**　本品呈扁平卵圓形，長10～15 mm，寬5～9 mm，厚3～5 mm，表面上部2/3呈棕黃色，具不規則皺紋，下部1/3呈棕色，較光滑。種臍位於頂端略尖而稍彎向一側，近橢圓形，另一端圓鈍，合點位於基部，與種臍同一側面。種脊略凸起，自種臍通向合點。種皮薄而脆，往往破碎脫落。子葉2枚，土黃色，肥厚。質脆，易折斷，斷面較平。胚極小，無胚乳。氣微，味辣、微苦。

● **性味功能**　辣、微苦，微熱。通谷道，調氣，散結，止痛。

● **用法與用量**　4.5～9 g。

● **臨床應用**　用於東郎（食滯），心頭痛（胃痛），睾丸腫痛。

● **注　　意**　氣虛者慎用。

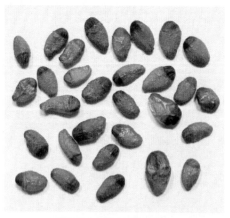

藥材圖（樊立勇提供）

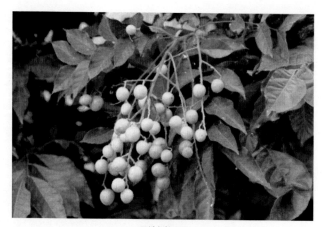

原植物圖

芒果核

● **來　　源**　本品為漆樹科植物芒果*Mangifera indica* L.的乾燥成熟果核。收集果核，洗淨，晒乾。

● **植物特徵**　常綠大喬木，高10 m左右。樹皮灰褐色。單葉互生，長橢圓形，長10～20 cm，寬5～8 cm，先端急尖，邊全緣或呈波浪狀，葉面光亮。春季開黃色花，芳香，頂生圓錐花序，被柔毛；花瓣卵圓形，先端鈍，開放時平展，可見雄蕊。核果形狀不一，肉質，夏季成熟，淡黃色，稍扁；核大，扁平，有纖維。

● **藥材性狀**　本品呈扁腎形或卵形，長6～10 cm，寬3～5 cm，外面淡黃色或土黃色，有眾多纖維，粗糙堅硬。擊碎後，內果皮纖維狀，內表面光滑，淡黃色，木質化。種皮紙質，類白色。子葉2枚，肥厚，暗棕色。氣微，味微澀。

● **性味功能**　酸、澀，平。調氣，清熱毒，消積滯。

● **用法與用量**　15～30 g。

● **臨床應用**　用於兵嘿細勒（疝氣），東郎（食滯）。

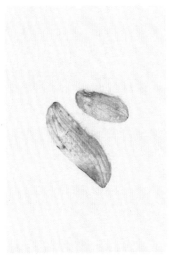

藥材圖

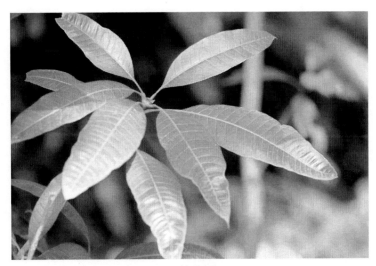

原植物圖

第四章　　通調三道藥

第一節　通調氣道藥

羅漢果

● **來　　源**　本品為葫蘆科植物羅漢果 *Siraitia grosvenorii*（Swingle）C. Jeffrey的乾燥果實。秋季果實由嫩變深綠色時採收，晾數天后，低溫乾燥。

● **植物特徵**　多年生攀緣草質藤本，長2～5 m，被白色和黑褐色短柔毛，嫩枝葉折斷有淺紅色汁液。根塊狀。莖纖細，卷鬚長8～12 cm，二歧幾達中部。葉膜質，心形、卵形，有時近三角形，先端急尖或漸尖，基部闊心形，邊全緣或有不規則的小鈍齒或稀呈淺裂。花雌雄異株，雄花組成腋生的總狀花序，雌花序腋生。瓟果闊橢圓狀或近球形，密被淡黃色柔毛，秋後成熟，果皮薄。

● **藥材性狀**　本品呈卵形、橢圓形或球形，長4.5～8.5 cm，直徑3.5～6 cm；表面褐色、黃褐色或綠褐色，有深色斑塊及黃色柔毛，有的具6～11條縱紋；頂端有花柱殘痕，基部有果梗痕；體輕，質脆。果皮薄，易破。果瓤（中、內果皮）海綿狀，淺棕色。種子扁圓形，多數，長約1.5 cm，寬約1.2 cm，淺紅色至棕紅色，兩面中間微凹陷，四周有放射狀溝紋，邊緣有槽。氣微，味甜。

● **性味功能**　甜，微寒。調氣道、谷道，清熱毒，止咳，通便。

● **用法與用量**　9～15 g。

● **臨床應用**　用於埃病（咳嗽），貨煙媽（咽痛），阿意囊（便秘）。

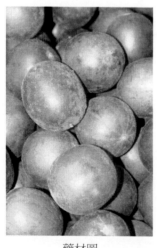

藥材圖

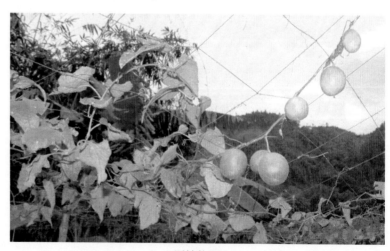

原植物圖

矮地茶

● **來　　源**　本品為紫金牛科植物紫金牛*Ardisia japonica*（Thunb.）Blume的乾燥全草。夏、秋兩季莖葉盛時採挖，除去泥沙，乾燥。

● **植物特徵**　常綠小灌木，高15～40 cm。根莖橫走，能抽芽。莖直立，不分枝，幼時有毛，棕褐色。單葉互生，常3～5片聚生於莖頂，邊緣有細鋸齒，兩面無毛，或沿中脈有微毛，背面葉脈明顯。夏季開粉紅色小花，腋生。果小，球形，秋季成熟，紅色，頂端有宿存柱頭。

● **藥材性狀**　本品根莖呈圓柱形，疏生鬚根。莖略呈扁圓柱形，稍扭曲，長10～30 cm，直徑0.2～0.5 cm；表面紅棕色，有細縱紋、葉痕及節；質硬，易折斷。葉互生，集生於莖梢。葉片略卷曲或破碎，完整者展平後呈橢圓形，長3～7 cm，寬1.5～3 cm，灰綠色、棕褐色或淺紅棕色，先端尖，基部楔形，邊緣具細鋸齒，近革質。莖頂偶有紅色球形核果。氣微，味微澀。

● **性味功能**　辣、微苦，平。通氣道，調龍路，清熱毒，除濕毒。

● **用法與用量**　15～30 g。

● **臨床應用**　用於埃病（咳嗽），肺癆，陸血（咳血），能蚌（黃疸），林得叮相（跌打損傷）。

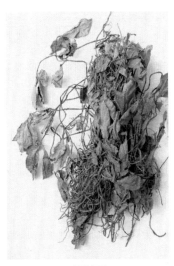

藥材圖

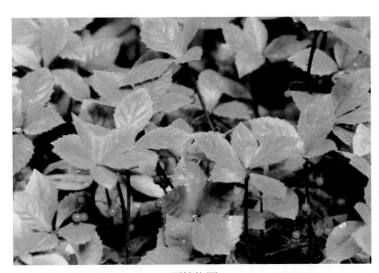

原植物圖

百　部

● **來　　源**　本品為百部科植物對葉百部 *Stemona tuberosa* **Lour.**的乾燥塊根。春、秋兩季採挖，除去鬚根，洗淨，置沸水中略燙或蒸至無白心，取出，晒乾。

● **植物特徵**　多年生攀緣草質藤本，長達5 m，冬季地上部分枯死。根塊簇生，肉質，紡錘形或圓柱形，長15～30 cm，直徑1.5～2 cm，外表面淡黃色或黃綠色。莖下部木質，上部蔓生。葉對生或互生，也有4葉近輪生，紙質，闊卵形或卵狀披針形，長7～15 cm，寬3～9 cm，先端長漸尖，基部心形，邊全緣或呈微波狀，基出脈7～15條；葉柄長4～9 cm。5～6月從葉腋抽出花梗，有花1～3朵，通常2朵，長4～6 cm；花被4片，黃綠色，有紫色脈紋；雄蕊4枚。蒴果倒卵狀球形，長3.5～4.5 cm，直徑2.5 cm，10～11月成熟，暗紅色；種子長橢圓形。

● **藥材性狀**　本品呈長紡錘形或長條形，長8～24 cm，直徑0.8～2 cm。表面淺黃棕色至灰棕色，具淺縱皺紋或不規則縱槽。質堅實。斷面黃白色至暗棕色，中柱較大，髓部類白色。氣微，味甜、苦。

● **性味功能**　甜、苦，微熱。調氣道，止咳，殺蟲止癢。

● **用法與用量**　3～9 g；外用適量，水煎或浸酒。

● **臨床應用**　用於埃病（咳嗽），唉百銀（百日咳）；外治頭蝨，體虱，歇啥（陰癢）。

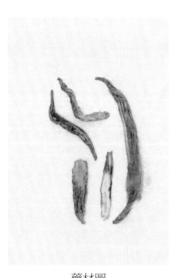

藥材圖

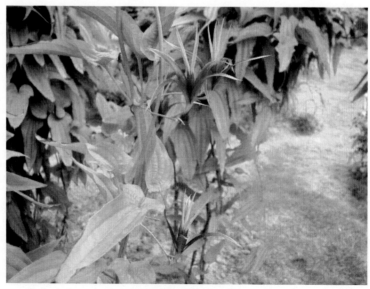

原植物圖（樊立勇提供）

射　干

● **來　　源**　本品為鳶尾科植物射干*Belamcanda chinensis*（L.）DC.的乾燥根莖。春初剛發芽或秋末莖葉枯萎時採挖，除去鬚根及泥沙，乾燥。

● **植物特徵**　多年生宿根草本。地下有鮮黃色的匍匐根莖，鬚根多數，亦呈黃色。葉2列，嵌疊狀，劍形，長30～60 cm，寬2～4 cm，先端長漸尖，基部抱莖，全緣，兩面無毛。7月開花，頂生總狀花序，二岐分歧；花梗基部有卵形至披針形的膜質苞片；花黃色，帶深紅色斑點；花被6片，2輪排列；雄蕊3枚。9月蒴果成熟，倒卵形，3瓣裂；種子藍黑色。

● **藥材性狀**　本品呈不規則結節狀，長3～10 cm，直徑1～2 cm。表面黃褐色、棕褐色或黑褐色，皺縮，有較密的環紋。上面有數個圓盤狀凹陷的莖痕，偶有莖基殘存；下面有殘留細根及根痕。質硬。斷面黃色，顆粒性。氣微，味苦、微辣。

● **性味功能**　苦，寒。調氣道，清熱毒，化痰，止咳，利咽。

● **用法與用量**　3～9 g。

● **臨床應用**　用於貨煙媽（咽痛），埃病（咳嗽），墨病（哮喘）。

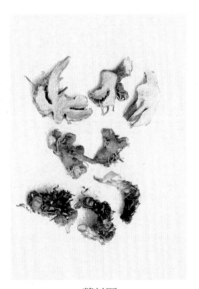

藥材圖

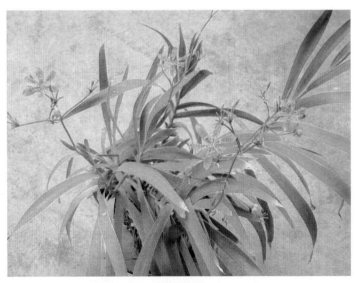

原植物圖

桑白皮

● **來　　源**　本品為桑科植物桑*Morus alba* L.的乾燥根皮。秋末葉落時至次年春發芽前採挖根部，刮去黃棕色粗皮，縱向剖開，剝取根皮，晒乾。

● **植物特徵**　落葉灌木或小喬木。葉卵形或橢圓形，長6～15 cm，寬3～8 cm，先端尖，莖部圓形或心形，有時作不整齊的開裂。柔荑花序，花單性，花柱短，從基部分岔或中部以下分岔，花柱和柱頭被絨毛。果肉質，由多個瘦果組成，圓柱形，長1～2.5 cm，直立或下垂，3～4月成熟，暗紅色或黑色。

● **藥材性狀**　本品呈扭曲的捲筒狀、槽狀或板片狀，長短寬窄不一，厚1～4 mm。外表面白色或淡黃色，較平坦，有的殘留橙黃色或棕黃色鱗片狀粗皮；內表面黃白色或灰黃色，有細縱紋。體輕，質韌，纖維性強，難折斷，易縱向撕裂，撕裂時有粉塵飛揚。氣微，味微甜。

● **性味功能**　甜，寒。通氣道、水道，清熱毒，除濕毒，止咳喘。

● **用法與用量**　6～12 g。

● **臨床應用**　用於埃病（咳嗽），墨病（哮喘），笨浮（水腫）。

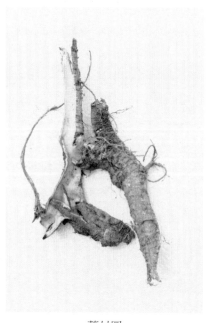

藥材圖

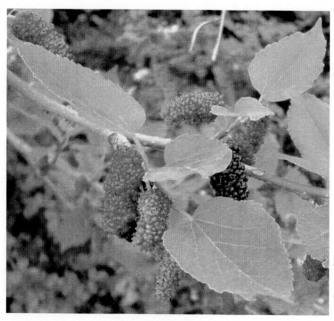

原植物圖

芒果葉

● **來　　源**　本品為漆樹科植物芒果 *Mangifera indica* L.的乾燥葉。全年可採收，晒乾。

● **植物特徵**　常綠大喬木，高10 m左右。樹皮灰褐色。單葉互生，長橢圓形，長10～20 cm，寬5～8 cm，先端急尖，邊全緣或呈波浪狀，葉面光亮。春季開黃色花，芳香，頂生圓錐花序，被柔毛；花瓣卵圓形，先端鈍，開放時平展，可見雄蕊。核果形狀不一，肉質，夏季成熟，淡黃色，稍扁；核大，扁平，有纖維。

● **藥材性狀**　本品呈長圓形至長圓狀披針形，長10～20 cm，革質，稍卷曲，灰棕色或灰綠色，中部寬，兩端漸細，稍有光澤，先端尖或漸尖，邊緣常呈波浪狀，無鋸齒，基部楔形；葉柄長4～6 cm，基部膨大。氣微，味微澀。

● **性味功能**　酸、甜，平。通氣道、穀道，止咳喘，消疳積。

● **用法與用量**　15～30 g；外用適量，煎水洗患處或搗爛敷患處。

● **臨床應用**　用於埃病（咳嗽），胴尹（腹痛），腹脹，唉疳（疳積），阿肉甜（糖尿病）。

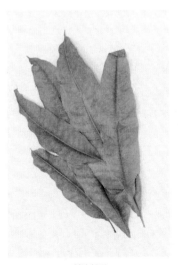

藥材圖

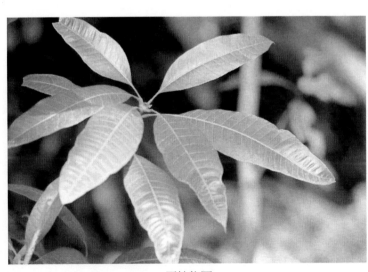

原植物圖

龍脷葉

● **來　　源**　本品為大戟科植物龍脷葉*Sauropus spatulifolius* **Beille**的乾燥葉。夏、秋兩季採收，晒乾。

植物特徵　　常綠小灌木，高達40 cm。小枝梢有「之」字狀折曲，有不明顯的柔毛。單葉互生，常聚生於小枝頂端，具短柄；托葉三角形，老時草黃色。葉片卵狀披針形至倒卵狀披針形，最下部的近卵形，長5～14 cm，寬2.5～4.5 cm，先端圓鈍稍內凹而有小突尖，基部窄或近圓形，全緣，上面暗綠色，下面淺綠，中脈基部初微被柔毛，後無毛。花叢生於葉腋內或排成一極短的總狀花序；花單性，雌雄同序，暗紫色；花梗短。雄花花萼較小而稍厚，與雌花花萼同形，花藥橢圓形，稍厚，略凸出；雌花花柱細，二岔。蒴果具短柄，狀如豌豆，週邊宿萼與果近等長。

● **藥材性狀**　　本品常皺縮，展平後葉片呈倒卵狀披針形，長5～14 cm，寬2.5～4.5 cm，先端鈍或渾圓，基部楔形而稍圓，全緣。上表面灰綠色至墨綠色，下表面黃綠色。中脈凸起，羽狀側脈5～7對，於近葉緣處合成邊脈。葉柄短。氣微，味淡、微甘。

　　以葉大、色綠者為佳。

● **性味功能**　　微甜，平。調氣道、谷道，止咳，通便。

● **用法與用量**　9～30 g。

● **臨床應用**　用於埃病（咳嗽），胸悶，阿意囊（便秘）。

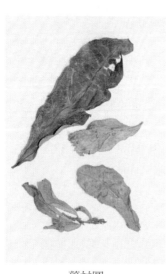

藥材圖

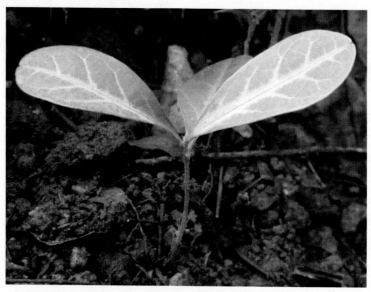

原植物圖（樊立勇提供）

金蕎麥

● **來　　源**　本品為蓼科植物金蕎麥*Fagopyrum dibotrys*（D. Don）Hara的乾燥根莖。冬季採挖，除去莖及鬚根，洗淨，晒乾。

● **植物特徵**　多年生草本，高50～150 cm，地下有塊根。莖直立，有淺溝，中空，質軟，有分枝。葉互生，卵狀三角形或扁寬三角形，寬3～8 cm，頂端常漸尖，基部心狀戟形；托葉鞘近筒狀斜形，膜質易裂，長5～8 cm；葉柄細長。花序腋生或頂生，為疏散的圓錐花序，花兩性，有花梗。花單被，花被5深裂，白色裂片狹長圓形，長約2 mm，宿存；雄蕊8，2輪；雌蕊1，花柱3。瘦果卵形，具2棱，瘦長；種子1粒。花期7～8月，果期10月。

● **藥材性狀**　本品呈不規則團塊或圓柱狀，常有瘤狀分枝，頂端有的有莖殘基，殘基長3～15 cm，直徑1～4 cm。表面棕褐色，有橫向環節及縱皺紋，密布點狀皮孔，並有凹陷的圓形根痕及殘存鬚根。質堅硬，不易折斷。斷面淡黃白色或淡棕紅色，有放射狀紋理，中央髓部色較深。氣微，味微澀。

● **性味功能**　微辣、澀，微寒。通氣道，清熱毒，除濕毒，排膿祛瘀。

● **用法與用量**　15～45 g，用水或黃酒隔水密閉燉服。

● **臨床應用**　用於埃病（咳嗽），肺膿瘍，麻疹，貨煙媽（咽痛）。

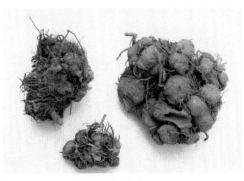

藥材圖

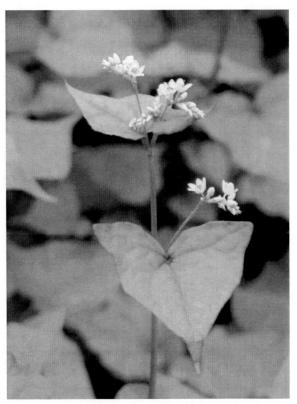

原植物圖（樊立勇提供）

金不換草

● **來　　源**　本品為遠志科植物華南遠志*Polygala glomerata* Lour.的乾燥全草。夏、秋兩季採收，紮成小把，晒乾。亦可鮮用。

● **植物特徵**　一年生直立草本，高10～40 cm。嫩枝被短柔毛。單葉互生，倒卵形、橢圓形至長圓狀披針形，寬1～7 cm，長3～20 mm，邊全緣，疏被短柔毛。總狀花序腋生或腋上生。蒴果近球形。

● **藥材性狀**　本品長6～40 cm。莖被柔毛，多數有分枝，分枝常靠近根部。葉片皺縮，展平後呈橢圓形、長圓狀披針形或卵圓形，寬1～6 cm，長2～17 mm，灰綠色，有的葉背呈紫色或紫綠色，兩面均存柔毛，頂端常有一小突尖；葉柄短。帶果者可見蒴果長約4 mm，頂端內凹，邊緣有緣毛，萼片宿存；種子頂端有3淺裂的假種皮。無臭，味辛、微甜。

● **性味功能**　辣、微甜，平。通氣道、谷道，化痰止咳，清熱毒，除濕毒。

● **用法與用量**　9～18 g；外用適量，搗爛敷患處。

● **臨床應用**　用於咪耶（支氣管炎），肺結核，唉百銀（百日咳），咪疳（疳積），能蚌（黃疸），阿意咪（痢疾），勒爺頑瓦（小兒麻痺後遺症），角膜雲翳，火眼（結膜炎），唄農（癰瘡），狼尹（瘭子），林得叮相（跌打損傷），額哈（毒蛇咬傷）。

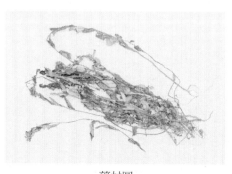

藥材圖

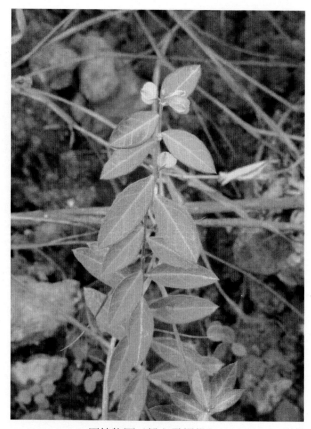

原植物圖（樊立勇提供）

石 吊 蘭

● **來　　源**　本品為苦苣苔科植物吊石苣苔*Lysionotus pauciflorus* Maxim.的乾燥地上部分。夏、秋兩季葉茂盛時採割，除去雜質，晒乾。

● **植物特徵**　常綠灌木狀植物，高25～60 cm，多分枝。莖皮灰色，光滑無毛。葉紙質，3～4葉輪生，線形或線狀長圓形，葉緣下部近全緣，僅先端有鋸齒，葉面深綠色，葉背淡黃綠色，葉緣常翻卷。聚傘花序腋生或頂生；花萼深5裂；花冠筒狀，唇形，淡紅色。蒴果線形，2瓣裂。

● **藥材性狀**　本品莖呈圓柱形，長20～40 cm，直徑0.2～0.5 cm；表面淡棕色或灰褐色，有縱皺紋，節膨大，常有不定根；質脆，易折斷；斷面黃綠色至黃棕色，中心有空隙。葉輪生或對生，有短柄。葉片披針形至狹卵形，長1.5～6 cm，寬0.5～1.5 cm，邊緣反卷，邊緣上部有齒，兩面灰綠色至灰棕色。氣微，味苦。
　　以葉多、莖細者為佳。

● **性味功能**　苦，微熱。通氣道，化痰散結。

● **用法與用量**　30～60 g。

● **臨床應用**　用於唄奴（頸淋巴結結核），唪耶（支氣管炎），鼻咽癌。

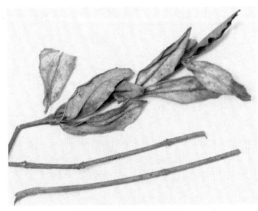

藥材圖（樊立勇提供）

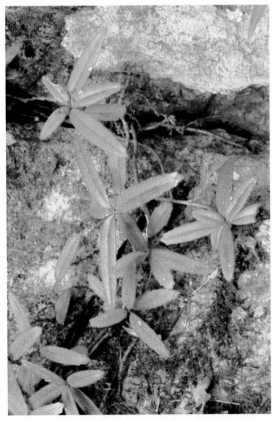

原植物圖（廖厚知提供）

牛尾菜

● **來　　源**　本品為百合科植物牛尾菜*Smilax riparia* **A. DC** . 的乾燥根及根莖。夏、秋兩季採挖，除去藤及泥沙，晒乾。

● **植物特徵**　草質藤本，攀緣狀。根莖粗壯，節上生發達的鬚根，淡黃白色。莖分枝，有縱溝，光滑無刺。葉互生，卵狀披針形至披針狀長橢圓形，長3～12 cm，寬2.5～7.5 cm，先端漸尖，基部截形至心形，葉面光滑，葉背淡粉綠色，基出脈3～5條；葉柄長6～8 cm，基部有一對纖細的卷鬚。6～7月開淡綠色花，腋生傘形花序，苞片披針形，花單性異株。雄花的花被6片，長4 mm；雌花較雄花小。漿果球形，黑色，直徑約6 mm；種子1～3顆。

● **藥材性狀**　根莖呈密結節狀，彎曲，有分枝，長4～15 cm，直徑4～8 mm；表面灰棕色，粗糙，每節有一凹陷的莖痕，有時可見殘留的藤莖。根細長彎曲，密生於節上，長15～40 cm，直徑1～3 mm；表面灰黃色或灰棕色，有縱皺紋及細小稀疏側根。質堅韌，不易折斷。斷面韌皮部黃白色，木質部黃色。氣微，味微甜、微辣。

● **性味功能**　甜、苦，平。調龍路、火路，通氣道、水道，除濕毒，消腫痛。

● **用法與用量**　15～30 g；外用適量。

● **臨床應用**　用於埃病（咳嗽），笨浮（浮腫），諾吟尹（筋骨疼痛），林得叮相（跌打損傷），鹿血（吐血）。

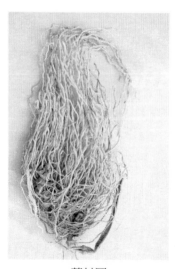

藥材圖

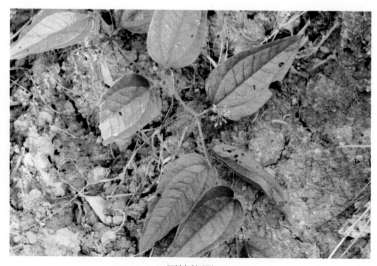

原植物圖

盤 龍 參

● **來　　源**　本品為蘭科植物綬草*Spiranthes sinensis*（Pers.）Ames的乾燥全草。夏、秋兩季採收，除去雜質，乾燥。亦可鮮用。

● **植物特徵**　多年生草本。根狀莖短，生有粗厚肉質繩狀根。莖直立，高15～45 cm。葉數片，近基生，線形或線狀披針形，長可達15 cm，寬約1 cm，兩面無毛，先端漸尖，基部多膨大而抱莖，上部葉較小。6～8月間開花，穗狀花序頂生，螺旋狀扭轉，長5～10 cm，花序軸有短腺毛；花小，淡粉紅色，生於總軸的一側，花被長3～4 mm，唇瓣矩圓形，有皺紋。蒴果長約5 mm。

● **藥材性狀**　本品長15～40 cm。根短小，簇生，圓柱形或紡錘形，2～10條不等，長16～30 mm，直徑2～6 mm，表面灰棕色。葉數枚，生於莖基部，黃棕色，多皺縮或卷曲，展開後呈線形至線狀披針形，長2～15 cm，寬2～8 mm，頂端鈍尖，全緣，兩面無毛，基部微抱莖；莖上部的葉退化為鞘狀苞片。穗狀花序頂生，長5～10 cm，花生於總軸的一側，呈螺旋狀扭轉排列；花被線狀披針形，長3～4 mm；唇瓣近長圓形。蒴果橢圓形，有毛。氣微，味淡。

● **性味功能**　甜，平。通氣道，清熱毒，補陰虛，止咳。

● **用法與用量**　9～15 g；外用鮮品適量，搗爛敷患處。

● **臨床應用**　用於埃病（咳嗽），肺結核，貨煙媽（咽痛），陸血（咳血），喯疳（疳積），神經衰弱，額哈（毒蛇咬傷），唄農（癰瘡），小兒夏季熱。

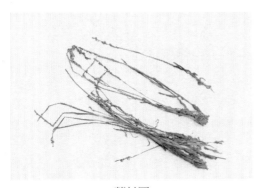

藥材圖

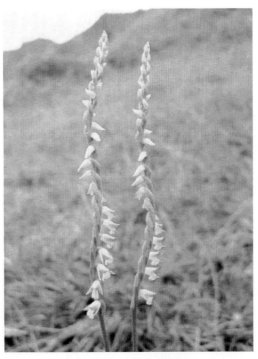

原植物圖（樊立勇提供）

柿　葉

● **來　　源**　本品為柿科植物柿*Diospyros kaki* **Thunb.**的乾燥葉。秋季採收，除去雜質，晒乾。

● **植物特徵**　落葉喬木，通常高達10 m以上。嫩枝初時有棱，被棕色柔毛或絨毛或無毛。單葉互生，紙質，卵狀橢圓形至倒卵形或近圓形，長5～18 cm，寬6～10 cm，先端漸尖或鈍，基部楔形、鈍圓形或近截形。新葉被疏柔毛；老葉上面有光澤，深綠色，無毛，下面綠色。中脈在上面凹下，有微柔毛，下面凸起；側脈每邊5～7條，上面平坦或稍凹下，下面略凸起，下部的脈較長，上部的較短，向上斜生。葉柄長8～20 mm，上面有淺槽。花雌雄異株，間或有雜性，聚傘花序腋生。果形種種，有球形、卵形等等。

● **藥材性狀**　本品多皺縮或破碎。完整者展平後呈卵狀橢圓形至橢圓形或近圓形，長5～15 cm，寬6～9 cm，先端漸尖或鈍，基部楔形至圓形，全緣，邊緣微反卷；上表面灰綠色或黃棕色，較光滑，下表面顏色稍淺；中脈及側脈上面凹下或平坦，下面凸起，側脈每邊5～7條，向上斜生，近葉緣處網結，脈上有微柔毛。葉柄長8～20 mm。質脆。氣微，味微苦、澀。

● **性味功能**　苦、酸、澀，微寒。通氣道，調龍路，止咳，止血。

● **用法與用量**　5～15 g，重症加倍。

● **臨床應用**　用於埃病（咳嗽），墨病（哮喘），各種內出血，高血壓，腦動脈硬化症，冠心病。

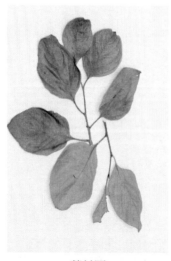

藥材圖

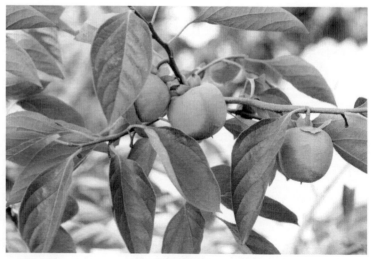

原植物圖

燈 台 葉

● **來　源**　本品為夾竹桃科植物黑板樹*Alstonia scholaris*（L.）R. Br. 的乾燥葉。全年均可採收，晒

● **植物特徵**　落葉喬木，高10～30 m，各部折斷均有白色乳汁。樹皮灰白色，皮孔明顯，條狀皺裂。枝綠色。葉在枝上層層輪生，4～8片，革質，長圓形或倒卵狀長圓形，長12～20 cm，寬4～6 cm，全緣，側脈平行，多數。冬季開花，頂生聚傘花序；花萼短，5裂；花冠高腳碟狀，5裂，綠白色。夏季結蓇葖果，每2個同生於一果柄上，下垂，細長，長達25 cm。生於山地、河邊雜木林中或栽培。

● **藥材性狀**　本品呈長圓形或倒卵狀長圓形，長12～16 cm，寬4～6 cm，灰綠色，全緣，革質，上表面具光澤，側脈40～50條，近平行，於邊緣處連接。無臭，味微苦。
　　以葉厚、色灰綠者為佳。

● **性味功能**　苦，微寒。通氣道，清熱毒，止咳，化痰。

● **用法與用量**　6～9 g。

● **臨床應用**　用於㤉耶（支氣管炎），埃百銀（百日咳）。

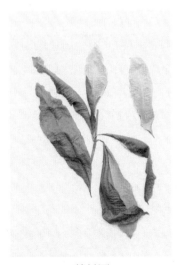

藥材圖

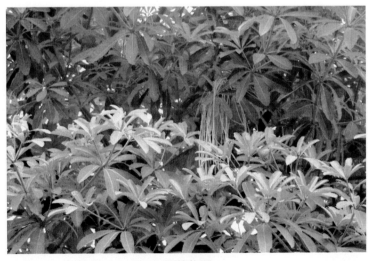

原植物圖

板 栗 殼

● **來　　源**　本品為殼斗科植物板栗*Castanea mollissima* Bl. 的乾燥總苞。秋季採收成熟果實時剝取刺殼，晒乾。

● **植物特徵**　落葉喬木。樹皮暗灰色，有不規則深裂。單葉互生，長圓形，長15～19 cm，寬6～7 cm，先端漸尖，基部楔形，兩側不等，葉背有絨毛，邊緣有疏鋸齒，齒端有內彎的刺狀毛。夏季開淡黃色花，花單性，雌雄同株。雄花序穗狀，生於枝頂端；雌花無梗，生於雄花序下部，外有刺總苞。秋季果熟時裂開為4瓣；種子深褐色。

● **藥材性狀**　本品呈刺球形，略扁，連刺直徑4～8 cm，高3～4 cm，多縱向裂開成2～4瓣。外表面黃棕色或棕色，密布自基部分枝成束的鹿角狀利刺，刺長1～1.5 cm；外表面及刺上密被灰白色至灰綠色柔毛，多有粗壯果梗。內表面密被緊貼的黃棕色有絲光的長絨毛，基底有2～3個堅果脫落後的疤痕。質堅硬。斷面顆粒狀，暗棕褐色。氣微，味微澀。

● **性味功能**　甜、澀，平。通氣道，清熱毒，止咳，化痰。

● **用法與用量**　30～60 g。

● **臨床應用**　用於嘖耶（支氣管炎），埃病（咳嗽），埃百銀（百日咳），淋巴結炎，航靠謀（腮腺炎）。

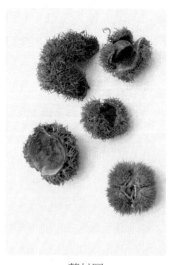

藥材圖

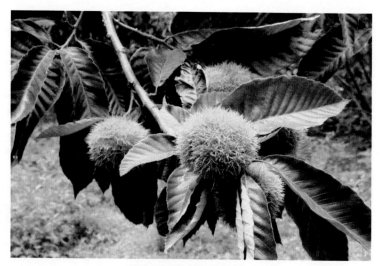

原植物圖（覃文波提供）

老蛇蓮

● **來　　源**　本品為百合科植物開口箭*Tupistra chinensis* Baker的乾燥根莖。全年均可採收，除去葉及鬚根，洗淨，晒乾。

植物特徵　　多年生草本。根狀莖粗厚，圓柱狀，長而橫生，明顯分節，形如牛尾巴，故稱「牛尾七」；節上生多數鬚根。葉叢生，亞革質，倒披針形或條狀披針形，略似竹葉，但較長，基部下延略呈鞘狀抱莖。夏、秋季花葶從葉叢中生出，直立，連花序長不過5 cm；花序穗狀，密生多花；下部花苞片比花短，上部者較花長，花黃色或黃綠色；花被筒短鐘形，筒口肉質增厚呈環狀，裂片6片；雄蕊6枚，著生於花冠中部，花絲短，不外露。漿果肉質，球形，熟時紫紅色。

● **藥材性狀**　本品呈不規則片狀，大小不一，長2～6 cm，寬1～3 cm，厚0.2～0.6 cm。外皮黃棕色至黃褐色，有環節及鬚根痕。切面淡黃白色，細顆粒狀。質地柔韌，斷面灰白色至淡黃白色，略粉質。氣微，味苦、澀。

● **性味功能**　苦、辣，微寒；有毒。通氣道、谷道，清熱毒，消腫痛。

● **用法與用量**　3～6 g；外用適量。

● **臨床應用**　用於貨煙媽（咽痛），冰霜火豪（白喉），心頭痛（胃痛），額哈（毒蛇咬傷），唄農（癰瘡）。

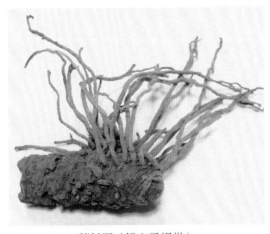

藥材圖（樊立勇提供）

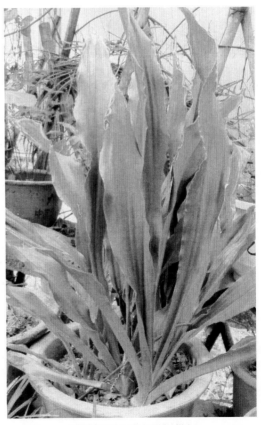

原植物圖（樊立勇提供）

無患子果

● **來　　源**　本品為無患子科植物無患子*Sapindus mukorossi* Gaertn.的乾燥成熟果實。秋季果實成熟時採收，乾燥。

● **植物特徵**　落葉喬木，高約15 m。枝開展，嫩枝被毛，後變無毛，密生多數皮孔；冬芽腋生，外有鱗片2對，稍被細毛。通常為偶數羽狀複葉，互生，無托葉，有柄。小葉8～16枚，卵狀披針形或長圓狀披針形，左右不等，紙質，無毛，或下面主脈上被微毛；小葉柄極短。圓錐花序頂生及側生；花兩性或雜性，總軸及分枝均被淡黃褐色細毛；萼5片，外2片短，內3片較長，圓形或卵圓形；花冠淡綠色，5瓣，卵形至卵狀披針形，有短爪；花盤杯狀。雄花有8～10枚發達的雄蕊，著生於花盤內側，花絲有細毛，花藥背部著生；雌花子房上位，通常僅一室發育；兩性花雄蕊小，花絲有軟毛。核果球形，直徑18～25 mm，熟時黃色或棕黃色；種子球形，黑色，直徑12～16 mm。花期6～7月，果期9～10月。

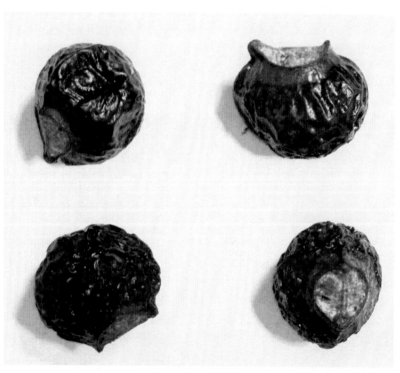

藥材圖（樊立勇提供）

● **藥材性狀** 本品近球形，直徑1.5～2 cm。表面淺橙黃色或棕褐色，具有蠟樣光澤，並有明顯的皺縮紋；基部有一近圓形的果瓣脫落痕跡，淺黃褐色，直徑1～1.3 cm；中間有一條微隆起的縱線紋，一端具凸起的果柄殘基。果皮肉質柔韌，半透明，剝開後顯膠質樣微粒，有黏性，厚約2 mm；內表面光滑，在種子著生處有絹質長柔毛。種子近球形，直徑1.2～1.6 cm，黑色，光滑；種臍線形，長約7 mm，周圍有絹質長柔毛；種皮骨質，堅硬；子葉淡黃色，肥厚，富油性，胚粗壯稍彎曲。氣微，味微甘、苦。

● **性味功能** 苦，寒；有小毒。通氣道、谷道，清熱毒，除濕毒。

● **用法與用量** 6～10 g。

● **臨床應用** 用於埃病（咳嗽），墨病（哮喘），東郎（食滯），貨煙媽（咽痛），貧痧（感冒），埃百銀（百日咳），額哈（毒蛇咬傷）。

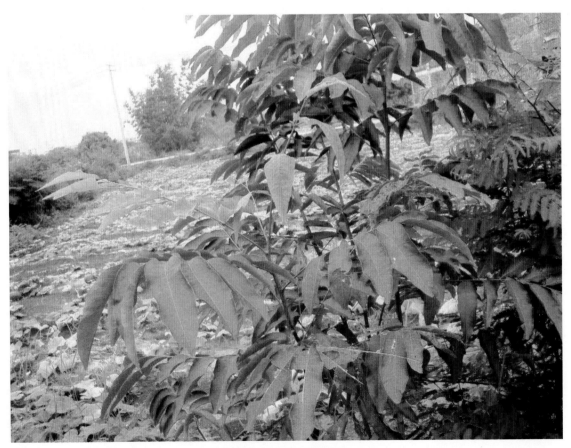

原植物圖（樊立勇提供）

無 患 子

● **來　　源**　本品為無患子科植物無患子 *Sapindus mukorossi* **Gaertn.**的乾燥成熟種子。秋季果實成熟時採收，除去果肉，取出種子晒乾。

● **植物特徵**　同無患子果。

● **藥材性狀**　本品呈球形，直徑12～16 mm。外表面黑色，光滑。臍線形，周圍附有白色絨毛。皮骨質，堅硬。無胚乳，子葉肥厚，黃色，胚粗壯稍彎曲。氣微，味苦。

● **性味功能**　苦、澀，平；有小毒。通谷道，清熱毒，除濕毒，殺蟲。

● **用法與用量**　3～9 g；外用適量。

● **臨床應用**　用於貨煙媽（咽痛），埃病（咳嗽），墨病（哮喘），東郎（食滯），隆白呆（白帶），唭疳（疳積），痂（癬），唄（無名腫毒）。

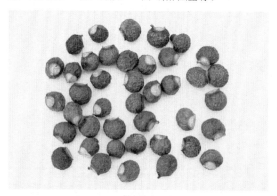

藥材圖

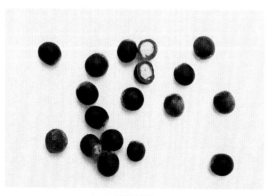

藥材圖

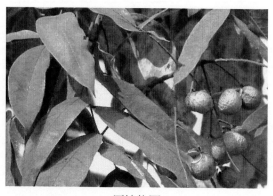

原植物圖

松 塔

● **來　　源** 本品為松科植物馬尾松*Pinus massoniana* Lamb.的乾燥成熟毬果。秋季採收，晒至種鱗開裂，除去種子，陰乾。

● **植物特徵** 常綠大喬木。樹皮鱗片狀剝裂。冬芽長圓形或卵狀圓錐形，褐色。枝條幼時輪生。葉針狀線形，每兩針一束，基部有葉鞘，長12～20 cm，質柔軟，邊緣有細鋸齒。夏初開花，單生，雄花序和雌花序同生於一根新枝上。毬果卵形，有短柄，由多數果鱗組成，每果鱗內藏種子2粒；種子暗褐色，光滑，頂端有薄翅，種仁有油脂香氣。

● **藥材性狀** 本品呈類球形，直徑25～45 mm，表面棕褐色，基部有果柄或果柄痕。種鱗背面先端寬厚隆起，為菱形有橫脊的鱗盾。鱗臍生於鱗盾的中央，腹面偶有倒卵形的種子及種翅殘存。質硬，不易折斷。有松脂的特殊氣味，味微苦、澀。

● **性味功能** 微苦、澀，微熱。通氣道、谷道，化痰，止咳，平喘。

● **用法與用量** 60～90 g，飯後服用。

● **臨床應用** 用於唓耶（支氣管炎），心頭痛（胃痛）。

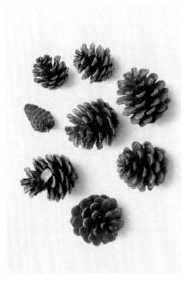

藥材圖

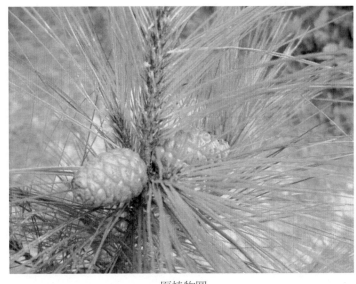

原植物圖

第二節　通調谷道藥

古羊藤

- **來　　源**　本品為蘿藦科植物馬連鞍*Streptocaulon griffithii* Hook.f. 的乾燥根。全年可採，切段，晒乾。

- **植物特徵**　纏繞藤本，全株有乳汁。根深入地下，圓柱形，表面褐色，粉質。嫩枝有棕色毛，老枝幾無毛。葉對生，有短柄，卵形至闊橢圓形，長5～10 cm，寬3～5 cm，先端短尖，基部淺心形，全緣，兩面均有淡棕色毛。秋季開花，紅黃色，為二岔狀聚傘花序；花萼5裂，有毛；花瓣5片，副花冠生於雄蕊之上。蓇葖果雙生，水平張開，圓柱形，長約11 cm，有棕色毛；種子有白色種毛。

- **藥材性狀**　本品呈圓柱形，外皮棕色至暗棕色，有小瘤狀突起和不規則的縱皺紋。折斷面不平，斷面韌皮部類白色，較厚，稍帶粉性，可與木質部剝離；木質部微黃色，約占橫切面的3/5，射線纖細，放射狀；導管顯著，呈小孔狀。氣微，味苦。

- **性味功能**　苦、微甜，微寒。通谷道，調龍路、火路，清熱毒，除濕毒，止疼痛。

- **用法與用量**　3～6 g。

- **臨床應用**　用於白凍（腹瀉），阿意咪（痢疾），心頭痛（胃痛），貧疹（感冒），林得叮相（跌打損傷），額哈（毒蛇咬傷），巧尹（頭痛）。

- **注　　意**　虛寒者忌用。本品種子和葉有毒，誤食可引起頭暈、腹痛。

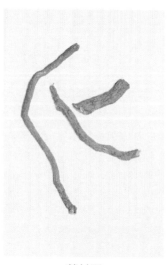

藥材圖

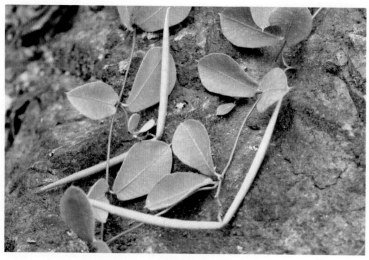

原植物圖

溪黃草

● **來　源**　本品為唇形科植物線紋香茶菜*Rabdosia lophanthoides*（Buch.-Ham. ex D. Don）Hara的地上部分。夏、秋兩季採收，除去雜質，乾燥。

● **植物特徵**　多年生直立草本。莖四棱形，具縱溝，被短柔毛。單葉對生，卵形、長圓狀卵形，先端短尖或漸尖，基部楔形或闊楔形，罕為心形，邊緣有圓鋸齒，兩面均有短柔毛和紅褐色腺點，鮮葉搓爛有黃色汁液。花白色或淡紅色，有紫色斑點；聚傘圓錐花序頂生或側生。小堅果無毛，卵狀長圓形。

● **藥材性狀**　本品莖呈方柱形，四棱鈍圓，縱溝紋明顯，有對生分枝，長15～150 cm，直徑0.2～0.6 cm；表面棕褐色，具柔毛及腺點，節間長2～5 cm；質脆；斷面黃白色，髓部有時中空。單葉對生，有柄。葉片灰綠色，多皺縮、破碎。完整者展開後呈卵形、橢圓形或長圓狀卵形，長5～11 cm，寬1.8～4；邊緣具圓鋸齒，上下表面均被毛及紅褐色腺點，下表面密布微硬毛。圓錐花序頂生或腋生；花萼鐘狀，5齒裂，密布紅褐色腺點；花冠二唇形；雄蕊及花柱明顯伸出。氣微，味淡。

● **性味功能**　苦，寒。通谷道，調龍路，清熱毒，除濕毒。

● **用法與用量**　15～30 g。

● **臨床應用**　用於能蚌（黃疸），阿意咪（痢疾），白凍（腹瀉），林得叮相（跌打損傷）。

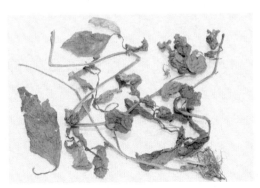

藥材圖

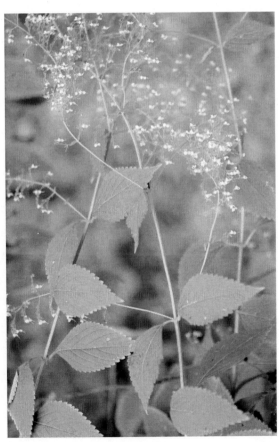

原植物圖

火 炭 母

● **來　　源**　本品為蓼科植物火炭母*Polygonum chinense* L. 的乾燥全草。夏、秋兩季採挖，除去泥沙，晒乾。

● **植物特徵**　多年生亞灌木或攀緣狀草本。莖圓柱形，有細縱棱，莖節略膨大。單葉互生，紙質，矩圓形至卵狀矩圓形，長5～10 cm，寬2.5～4.5 cm，先端急尖，基部不等，全緣，兩面均無毛，葉面有紫藍色斑紋；托葉鞘狀，斜形，膜質，抱莖，無毛。總狀花序縮短近頭狀，排列呈二歧狀的聚傘花序。瘦果幼時三角形，成熟時球形，包藏於萼內。

● **藥材性狀**　根呈鬚狀，褐色。莖扁圓柱形，有分枝，長30～100 cm，節稍膨大，下部節上有鬚根；表面淡綠色或紫褐色，無毛，有細棱；質脆，易折斷；斷面灰黃色，多中空。葉互生，多卷縮、破碎。完整葉片展平後呈卵狀矩圓形，長4～9 cm，寬2～4.5 cm；先端短尖，基部截形或稍圓，全緣；上表面暗綠色，下表面色較淺，兩面近無毛。托葉鞘筒狀，膜質，先端偏斜。無臭，味酸、微澀。

● **性味功能**　酸、澀，微寒。通谷道，清熱毒，除濕毒，止癢。

● **用法與用量**　15～30 g；外用適量。

● **臨床應用**　用於阿意咪（痢疾），白凍（腹瀉），貨煙媽（咽痛）；外治隆白呆（白帶），能啥能累（濕疹），林得叮相（跌打損傷）。

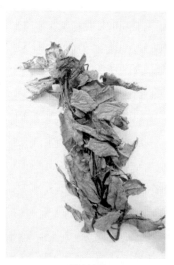

藥材圖

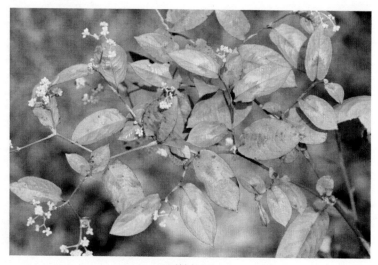

原植物圖

三 顆 針

● **來　源**　本品為小檗科植物豪豬刺*Berberis julianae* Schneid.、小黃連刺*Berberis wilsonae* Hemsl. Wils.、細葉小檗*Berberis poiretii* Schneid.或大葉小檗*Berberis vernae* Schneid.等同屬數種植物的乾燥根。春、秋兩季採挖，除去泥沙及鬚根，晒乾，或切片晒乾。

● **植物特徵**　豪豬刺為常綠有刺灌木，高1～2 m。莖叢出。老枝灰黃色，具槽；幼枝淡黃色，表面散布黑色細小疣點，刺三分岔，長2～3.5 cm，粗壯堅硬，形似豪豬刺，故名。葉革質，常5片叢生，披針形或倒披針形至窄橢圓形，長3～8 cm，寬1～3 cm，先端急尖，基部寬楔形，邊緣具刺齒。夏、秋季開淡黃色花，15～30朵簇生於葉腋。花梗長8～15 mm；小苞片3枚，卵形或披針形；萼片6枚，花瓣狀，排成2輪；花瓣長橢圓形，頂端微凹；胚珠單生。漿果橢圓形，熟時藍黑色，表面被淡藍色粉，有宿存花柱；種子1粒，橢圓形。

　　小黃連刺為落葉或半常綠小灌木，植株較豪豬刺矮。主根粗壯，根皮棕褐色，斷面鮮黃色。枝叢出，多分枝，幼枝紅褐色，微有柔毛，有槽，刺三分岔，細瘦，長1～2 cm。葉亦較小，倒披針形至窄倒卵形，

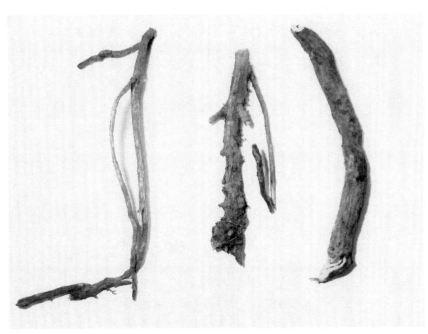

藥材圖（史德武提供）

長0.8～2 cm，寬0.2～0.6 cm，全緣。春季開金黃色花，3朵至多朵成密生花簇。漿果圓球形，粉紅色，有宿存短花柱。

　　細葉小檗為落葉灌木，高1～2 m。根粗大堅硬，金黃色。枝灰褐色，有槽及疣狀凸起。刺短小，不明顯，長4～9 mm，三分岔、不分岔或無刺。葉窄倒披針形，長1.5～4 cm，寬5～10 mm，先端急尖、漸尖或有短刺尖頭，基部漸窄，全緣或前部有鋸齒。夏、秋季開黃色小花，集成腋生的總狀花序。漿果長圓形，鮮紅色。

　　黃蘆木（大葉小檗）為落葉灌木，高1～3 m。枝灰黃色或灰色，微有棱槽，節處有三至五分岔的銳刺。葉矩圓形、卵形或橢圓形，長5～10 cm，寬2.5～5 cm，先端急尖或圓鈍，基部漸窄，邊緣有刺狀細密鋸齒，紙質，下面有時被白粉。夏季開淡黃色花，總狀花序。漿果橢圓形，紅色，頂無宿存花柱。

● **藥材性狀**　本品呈類圓柱形，稍扭曲，有少數分枝，長10～15 cm，直徑1～3 cm。根頭粗大，向下漸細。外皮灰棕色，有細皺紋，易剝落。質堅硬，不易折斷。斷面不平坦，鮮黃色，切片近圓形或長圓形，稍顯放射狀紋理，髓部棕黃色。氣微，味苦。

　　以色黃、苦味重者為佳。

● **性味功能**　苦，寒。通谷道，清熱毒，除濕毒。

● **用法與用量**　9～15 g。

● **臨床應用**　用於阿意咪（痢疾），白凍（腹瀉），能蚌（黃疸），貧痧（感冒）。

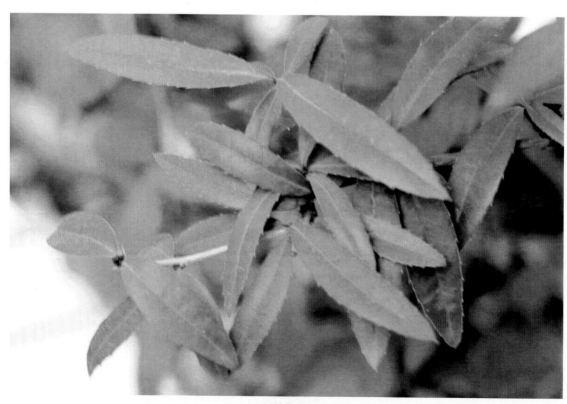

原植物圖

排 錢 草

● **來　源**　本品為豆科植物排錢草*Phyllodium pulchellum*（L.）Desv.的乾燥根和根莖，全年可採

● **植物特徵**　半灌木，高0.5～1.5 m。根細而彎曲。莖直立，分枝多而纖細，被柔毛。三出複葉互生，葉柄短，有鑽形托葉1片，中間小葉大，橢圓狀卵形或披針狀卵形，長5.5～11.5 cm，寬2.5～6.5 cm，先端稍鈍，基部寬楔形，邊緣淺波狀，下面脈上被短柔毛，兩側小葉較小。秋季葉腋生花，花序長達30 cm，葉狀苞片約30對排為總狀，兩兩對生，好像兩串錢；苞片近圓形，直徑約1 cm，每對苞片內著生由2朵至數朵花組成的傘形花序；蝶形花冠白色，長約6 mm。莢果僅2莢節，關節處緊縮，長約6 mm，先端有長喙，邊緣被毛；種子細長，近矩形。

● **藥材性狀**　本品主根呈圓柱形，直徑0.5～1.5 cm，表面淺棕紅色，皮孔點狀，栓皮脫落處顯棕紅色。根莖部常分生數條根或莖，直徑約3 cm；質堅硬；切面韌皮部棕紅色，厚1～2 mm，木質部淡黃色，質細密而堅實，可見細環紋。氣微，味澀。

● **性味功能**　淡、澀，平；有小毒。通谷道，調龍路、火路，清熱毒，除濕毒。

● **用法與用量**　15～30 g。

● **臨床應用**　用於能蚌（黃疸），圖爹病（肝脾腫大），奪寸（子宮脫垂），貧痧（感冒），發旺（痹病），林得叮相（跌打損傷）。

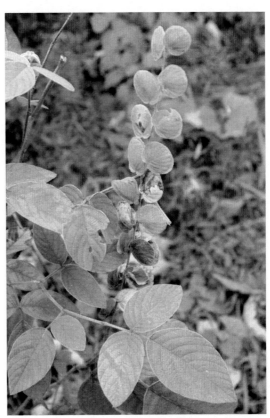

原植物圖

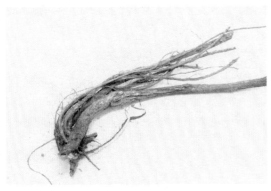

藥材圖

雞 矢 藤

● **來　　源**　本品為茜草科植物雞矢藤*Paederia scandens*（Lour.）Merr.的乾燥地上部分。夏、秋兩季採割，陰乾。

● **植物特徵**　多年生草質藤本，長2～4 m，無毛或稍被毛，揉之有臭氣。葉對生，卵狀橢圓形，長5～11 cm，寬3～7 cm，先端稍漸尖，基部圓形至心形，兩面無毛或近無毛。8～9月開花，淡紫色，為頂生或腋生圓錐花序，擴展，分枝為蠍尾狀聚傘花序；花冠管鐘形，上端5裂。漿果淡黃色，光亮，分裂為2個小堅果。

● **藥材性狀**　本品莖呈扁圓柱形，直徑2～5 mm。老莖灰白色，無毛，有縱皺紋或橫裂紋；嫩莖黑褐色，被柔毛，質韌，不易折斷，斷面纖維性，灰白色或淺綠色。葉對生，有柄，多卷縮或破碎。完整葉片展平後呈卵形或橢圓狀披針形，長5～10 cm，寬3～6 cm，先端尖，基部圓形，全緣，兩面被柔毛或僅下表面被毛，主脈明顯。氣特異，味甜、澀。

以葉多、氣濃者為佳。

● **性味功能**　甜、澀，平。通谷道、水道，清熱毒，除濕毒。

● **用法與用量**　30～60 g；外用適量。

● **臨床應用**　用於東郎（食滯），膽絞痛，心頭痛（胃痛），笨浮（水腫）；外治能哈能累（濕疹），唄農（癰瘡）。

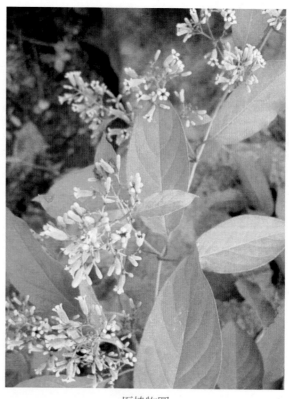

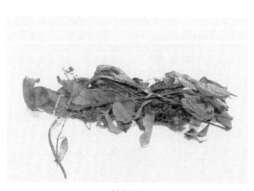

藥材圖　　　　　　　　　　原植物圖

朱 砂 蓮

● **來　源** 本品為馬兜鈴科植物朱砂蓮*Aristolochia tuberosa* C. F. Liang et S. M. Hwang的乾燥塊根。春苗發出前或秋後地上莖葉乾枯時採挖，去掉殘莖及鬚根，洗淨，蒸透心後切片，晒乾。

● **植物特徵** 多年生草質纏繞藤本，全株無毛。塊根呈不規則紡錘形，常2～3個相連，內面淺黃色或橙黃色。莖幹後有縱棱。單葉互生，膜質，三角狀心形。生於莖下部的老葉長約12 cm，寬約11 cm，先端鈍，基部心形，彎缺底部彎弓形，缺口稍張開，深約2 cm，寬3～4 cm，上面綠色，下面粉綠色，兩面均不見有露出的油點，基出脈5～7條，小脈不隆起，網脈不顯著；葉柄長7～14 cm；葉柄、葉脈和嫩枝折斷後，斷面為橘紅色。花單生或2～3朵成總狀花序著生於葉腋或小枝基部已落葉腋部。蒴果倒卵形。

● **藥材性狀** 本品塊根呈紡錘形多節塊狀，長達10 cm，直徑約6 cm，具多數疣狀突起。表面淺褐色，有不規則的皺紋，並有少數殘留的鬚根。質沉重堅硬，不易折斷。斷面呈暗紅褐色或淡黃棕色，角質。臭氣特異，味極苦。

● **性味功能** 苦、辣，寒。通谷道，清熱毒，除濕毒，止疼痛。

● **用法與用量** 1.5～3 g。

● **臨床應用** 用於阿意咪（痢疾），胴尹（腹痛），貨煙媽（咽痛），胸痛，額哈（毒蛇咬傷），心頭痛（胃痛）；外用磨汁可治唄奴（頸淋巴結結核），航靠謀（腮腺炎）。

● **注　意** 虛弱者忌用。

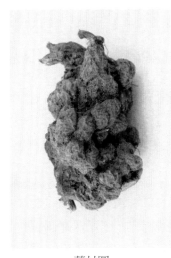

藥材圖

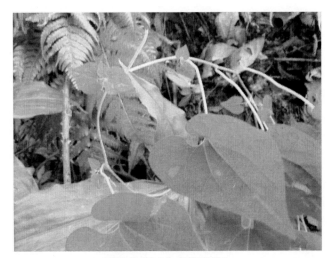

原植物圖（朱意麟提供）

海 螵 蛸

中國壯藥材

● **來　源**　本品為烏賊科動物無針烏賊*Sepiella maindronide* Rochebrune或金烏賊*Sepia esculenta* Hoyle的乾燥內殼。收集烏賊的骨狀內殼，洗淨，乾燥。

● **動物特徵**　無針烏賊頭部短，長約2.9 cm，兩側各有一發達的眼，眼後有橢圓形的嗅覺陷窩。前部中央有口，前方有腕4對和觸腕1對。腕呈放射狀排列於口的周圍，長度相近，內方有吸盤4行，其角質環外緣具尖錐形小齒。雄性左側第四腕莖化為生殖腕。觸腕長度一般超過軀幹長。觸腕穗狹小，長約4 cm，其上有吸盤約20行。頭部的腹面有一漏斗器。軀幹卵圓形，長達15.7 cm，寬約6.5 cm，兩側有肉鰭，軀幹後腹面有一腺孔。生活時軀幹背面有明顯的白花斑。外套膜背面中央有一石灰質的長橢圓形內殼，後端無骨針。肛門附近有墨囊。

　　金烏賊頭部長約3 cm。腕的長短相近，各腕吸盤大小相近，其角質環外緣具不規則鈍形小齒，雄性左側第四腕莖化為生殖腕。觸腕稍超過軀幹長，觸腕穗呈半月形，上有吸盤約10行。軀幹呈卵圓形，長可達20 cm，約為寬度的1.5倍。生活時體黃褐色，軀幹背面有紫棕色細斑和白斑相間，雄性軀幹背面有波狀條紋。內殼後端具粗壯骨針。近漏斗管附近有儲黑汁的墨囊。

● **藥材性狀**　無針烏賊呈扁長橢圓形，中間厚，邊緣薄，長9～14 cm，寬2.5～3.5 cm，厚約1.3 cm。背面有瓷白色脊狀隆起，兩側略顯紅色，有不甚明顯的細小疣點；腹面白色，自尾端到中部有細密波狀橫層紋；角質緣半透明，尾部較寬平，無骨針。體輕，質鬆，易折斷。斷面粉質，顯疏鬆層紋。氣微腥，味微鹹。

　　金烏賊長13～23 cm，寬約6.5 cm。背面疣點明顯，略呈層狀排列；腹面的細密波狀橫層紋占全體大部分，中間有縱向淺槽；尾部角質緣漸寬，向腹面翹起，末端有一骨針，多已斷落。

● **性味功能**　鹹、澀，微熱。通谷道，固澀，止血，止痛。

● **用法與用量**　5～9 g；外用適量，研末敷患處。

● **臨床應用**　用於心頭痛（胃痛），鹿血（吐血），衂血（流鼻血），阿意勒（血便），墨病（哮喘），兵淋勒（子宮出血），創傷出血，隆白呆（白帶），遺精。

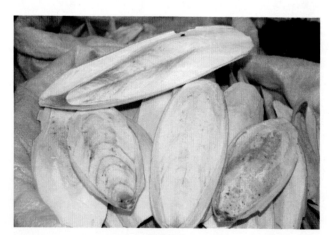

藥材圖

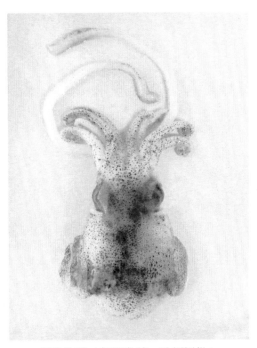

原動物圖（無針烏賊，歐妮提供）

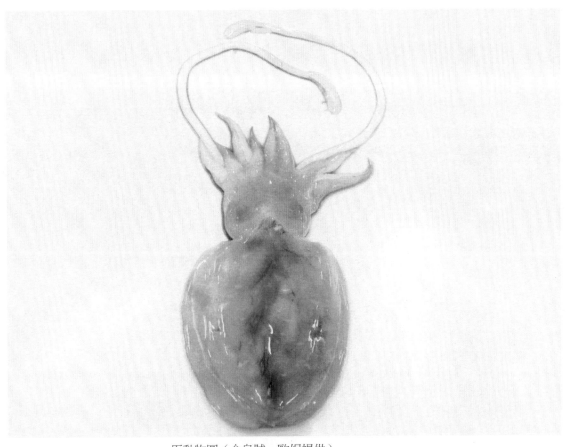

原動物圖（金烏賊，歐妮提供）

瓦 楞 子

● **來　源**　本品為蚶科動物毛蚶*Arca subcrenata* Lischke、泥蚶*Arca granosa* L.或魁蚶*Arca inflata* Reeve的殼。秋、冬季至次年春季捕撈，洗淨，置沸水中略煮，去肉，乾燥。

● **動物特徵**　毛蚶貝殼長卵圓形，質堅厚，殼長54 mm左右，高46 mm左右。兩殼極膨脹，寬為高的3/4～4/5，右殼比左殼稍小，背側兩端略有棱角，殼頂稍偏前方，兩殼頂間的距離中等。殼表放射肋30～35條，肋凸較密，呈方形小結節，左殼上較明顯。殼表面被棕褐色絨毛狀殼皮，外皮常易磨損脫落，使殼面常呈白色。殼內面白色或灰黃色，邊緣有與殼面放射肋相應的齒和溝。鉸合部直，鉸合齒約50個，中間小而密，兩側大而疏。前閉殼肌痕小，略呈馬蹄形；後閉殼肌痕為卵圓形。

　　泥蚶貝殼卵圓形，極堅厚，殼長43 mm左右，高36 mm左右。兩殼相當膨脹，寬度略小於高度；兩殼頂間的距離較遠，殼表放射肋發達，共18～21條，肋上具有極顯著的斷續顆粒狀結節，此結節在殼邊緣部分不甚明顯，殼內面灰白色，邊緣有與殼面放射肋相應的深溝。鉸合部直，鉸合齒約40個。前閉殼肌痕較小，呈三角形；後閉殼肌痕大，近方形。

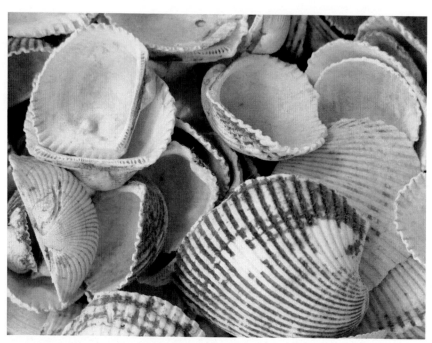

藥材圖（樊立勇提供）

魁蚶貝殼斜卵圓形，堅厚，一般殼長80～104 mm，高62～85 mm，大者長可達122 mm，高102 mm。兩殼合抱，左殼比右殼稍大，極膨脹，殼頂凸出，向內彎曲，稍超過韌帶面。韌帶棱形，具黑褐色角質厚皮。背部兩側略呈鈍角，殼前緣及膚緣均呈圓形，後緣延伸呈截形。放射肋寬，平滑整齊，無明顯結節，有42～48條，以43～44條較多見。生長輪脈明顯。殼面白色，殼內面白色。鉸合部直，鉸合齒60～70個，中間細小直立，兩端漸大而外斜。閉殼肌痕明顯，前痕小，卵形，後痕大，呈梨形；外套痕明顯，鰓黃赤色。殼邊緣厚，有與放射肋溝相應的齒狀突起。

● **藥材性狀** 毛蚶略呈三角形或扇形，長4～5 cm，高3～4 cm。殼外面隆起，有棕褐色絨毛或已脫落；殼頂凸出，向內卷曲；自殼頂至腹面有延伸的放射肋30～34條。殼內面平滑，白色，殼緣有與殼外面直楞相對應的凹陷，鉸合部具小齒1列。質堅。氣微，味淡。

　　泥蚶殼長2.5～4 cm，高2～3 cm。殼外面無棕褐色絨毛，放射肋18～21條，肋上有顆粒狀凸起。

　　魁蚶殼長7～9 cm，高6～8 cm。殼外面放射肋42～48條。

● **性味功能** 鹹，平。調谷道，通火路，散結腫。

● **用法與用量** 9～15 g，宜先煎；外用適量，煅後研末調敷患處。

● **臨床應用** 用於心頭痛（胃痛），笨埃（甲狀腺腫大），唄奴（頸淋巴結結核），癥瘕（子宮肌瘤），痞塊（肝脾腫大），創傷出血，唉勞北（凍傷），滲襠相（燒燙傷）。

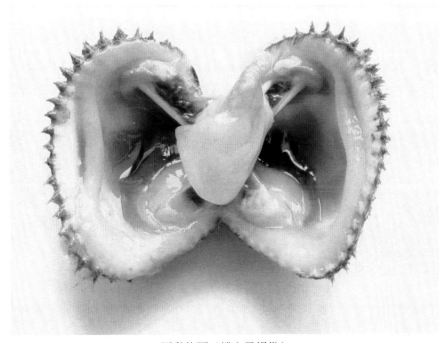

原動物圖（樊立勇提供）

金 櫻 根

- **來　源**　本品為薔薇科植物金櫻子*Rosa laevigata* **Michx**.的乾燥根。秋、冬兩季採挖，洗淨，切厚片，晒乾。

- **植物特徵**　常綠蔓狀灌木，全株有扁平的倒鉤刺，小枝綠色或帶紅色。根粗壯，分枝，外皮黑褐色，斷面褐紅色。小葉3～5片，光亮無毛。花單生於側枝頂部，春季開白色花，直徑4～5 cm。果梨形，有刺，秋、冬季成熟，紅黃色，內有多數堅硬有毛的小堅果。

- **藥材性狀**　本品外皮表面有數層鱗片狀木栓層，最外層灰褐色至紫黑色，裡面數層棕紅色，易脫落，脫落處有縱紋。切面韌皮部棕紅色，木質部棕黃色，占大部分，呈明顯的放射狀。質堅硬，體重。氣微，味澀。

- **性味功能**　酸、澀，平。調龍路，通谷道，固精，澀腸。

- **用法與用量**　15～60 g。

- **臨床應用**　用於滑精，遺尿，阿意咪（痢疾），白凍（腹瀉），兵淋勒（子宮出血），隆白呆（白帶），耷寸（子宮脫垂），仲嘿嘚尹（痔瘡），腰腿痛，子宮附件炎。

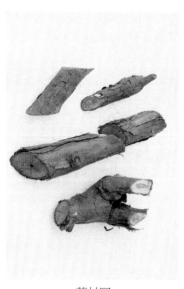

藥材圖

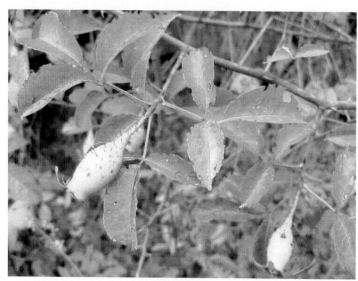

原植物圖

雞 骨 香

● **來　　源**　本品為大戟科植物雞骨香 *Croton crassifolius* Geisel.的乾燥根。秋、冬兩季採挖，洗淨，乾

● **植物特徵**　矮小灌木，高50～80 cm。根粗壯，橫走，外皮黃色，易剝離，有香氣。枝條、葉片和花序均密被灰黃色絨毛或星狀毛。葉卵形或卵狀橢圓形，長4～10 cm，寬2～5 cm；葉柄頂端有2枚小的腺體。花小，生於枝端，2～4月和7～9月開放。果球形，有褐色絨毛。

● **藥材性狀**　本品呈細長條狀，直徑2～10 mm，表面黃色或淡黃色，有縱紋及凸起，有時栓皮脫落。質脆易斷。斷面不平坦，纖維性。韌皮部占半徑的1/3～1/4，呈淡黃色；木質部黃色。氣微香，味苦、澀。

● **性味功能**　辣、苦，微熱；有小毒。調火路，通谷道，祛風毒，除濕毒。

● **用法與用量**　9～15 g，或研末，每次服1～1.5 g；外用適量，研末調敷患處。

● **臨床應用**　用於胴尹（腹痛），心頭痛（胃痛），兵嘿細勒（疝氣），貨煙媽（咽痛），發旺（痹病），林得叮相（跌打損傷）。

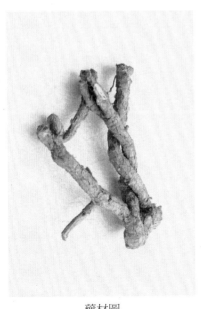

藥材圖

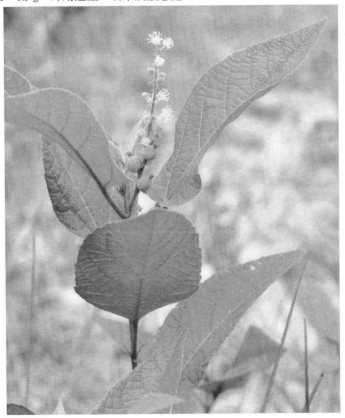

原植物圖（曾雲保提供）

獨 腳 金

● **來　　源**　本品為玄參科植物獨腳金 *Striga asiatica*（L.）O. Ktze.的乾燥全草。夏、秋兩季採收，除去雜質，紮成小把，乾燥。

● **植物特徵**　一年生矮小草本，高10～25 cm，全株粗糙有毛。莖少分枝，新鮮時黃綠色，乾後變黑色。葉小，下部對生，上部互生，線形或線狀披針形，貼莖而生，粗糙。夏、秋間頂生黃、紅或白色小花。

● **藥材性狀**　本品長10～25 cm。根細短，分枝成鬚狀。莖細，被灰色糙毛。葉線形或披針形，多數脫落。中部以上有稀疏的穗狀花序，偶見未脫落的棕黃色或黃白色花冠，花萼管狀。蒴果黑褐色，藏於萼筒中；種子細小，黃棕色。質脆易碎。氣微，味甜、淡。

● **性味功能**　甜、淡，平。通谷道，清熱毒，除濕毒，消疳積。

● **用法與用量**　6～15 g。

● **臨床應用**　用於東郎（食滯），唝疳（疳積），笨浮（水腫），夜盲，慢性肝炎，勒內（血虛）。

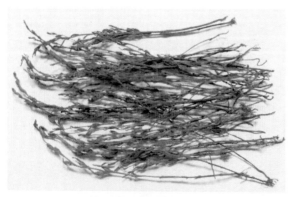

藥材圖（樊立勇提供）

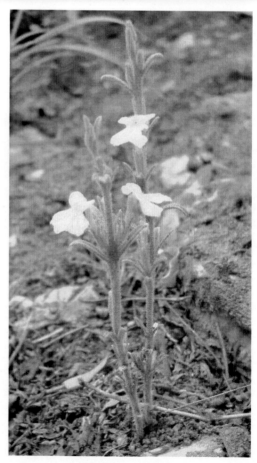

原植物圖（樊立勇提供）

中國壯藥材

298

牛 奶 樹

● **來　　源**　本品為桑科植物對葉榕*Ficus hispida* **L. f.**的乾燥根及莖。全年可採挖，除去泥沙，切段，乾燥。

● **植物特徵**　灌木或小喬木，高3～5 m，具乳汁。幼枝被粗毛，中空。葉通常對生。葉柄長1～4.5 cm；葉片卵形或倒卵狀矩圓形，長6～20 cm，寬4～12 cm，先端短尖或短漸尖，基部鈍圓，邊全緣或有細鋸齒，兩面均粗糙而被短粗毛。夏、秋開花，花序托成對生於葉腋，簇生於樹幹或無葉枝上，倒卵形或陀螺形，直徑1.5～3 cm，密生短硬毛，成熟時淡黃色。花極小，多數，生於球形或卵形肉質的花序托內壁上。果為瘦果。

● **藥材性狀**　本品類圓柱形，稍彎曲，有小分枝，直徑1～10 cm。表面灰褐色，具縱皺紋及橫向皮孔。質硬。斷面韌皮部厚1～2 mm，淺棕褐色，顯纖維性；木質部淺黃棕色，具細的環紋。氣微，味淡、微澀。

● **性味功能**　甜，平。調龍路，通谷道，除濕毒，祛風毒。

● **用法與用量**　15～30 g；外用適量。

● **臨床應用**　用於東郎（食滯），阿意咪（痢疾），鹿（嘔吐），白凍（腹瀉），林得叮相（跌打損傷），發旺（痹病），隆白呆（白帶）。

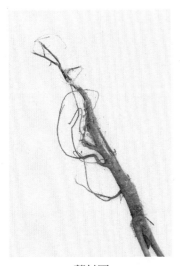

藥材圖

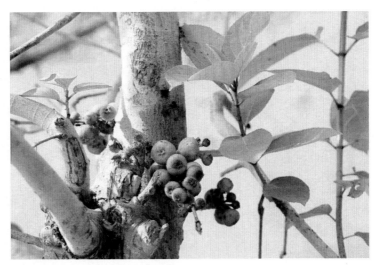

原植物圖

楊桃根

● **來　　源**　本品為酢漿草科植物楊桃 *Averrhoa carambola* L.的乾燥根。全年可採，秋、冬季較佳，除去泥土，晒乾。

● **植物特徵**　常綠喬木，高達12 m。幼枝深棕色，被柔毛，有小皮孔。奇數羽狀複葉互生，葉柄及總軸被柔毛。小葉5～11片，卵形或橢圓形，長3～6.5 cm，寬2～3.5 cm，先端短尖，基部圓截而偏斜，全緣，下面被疏柔毛。春末至秋季開白色或淡紫色鐘形小花，花序頂生，圓錐狀；萼片5片，紅紫色；花瓣5片，倒卵形；雄蕊10枚，有5枚退化；子房5室。漿果卵形或矩圓形，長5～8 cm，淡黃綠色，表面光滑，具5枚翅狀棱角。

● **藥材性狀**　本品類圓柱形，稍彎曲，有分枝，直徑1～8 cm。表面棕褐色或黑褐色，具細皺紋，皮孔橫向凸起，栓皮脫落處顯棕紅色。質堅實。斷面韌皮部薄，約1 mm，顯纖維性；木質部寬廣，類白色或微帶棕紅色。氣微，味淡、微澀。

● **性味功能**　*澀*，平。通谷道，祛風毒，除濕毒，固精，止帶。

● **用法與用量**　15～30 g。

● **臨床應用**　用於唉疳（疳積），心頭痛（胃痛），貧痧（感冒），發旺（痹病），遺精，隆白呆（白帶）。

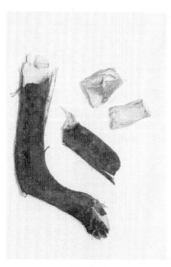

藥材圖

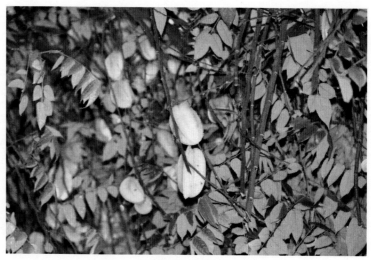

原植物圖

番石榴根

● **來　　源**　本品為桃金娘科植物芭樂*Psidium guajava* L.的乾燥根。全年可採挖，除去泥沙，切片，乾燥。

● **植物特徵**　常綠灌木或小喬木，高2～10 m。樹皮片狀剝落，淡綠褐色。小枝四棱形，密被短柔毛。單葉對生，革質，矩圓形至橢圓形，長7～13 cm，寬4～6 cm，邊全緣，上面無毛，下面密生短柔毛，側脈每邊12～15條，上面凹入，下面凸起，有短柄。花單生或2～3朵同生於長1～3 cm的總花梗上，白色，芳香，直徑2.5～3.5 cm；花萼裂片4～5片，厚，外面被短柔毛；花瓣4～15片，較萼片長；雄蕊多數，花絲分離；子房下位，3室，每室有胚珠多粒。漿果球形或卵形，直徑通常4～5 cm，成熟時淡黃綠色，頂端冠以宿存萼片。

● **藥材性狀**　本品表皮略棕紅色或灰褐色，具薄鱗片狀翹起。切面韌皮部厚1～2 mm，棕紅色，可見細環紋。氣微，味澀、微苦。

● **性味功能**　澀、苦，平。調谷道，除濕毒，止瀉，止血。

● **用法與用量**　6～15 g，治療腎結石50～100 g；外用適量。

● **臨床應用**　用於白凍（腹瀉），阿意咪（痢疾），東郎（食滯），優平（盜汗），中耳炎，能哈能累（濕疹），外傷出血，腎結石。

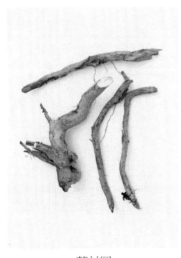

藥材圖

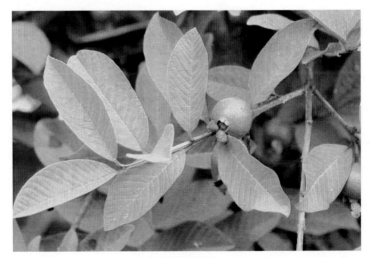

原植物圖

番石榴葉

● **來　　源**　本品為桃金娘科植物芭樂 *Psidium guajava* L.的乾燥葉及帶葉嫩莖。全年可採，晒乾。亦可鮮用。

● **植物特徵**　同番石榴根。

● **藥材性狀**　本品葉呈矩圓狀橢圓形至卵圓形，多皺縮、卷曲或破碎，長5～12 cm，寬3～5 cm，先端圓或短尖，基部鈍圓形，邊全緣；上表面淡棕褐色，無毛，下表面灰棕色，密被短柔毛；主脈和側脈均隆起，側脈在近葉緣處連成邊脈。葉柄長3～6 mm，革質，質脆，易折斷。嫩莖扁四棱形，密被短柔毛。氣清香，味澀、微甜、苦。

● **性味功能**　甜、澀，平。通谷道，除濕毒，止血。

● **用法與用量**　3～5 g，鮮品15～30 g；外用適量，煎水洗患處或搗爛敷患處。炒番石榴葉的收斂止瀉作用增強。

● **臨床應用**　用於阿意咪（痢疾），白凍（腹瀉），阿肉甜（糖尿病），創傷出血，能啥能累（濕疹），痱子，牙痛。

● **注　　意**　熱盛腹瀉者忌用。

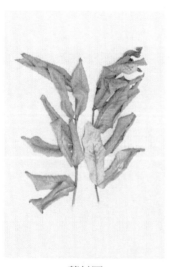

藥材圖

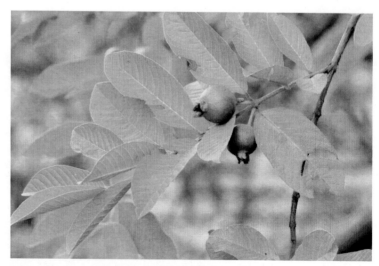

原植物圖

鐵 掃 帚

● **來　源**　本品為豆科植物截葉鐵掃帚*Lespedeza cuneata*（Dum. cours.）G. Don的乾燥地上部分。夏、秋兩季採收，除去雜質，紮成小把，晒乾。亦可鮮用。

● **植物特徵**　小灌木，高約1 m。根細長，條狀，有多數分枝。莖直立，枝條緊密。三出複葉互生，密集，葉柄短而細瘦。小葉片條狀楔形，長1〜2.5 cm，寬2〜4 mm，先端平截，中央有小尖刺，基部窄楔形，全緣，下面生有短伏貼毛或白色長柔毛；小葉柄不明顯。夏日葉腋抽出短總狀花序，有花數朵，排列緊密；花梗甚短，無關節，被灰色柔毛；花萼5裂，鐘狀；蝶形花冠淡黃白色，心部帶紅紫色暈。莢果卵形，稍斜，長約3 mm，棕色，先端有喙。本品枝端常生有灰色球狀蟲癭。

● **藥材性狀**　本品長40〜90 cm。莖呈圓柱形，木質，多分枝，直徑2〜6 mm，表面灰棕色，具細縱紋，嫩枝密被白色細絨毛；質堅硬，不易折斷；斷面纖維性，淡黃色。葉細小，三出複葉互生，密集，多卷曲。小葉展開後呈倒披針形或線狀楔形，全緣，黃綠色或灰綠色，長5〜15 mm，寬2〜4 mm，先端鈍或截形，有小銳尖，上表面無毛，下表面被灰色緊貼的絲毛；葉柄極短。有的殘留有腋生小花，花呈黃棕色。氣微，味淡。

● **性味功能**　甜、澀，微寒。通谷道、水道，清熱毒，除濕毒，消腫痛。

● **用法與用量**　15〜30 g；外用適量，煎水薰洗或搗爛敷患處。

● **臨床應用**　用於唄疕（疕積），白凍（腹瀉），阿意（痢疾），肉扭（淋證），笨浮（水腫），火眼（結膜炎），埃病（咳嗽），額哈（毒蛇咬傷），坐骨神經痛。

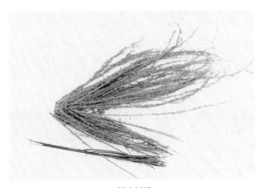

藥材圖

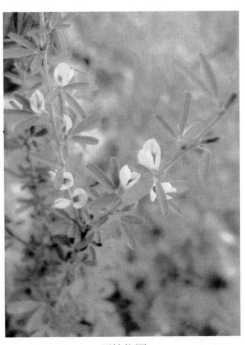

原植物圖

雞 蛋 花

● **來　　源**　本品為夾竹桃科植物雞蛋花*Plumeria rubra* L. cv. acutifolia的乾燥花。夏、秋兩季開花時採收，晒乾。

● **植物特徵**　落葉小喬木，高3～7m。小枝粗壯，常三叉狀分枝。葉聚生於枝端，長橢圓形，長20～40cm，寬7～12cm，兩端均漸狹、無毛，羽狀脈明顯，在邊緣處連結。夏、秋季開花，芳香，為頂生聚傘花序；花漏斗狀，外面白色而略帶淡紅，內面基部黃色，長5～6cm。蓇葖果長圓形或橢圓形。

● **藥材性狀**　本品呈扁平三角狀或不規則，長約4cm，寬1.5～3cm，黃褐色至棕褐色，皺縮，由5枚旋轉排列的花瓣組成。花瓣倒卵形，長約3cm，寬約1.5cm，下部合生成細管，細管長約1cm，直徑1～2mm。雄蕊5枚，花絲極短。氣香，味微苦。

● **性味功能**　甜，平。通谷道、氣道，清熱毒，除濕毒，止咳。

● **用法與用量**　3～9g。

● **臨床應用**　用於白凍（腹瀉），阿意咪（痢疾），東郎（食滯），喽疳（疳積），傳染性肝炎，貧痧（感冒），埃病（咳嗽）。

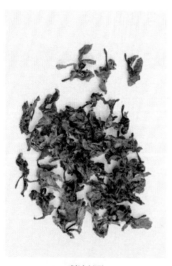

藥材圖

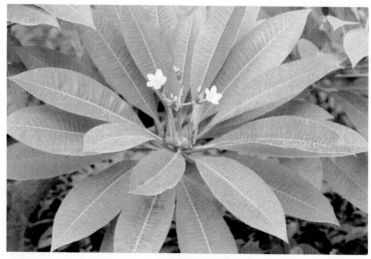

原植物圖

麻風草根

● **來　　源**　本品為蕁麻科植物葡萄葉艾麻 *Laportea violacea* Gagnep.的乾燥根。秋、冬兩季採挖，除去鬚根及地上莖，切片，晒乾。

● **植物特徵**　草本。莖直立，具棱。單葉互生，寬卵形或近圓形，基部常截形，稀心形，上面深綠色，被短伏毛、螫毛和點狀的鐘乳體，下面微帶紫色，被短伏毛；葉柄具小刺毛；葉腋無珠芽。花單性，雌雄同株。雄花序圓錐狀，雄花無梗或近無梗；雌團傘花序排列成圓錐狀，雌花梗常具翅。瘦果細小，扁平。

● **藥材性狀**　本品表面棕褐色或黃棕色，有點狀凸起，有縱皺紋，略見橫紋。栓皮較薄，易脫落。切斷面為黃棕色或棕黃色，密布同心性環紋，並有放射性紋理。纖維性較強，可層層剝落。質鬆脆，易折斷。味微辣、甜、淡。

● **性味功能**　甜、淡，平。通調谷道，止痛。

● **用法與用量**　9～15 g。

● **臨床應用**　用於心頭痛（胃痛），唭疳（疳積），坐骨神經痛。

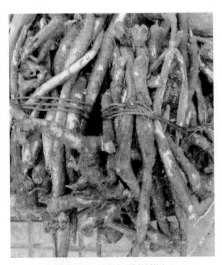

藥材圖（樊立勇提供）

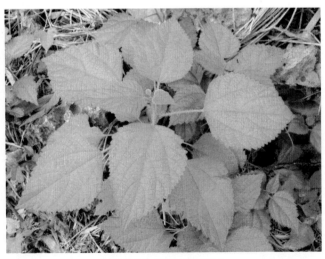

原植物圖（樊立勇提供）

第三節　通調水道藥

三白草

● **來　　源**　本品為三白草科植物三白草*Saururus chinensis*（Lour.）Baill．的乾燥地上部分，全年均可採收，洗淨，晒乾。亦可鮮用。

● **植物特徵**　多年生草本，全株有香氣，無毛。地下根莖橫走，肉質，白色，節明顯，有鬚根，形似蓮藕，上部直立有棱脊。葉互生，紙質，卵形或卵狀披針形，先端急尖或漸尖，基部心形。夏季抽出總狀花序，在枝頂與葉對生，莖端花序下的2或3片葉於開花期常變為白色。

● **藥材性狀**　本品莖呈圓柱形，有縱溝4條，一條較寬廣；斷面黃色，纖維性，中空。單葉互生，葉片卵形或卵狀披針形，長4～15 cm，寬2～10 cm，先端漸尖，基部心形，全緣，基出脈5條；葉柄較長，有縱皺紋。總狀花序於枝頂與葉對生，花小，棕褐色。蒴果近球形。氣微，味淡。

● **性味功能**　甜、辣，寒。通水道、谷道，清熱毒，除濕毒。

● **用法與用量**　15～30 g；外用鮮品適量，搗爛敷患處。

● **臨床應用**　用於笨浮（水腫），肉扭（淋證），隆白呆（白帶），圖歲病（肝脾腫大）；外治唄農（癰瘡），能啥能累（濕疹）。

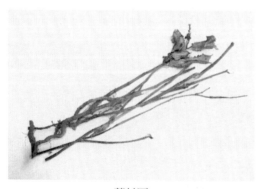

藥材圖

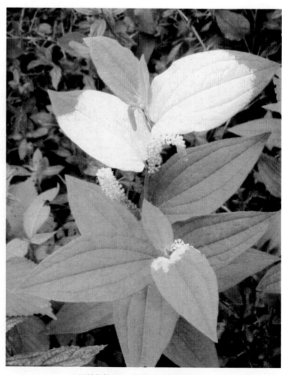

原植物圖（樊立勇提供）

石　韋

● **來　　源**　本品為水龍骨科植物石韋 *Pyrrosia lingua*（Thunb.）Farwell的乾燥葉。全年均可採收，晒乾陰乾。

● **植物特徵**　多年生草本，高10～30 cm。根狀莖長而橫走，密被深褐色線狀披針形的鱗片。葉疏生，相距1～3 cm。葉柄長2～10 cm，基部有關節並被鱗片，基部以上被星狀毛；葉片革質，披針形或卵狀橢圓形，約與葉柄等長，兩端漸尖，全緣而略反卷，上面有星狀毛或近無毛，下面密被灰棕色的星狀毛，中脈和側脈明顯。孢子囊群生於葉背的側脈間，緊密而整齊地排列，黃棕色，雜以星狀毛。

● **藥材性狀**　本品葉片披針形或長圓狀披針形，長8～12 cm，寬1～3 cm。基部楔形，對稱。孢子囊群在側脈間，排列緊密而整齊。葉柄長5～10 cm，直徑約1.5 mm。

● **性味功能**　甜、苦，微寒。通水道、氣道，調龍路，清熱毒，除濕毒，止血。

● **用法與用量**　6～12 g。

● **臨床應用**　用於肉扭（淋證），鹿血（吐血），衄血（流鼻血），肉裂（血尿），兵淋勒（子宮出血），埃病（咳嗽）。

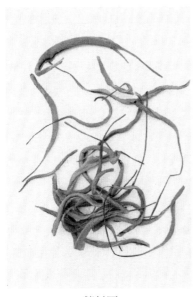

藥材圖

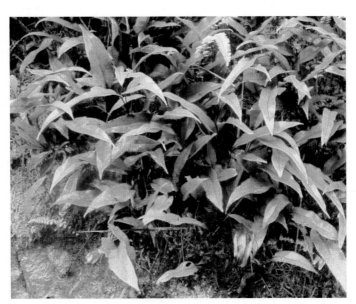

原植物圖

滑　石

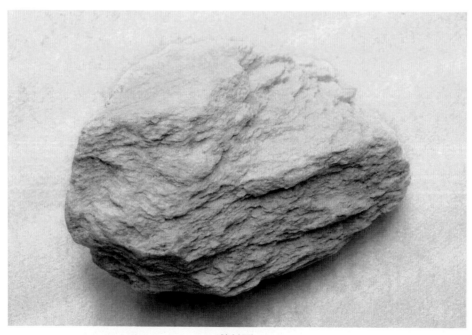

● **來　　源**　本品為矽酸鹽類礦物滑石族滑石，主含含水矽酸鎂 $Mg_3[Si_4O_{10}](OH)_2$。採挖後，除去泥沙及雜石。

● **礦物特徵**　單斜晶系。晶體呈六方形或菱形板狀，但完好的晶體極少見，通常為粒狀和鱗片狀的緻密塊體。淡綠色、白色或灰色。條痕白色或淡綠色。光澤脂肪狀，解理面顯珍珠狀，半透明至不透明。解理沿底面極完全。硬度1，密度2.7～2.8 g/cm^3。性柔，有滑膩感。塊狀滑石能被鋸成任何形狀，薄片能彎曲，但無彈性。

● **藥材性狀**　本品為塊狀集合體，呈不規則的塊狀。白色、黃白色或淡藍灰色，有蠟樣光澤。質軟，細膩，手摸有滑膩感，無吸濕性，置水中不崩散。氣微，無味。

● **性味功能**　甜、淡，寒。通水道，清熱毒，除濕毒。

● **用法與用量**　10～20 g，包煎；外用適量。

● **臨床應用**　用於肉扭（淋證），煩渴，白凍（腹瀉）；外治能哈能累（濕疹），痱子。

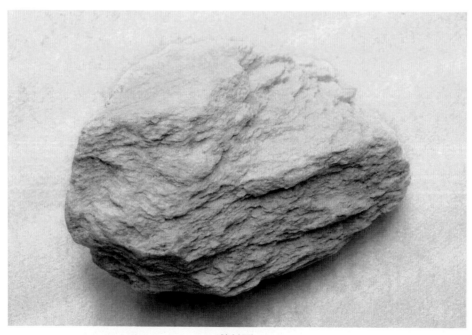

藥材圖

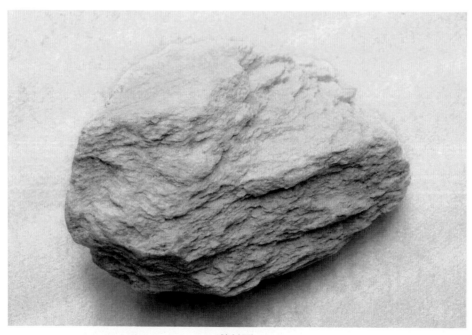

半邊蓮

● **來　　源**　本品為桔梗科植物半邊蓮*Lobelia chinensis* Lour. 的乾燥全草。夏季採收，除去泥沙，洗淨，晒乾。

● **植物特徵**　多年生小草本，高8～20 cm，半直立或匍匐，有白色乳汁。莖細弱有節，著地生鬚根。單葉互生，細小，線形。花小，單朵腋生，淡紫紅色或白色，夏、秋季開放；花冠5裂，偏向半邊。蒴果2瓣裂。

● **藥材性狀**　本品常纏結成團。根莖直徑1～2 mm，表面淡棕黃色，平滑或有細縱紋。根細小，黃色，側生纖細鬚根。莖細長，有分枝，灰綠色，節明顯，有的可見附生的細根。葉互生，無柄，葉片多皺縮，綠褐色，展平後葉片呈狹披針形，長1～2.5 cm，寬0.2～0.5 cm，邊緣具疏而淺的鋸齒。花梗細長；花小，單生於葉腋；花冠基部筒狀，上部5裂，偏向一邊，淺紫紅色；花冠筒內有白色茸毛。氣微特異，味微甜而辣。

● **性味功能**　辣，平。通水道，清熱毒，除濕毒。

● **用法與用量**　9～15 g。

● **臨床應用**　用於笨浮（水腫），圖爹病（肝脾腫大），阿肉甜（糖尿病），唄農（癰瘡），唄叮（疔瘡），額哈（毒蛇咬傷）。

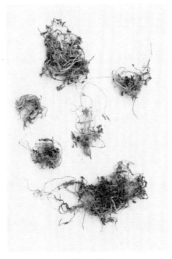

藥材圖

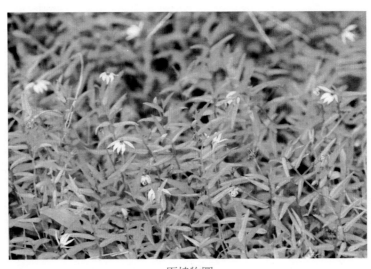

原植物圖

金沙藤

● **來　　源**　本品為海金沙科植物海金沙*Lygodium japonicum*（Thunb.）Sw.、小葉海金沙*Lygodium scandens*（L.）Sw.或曲軸海金沙*Lygodium flexuosum*（L.）Sw.的乾燥地上部分。秋季孢子未成熟時採收，除去雜質，晒乾。

● **植物特徵**　海金沙為攀緣草本，長1～4 m。根狀莖細而橫走，密生黑褐色鱗片。葉軸細長如藤；二至三回羽狀分裂對生於葉軸的短矩上，羽片三角形，常有不規則淺裂，末回羽片為3裂。有孢子囊的羽片較小，分裂較深，孢子囊群沿裂片背面邊緣排成穗狀，棕褐色，孢子棕黃色。

　　小葉海金沙羽片多數，奇數一回羽狀，二型。不育羽片長圓形，長7～8 cm，寬4～7 cm；小羽片約4 對，互生，平展，相距約8 mm，柄長2～4 mm，柄頂端有關節，卵狀三角形，長約2 cm，寬約1.5 cm，頂端鈍，基部截形或近心臟形，邊緣有淺鈍齒，頂生小羽片有時二叉。能育羽片長圓形，長8～10 cm，寬4～6 cm；小羽片4～5對，相距約有1 cm，柄長2～4 mm，柄頂端有關節，三角形，長1.5～3 cm，寬1.5～2 cm，先端鈍。葉脈明顯，二至三回二岔分歧。葉薄草質，淡綠色，兩面光滑。孢子囊穗線形，長3～5 m m，

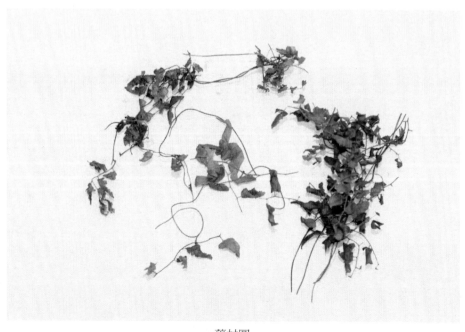

藥材圖

褐色；孢子表面有網紋。

　　曲軸海金沙羽片多數，奇數二回羽狀，一型。一回小羽片3～5對，互生，開展，相距3～4 cm，柄長3～7 mm，最下一對最大，三角狀披針形，不分裂，基部耳狀。頂生的一回小羽片披針形，長6～10 cm，寬1.5～3 cm，鈍頭，基部近圓形，有時有一匯合裂片。末回小羽片1～3對，近對生，相距5～8 mm，近無柄，三角狀卵形至闊披針形，長1.5～5 cm，寬1～1.5 cm，頂端短尖，基部深心臟形，邊緣有小鋸齒。葉脈明顯，纖細，三回二岔分歧。葉為草質，沿主脈及小脈略被剛毛，羽軸多少左右彎曲，有狹翅，小羽軸有狹翅及棕色短毛。孢子囊穗線形，長3～9 mm，褐色，小羽片頂部常不育；孢子表面有疣狀物。

● **藥材性狀**　海金沙莖細長，扭曲，直徑1～1.5 mm，淺黃棕色；質稍硬而脆，易折斷；斷面黃棕色，中心有深黃色木質部。葉對生於莖上的短枝兩側，短枝長3～5 mm，相距9～11 cm，柄長約1.5 cm，柄的兩側有狹邊並被短灰毛；葉二型，紙質，綠褐色，皺縮，二回羽狀。不育葉三角形，一回小羽片2～4對，互生，卵圓形，長4～8 cm，寬3～6 cm；柄長4～8 mm，有狹翅及短毛。二回小羽片2～3對互生，近無柄，卵狀三角形，掌狀3裂，裂片短闊，頂生的長2～3 cm，寬6～8 mm，先端鈍，基部近心臟形，葉緣有不規則的淺圓鋸齒。能育葉卵狀三角形，一回小羽片4～5對，互生，長圓狀披針形，長5～10 cm，寬4～6 cm；二回小羽片3～4對，卵狀三角形，羽狀深裂；葉脈明顯，斜上，一至二回二岔分歧，直達鋸齒，主脈及小脈兩面微有短毛。能育小羽片的背面邊緣生有流蘇狀孢子囊穗，由兩行並生的孢子囊組成。氣微，味淡。

　　小葉海金沙莖細長，直徑1 mm以下。葉薄紙質，兩面無毛，二型，奇數一回羽狀，小羽片柄長2～4 mm，柄頂端有關節。不育葉長圓形，小羽片卵狀三角形，長約2 cm，寬約1.5 cm，邊緣有淺鈍齒，頂生小羽片有時二叉；能育葉小羽片三角形，長1.5～3 cm，寬1.5～2 cm，葉脈明顯，二至三回二叉分歧。

　　曲軸海金沙葉奇數二回羽狀。一型。一回小羽片3～5對，最下一對最大，三角狀披針形，不分裂，基部耳狀，頂生的一回小羽片披針形，長6～10 cm，寬1.5～3 cm；二回小羽片1～3對，近對生，三角狀卵形至闊披針形，長1.5～5 cm，寬1～1.5 cm，先端短尖，基部深心臟形，邊緣有小鋸齒，葉脈三回二岔分歧，羽軸多少左右彎曲。

● **性味功能**　甜，寒。通水道、谷道、氣道，清熱毒，除濕毒。

● **用法與用量**　20～30 g。

● **臨床應用**　用於肉扭（淋證），能蚌（黃疸），白凍（腹瀉），阿意咪（痢疾），貧痧（感冒），埃病（咳嗽），貨煙媽（咽痛）。

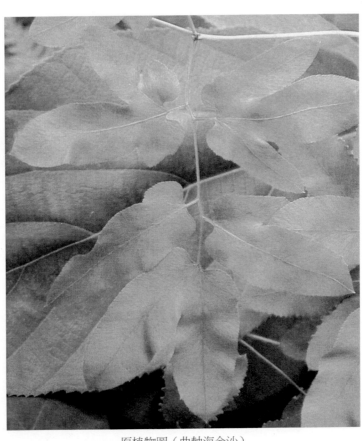

原植物圖（曲軸海金沙）

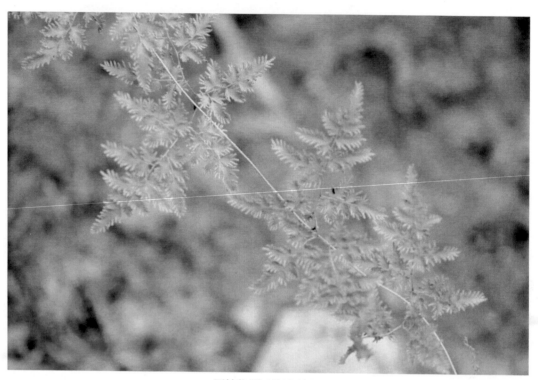

原植物圖（海金沙）

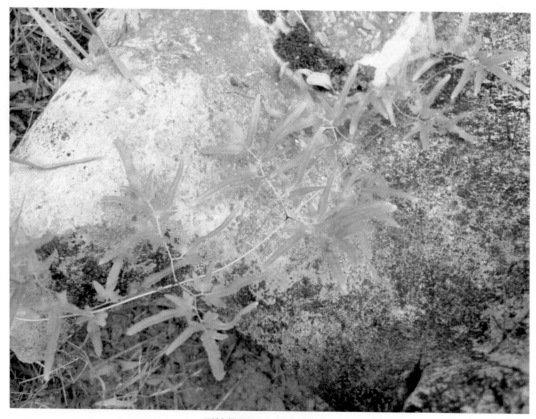

原植物圖（小葉海金沙）

扛板歸

● **來　　源**　本品為蓼科植物扛板歸*Polygonum perfoliatum* L.的乾燥地上部分。夏季花開時採割，晒乾。亦可鮮用。

● **植物特徵**　一年生攀緣狀草本，全體無毛。莖中空，圓柱形，有棱，嫩莖粉綠色，老莖綠色，有時帶紫紅色；棱上、葉柄、葉脈和花序柄上均有倒生的小鉤刺。單葉互生，三角形，盾狀著生，全緣或波浪狀，角鈍或短尖，葉面綠色，葉背粉綠色；葉柄約與葉片等長。總狀花序腋生，花白色或紫色。果堅硬，近球形。

● **藥材性狀**　本品莖略呈方柱形，有棱，多分枝，直徑可達2 mm；表面紫紅色或紫棕色，棱上有倒生鉤刺，節略膨大，節間長2～6 cm；斷面纖維性，黃白色，有髓或中空。葉互生，有長柄，盾狀著生。葉片多皺縮，展平後呈近等邊三角形，灰綠色至紅棕色，下表面葉脈及葉柄均有倒生鉤刺。托葉鞘包於莖節上或脫落。短穗狀花序頂生或生於上部葉腋，苞片圓形，花小，多萎縮或脫落。氣微，莖味淡，葉味酸。

● **性味功能**　酸，微寒。通水道、氣道，清熱毒，除濕毒，止咳。

● **用法與用量**　15～30 g；外用適量，煎湯薰洗或取鮮品搗爛敷患處。

● **臨床應用**　用於笨浮（水腫），貧痧（感冒），埃百銀（百日咳），阿意咪（痢疾），能唅能累（濕疹），唄叮（疔瘡），額哈（毒蛇咬傷）。

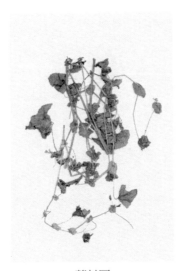

藥材圖

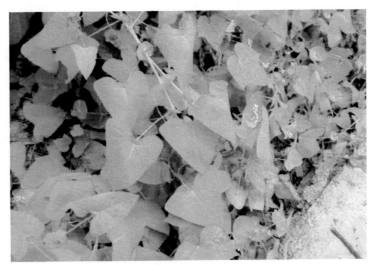

原植物圖

過塘蛇

● **來　　源**　本品為柳葉菜科植物水龍*Ludwigia adscendens*（L.）Hara的乾燥全草。夏、秋兩季採收，洗淨，晒乾。亦可鮮用。

● **植物特徵**　多年生浮水或上升草本，全株無毛。浮水莖的節上常有白色圓柱形的囊狀浮器。單葉互生，全緣，倒卵形，先端圓鈍，基部漸狹，葉面光亮，有柄或近無柄。夏季開兩性花，單朵腋生；花柄長；花萼管狀，5裂，裂片披針形；花瓣5片，倒卵形，白色，基部淡黃色；雄蕊10枚。蒴果線狀圓柱形，有不明顯的縱棱，基部狹；果柄細長；種子多數，矩形，平滑。

● **藥材性狀**　本品長可達60 cm，黃棕色至紅棕色。莖有縱直細條紋，直徑3～4 mm，質較柔韌，下部節上著生多數毛髮狀鬚根，棕黑色，囊狀浮器已扁瘪而呈粗根狀，綿軟。葉互生，葉片多已破碎或皺縮，完整者展平後呈倒卵形至長倒卵形，長15～50 mm，寬5～25 mm，頂端圓或鈍，基部漸狹，全緣。花、果多脫落而少見，花梗與萼管等長，萼裂片披針形，花瓣倒卵形，白色。蒴果線狀圓柱形，有不明顯的縱棱；果柄細長；種子多數。氣微，味淡。

● **性味功能**　淡，微寒。通水道、谷道，清熱毒，除濕毒，消腫痛。

● **用法與用量**　15～30 g；外用鮮品適量，搗爛敷患處。

● **臨床應用**　用於肉扭（淋證），白凍（腹瀉），阿意咪（痢疾），貧痧（感冒），篤麻（麻疹），唄農（癰瘡），航靠謀（腮腺炎），唄農顯（黃水瘡），㾕唄啷（帶狀皰疹）。

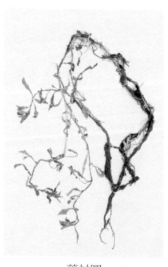

藥材圖

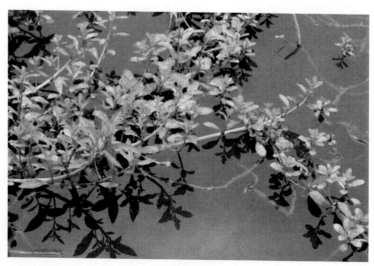

原植物圖

連錢草

● **來　源**　本品為唇形科植物活血丹*Glechoma longituba*（Nakai）Kupr.的乾燥地上部分。春至秋季採收，除去雜質，晒乾。亦可鮮用。

● **植物特徵**　多年生匍匐草本，全株被短毛，揉之有香氣。莖方形，節上生根，稍紫紅色。單葉對生，圓形或腎形，基部心形，邊緣有圓鋸齒，有長柄。夏、秋季開花，紫紅色，花冠管長約12 mm。堅果球形，黑褐色。

● **藥材性狀**　本品長10～20 cm，疏被短柔毛。莖呈方形，細而扭曲；表面黃綠色或紫紅色，節上有不定根；質脆，易折斷，斷面常中空。葉對生，葉片多皺縮，展平後呈腎形或近心形，長1～3 cm，寬1.5～3 cm，灰綠色或綠褐色，邊緣具圓鋸齒；葉柄纖細，長4～7 cm。輪傘花序腋生，花冠二唇形，長達2 cm。搓之氣芳香，味微苦。

● **性味功能**　辣、微苦，微寒。通水道，調龍路、火路，清熱毒，除濕毒。

● **用法與用量**　15～30 g；外用適量，煎湯洗或取鮮品搗爛敷患處。

● **臨床應用**　用於肉扭（淋證），能蚌（黃疸），林得叮相（跌打損傷），腎、膽結石，骨質增生，唄農（癰瘡）。

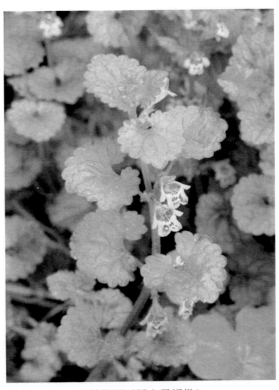

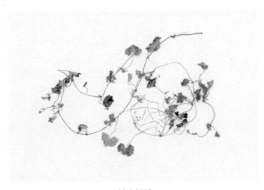

藥材圖　　　　　　　　　　原植物圖（樊立勇提供）

豬殃殃

● **來　　源**　本品為茜草科植物豬殃殃 *Galium aparine* L.的乾燥全草。夏季花果期採收，除去泥沙，晒乾。亦可鮮用。

● **植物特徵**　一年生蔓狀或攀緣狀草本。莖纖弱，長達1.5 m，有4棱，分枝多，粗糙，有倒生小刺。葉6～8片輪生，無柄，膜質，線形至狹倒卵形，長1～2 cm或更長，寬2～6 mm，先端鈍或短尖，中部以下漸狹，邊緣和背面中脈有小刺。4～5月開綠白色小花，3～10朵組成腋生聚傘花序，花序柄略長於葉。雙懸果稍肉質，有1或2個近球狀分果片，直徑約4 mm，有鉤毛。

● **藥材性狀**　本品根細小。莖呈方柱形，多分枝，直徑約1 mm；表面灰綠色或綠褐色，棱上有倒生小刺；質脆，易折斷，斷面中空。葉6～8片輪生，無柄。葉片多卷縮、破碎，完整者展平後呈披針形或條狀倒披針形，長1～2 cm，寬0.2～0.4 cm，邊緣及下表面中脈有倒生小刺。聚傘花序腋生或頂生，花小，易脫落。果小，綠褐色，密生白色鉤毛。氣微，味淡。

● **性味功能**　辣，微寒。通水道，調火路，清熱毒，除濕毒。

● **用法與用量**　15～30 g，鮮品30～90 g；外用鮮品適量，搗爛敷患處。

● **臨床應用**　用於笨浮（水腫），肉扭（淋證），阿意咪（痢疾），林得叮相（跌打損傷），唄叮（疔瘡），唄農（癰瘡），額哈（毒蛇咬傷）。

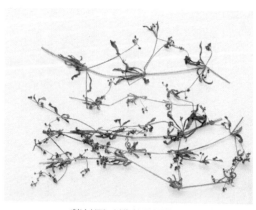

藥材圖（樊立勇提供）

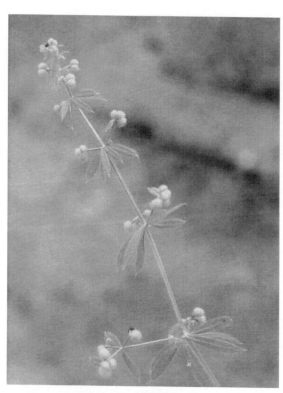

原植物圖（樊立勇提供）

丁香茄子

● **來　源**　本品為旋花科植物丁香茄*Calonyction muricatum*（L.）G. Don的乾燥成熟種子。秋季果實熟，果殼未開裂時採收，晒乾，取出種子，除去雜質。

● **植物特徵**　一年生纏繞草本，含乳狀汁液。莖圓柱形，具肉質側扁的小瘤突。單葉互生，卵形，先端長漸尖，基部心形，邊全緣，上面疏被微柔毛或無毛，下面無毛，有密集的露狀小點。花紫或淡紫色，腋生，單一或組成少花的卷曲的花序；花梗棒狀，肉質，結果時增粗，含豐富的乳狀汁液。蒴果卵球形，成熟時淡棕黃色。

● **藥材性狀**　本品卵圓形，略扁，具3條鈍棱，長7～9 mm，寬6～8 mm。表面淡棕黃色，光滑，背面稍弓形隆起，正中有一縱直的淺色條紋，腹面為一鈍棱線，棱線一端有白色圓形的凹陷種臍。質堅硬，難破碎。橫切面可見皺縮折疊的淡黃色子葉。氣微，味苦。

● **性味功能**　苦，寒；有毒。通水道，調火路，除濕毒，止疼痛。

● **用法與用量**　3～6 g；外用適量。

● **臨床應用**　用於笨浮（水腫），癃閉（小便不通），林得叮相（跌打損傷），額哈（毒蛇咬傷）。

● **注　意**　孕婦禁用。

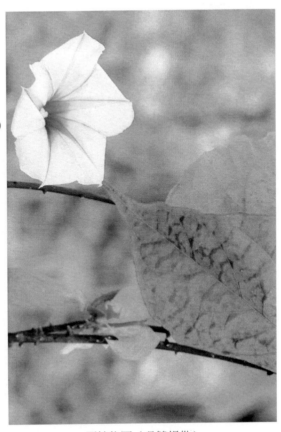

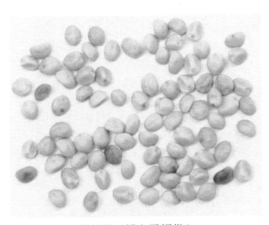

藥材圖（樊立勇提供）　　　　　　　　　原植物圖（吳雙提供）

紅 大 戟

● **來　　源**　本品為茜草科植物紅大戟*Knoxia valerianoides* Thorel et Pitard的乾燥塊根。秋、冬兩季採挖，除去鬚根，洗淨，置沸水中略燙，乾燥。

● **植物特徵**　多年生宿根草本，高30～70 cm，被白色短柔毛。莖直立或蔓生，綠色或紫紅色。塊根1～3個，圓柱形或紡錘形，長2～12 cm，直徑約2 cm，紅褐色，內含黏液。葉對生，有短柄，長橢圓形或披針形，長2～7 cm，寬0.8～2 cm，全緣，邊緣有短毛；托葉針形，基部2～4裂。夏、秋間枝頂開白色或淡紫色花，花小，數十朵聚集成頭狀；萼淺4裂；花冠管狀，4裂；雄蕊4枚，與花冠裂片互生。蒴果小，卵形或橢圓形，有4～8棱；種子2顆。

● **藥材性狀**　本品略呈紡錘形，偶有分枝，稍彎曲，長3～10 cm，直徑0.6～1.2 cm。表面紅褐色或紅棕色，粗糙，有扭曲的縱皺紋，上端常有細小的莖痕。質堅實。斷面韌皮部紅褐色，木質部棕黃色。氣微，味甜、微辣。

● **性味功能**　苦，寒；有小毒。通水道，清熱毒，除濕毒。

● **臨床應用**　用於笨浮（水腫），唄農（癰瘡），唄奴（頸淋巴結結核）。

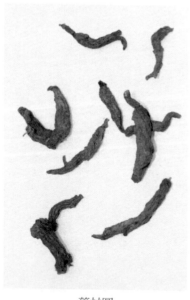

藥材圖

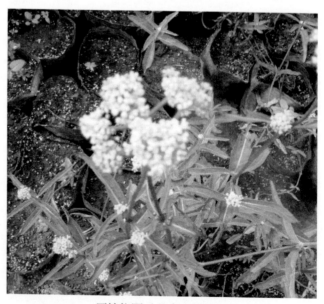

原植物圖（吳東南提供）

商 陸

● **來　　源**　本品為商陸科植物商陸 *Phytolacca acinosa* Roxb.或垂序商陸 *Phytolacca americana* L.的乾燥根。秋季至次年春季採挖，除去鬚根及泥沙，切成塊或片，晒乾或陰乾。亦可鮮用。

● **植物特徵**　商陸為多年生宿根草本，全株無毛。根圓錐形，粗壯，肉質，外皮淡黃色，內部粉紅色。莖直立，多分枝，綠色或紫紅色，肉質多汁。單葉互生，卵狀橢圓形或長橢圓形，先端尖，基部楔形而下延，全緣。總狀花序生於莖頂或側生，常與葉對生，直立；花白色或淡紅色。漿果熟時紫黑色，扁球形。

　　垂序商陸與商陸的區別主要是：垂序商陸的花序是下垂的。

● **藥材性狀**　本品外皮灰黃色或灰棕色。切面淺黃棕色或黃白色，木質部隆起，形成數個凸起的同心性環紋。質硬。氣微，味稍甜，久嚼麻舌。

● **性味功能**　苦，寒；有毒。通水道，除濕毒，清熱毒，散結腫。

● **用法與用量**　3～9 g；外用適量，鮮品搗爛或乾品研末塗敷。

● **臨床應用**　用於笨浮（水腫）；外治唄農（癰瘡）。

● **注　　意**　孕婦禁用。

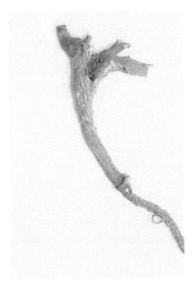

藥材圖

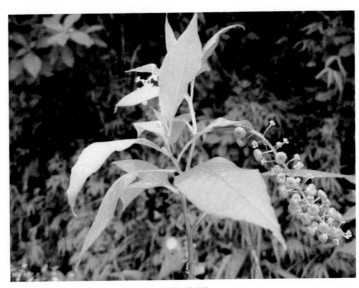

原植物圖

第五章　通調兩路藥

第一節 通調龍路藥

三 七

● **來　　源**　本品為五加科植物三七*Panax notoginseng*（Burk.）F. H. Chen的乾燥根及根莖。秋季花開前採挖，洗淨，分開主根、支根及根莖，乾燥。支根習稱「筋條」，根莖習稱「剪口」。

● **植物特徵**　多年生宿根草本，高36～60 cm。根莖短，具老莖殘留痕。根粗壯肉質，倒圓錐形或短圓柱形，長2～5 cm，直徑1～3 cm，有數條支根，鬚根多數，外皮黃綠色至棕黃色。莖直立，近圓柱形，光滑無毛，綠色或具紫色細縱條紋。葉為掌狀複葉，3～6枚輪生於莖頂，幼株葉數較少；葉柄細長。小葉3～7片，長圓形至倒卵狀長圓形，長5～14 cm，寬2～5 cm，中央數片較大，最下2片最小，先端長漸尖，基部闊楔形，邊緣有細鋸齒，兩齒間或齒端有剛毛，兩面脈上均有剛毛，偶有兩面近無毛，具小葉柄。傘形花序單個頂生，直徑約3.5 cm，有花80～100朵，兩性，有時單性和兩性花共存；花梗被微柔毛；萼齒5裂；花瓣5片，白色；雄蕊5枚；子房下位，2室；花柱2枚，離生。漿果腎形，熟時鮮紅色。花期6～8月，果期8～10月。

● **藥材性狀**　主根呈類圓錐形或圓柱形，長1～6 cm，直徑1～4 cm。表面灰褐色或灰黃色，有斷續的縱皺紋及支根痕。頂端有莖痕，周圍有瘤狀突起。體重，質堅實。斷面灰綠色、黃綠色或灰白色，木質部微呈放

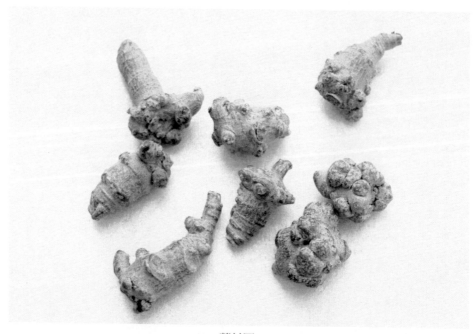

藥材圖

射狀排列。氣微，味苦回甜。

　　筋條呈圓柱形或圓錐形，長2～6 cm，上端直徑約0.8 cm，下端直徑約0.3 cm。

　　剪口呈不規則的皺縮塊狀及條狀，表面有數道明顯的莖痕及環紋，斷面中心灰綠色或白色，邊緣深綠色或灰色。

● **性味功能** 甜，微苦，微熱。通調龍路、火路，止血，消腫痛，補血虛。

● **用法與用量** 3～9 g，研粉吞服，一次1～3 g；外用適量。

● **臨床應用** 用於陸血（咳血），鹿血（吐血），衄血（流鼻血），阿意勒（血便），兵淋勒（子宮出血），胸痛，心頭痛（胃痛），林得叮相（跌打損傷），京尹（痛經），產後腹痛。

● **注　　意** 孕婦慎用。

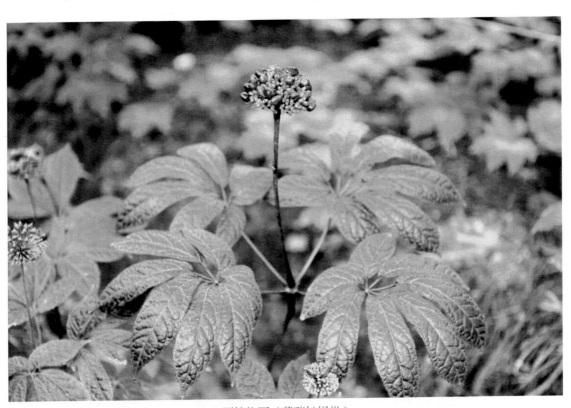

原植物圖（黃瑞松提供）

劍葉龍血樹

● 來　　源　本品為百合科植物劍葉龍血樹*Dracaena cochinchinensis*（Lour.）S. C. Chen的含脂木材。全年均可採收，割取含樹脂的木材，陰乾。

● 植物特徵　喬木狀，高5～15m。樹皮灰白色，光滑，老時灰褐色，片狀剝落。幼枝有環狀葉痕。葉聚生莖或枝頂端，互相套疊，劍形，薄革質，長50～100 cm，寬2～3 cm，向基部略變窄而後擴大，包莖，無柄，基部和莖、枝頂端帶紅色。圓錐花序長40 cm以上，花序軸密被乳突狀短柔毛或近無毛；花兩性，每2～5朵簇生，乳白色；花梗長3～6 mm；花被片長6～8 mm，基部合生；花絲扁平，近線形，寬約0.6 mm，上部有紅棕色瘤點，花藥長約1.2 mm；子房3室，花柱細，長絲狀，柱頭頭狀，3裂。漿果近球形，直徑8～12 mm，橘黃色，具1～3顆種子。

● 藥材性狀　本品呈不規則塊狀或槽狀，大小不一，長8～12 cm，寬2～5 cm，厚0.2～4 cm，少數長達30 cm，寬達20 cm或更大。外表面不光滑，常具刀削痕。內表面棕紅色、紫紅色或暗紅色。質堅硬，不易折斷。斷面不平坦，略帶顆粒狀。氣微，味淡。

● 性味功能　澀，平。調龍路、火路，止血，消腫痛，止咳喘。

● 用法與用量　15～25 g；外用適量。

● 臨床應用　用於陸血（咳血），肉裂（血尿），阿意勒（血便），鹿血（吐血），兵淋勒（子宮出血），林得叮相（跌打損傷），墨病（哮喘），阿意咪（痢疾），唉疳（疳積）。

● 注　　意　孕婦忌服。

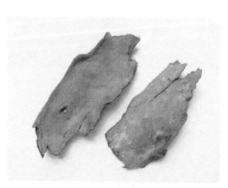

藥材圖（樊立勇提供）

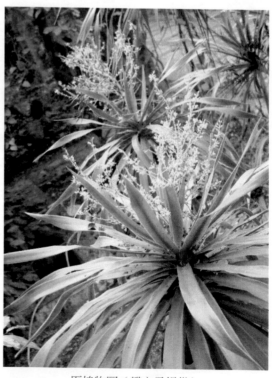

原植物圖（樊立勇提供）

324

龍 血 竭

● 來　　源　本品為百合科植物劍葉龍血樹*Dracaena cochinchinensis*（Lour.）S. C. Chen的含脂木材經提得到的樹脂。

● 植物特徵　同劍葉龍血樹。

● 藥材性狀　本品為不規則塊片，紅棕色至黑棕色，有光澤，有的附有少量紅棕色的粉末。質脆，有空隙。氣特異，微有清香，味淡、微澀，嚼之有炭粒感並微黏齒。

　　本品在甲醇、乙醇或稀鹼液中溶解，在水、乙醚和稀酸溶液中不溶。

● 性味功能　鹹、辣、微甜，熱。調龍路、火路，止血，止咳喘，消腫痛。

● 用法與用量　3～6 g；外用適量。

● 臨床應用　用於陸血（咳血），鹿血（吐血），蚊血（流鼻血），肉裂（血尿），阿意勒（血便），兵淋勒（子宮出血），發旺（痹病），林得叮相（跌打損傷），墨病（哮喘）。

● 注　　意　孕婦忌服。

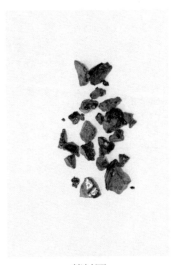

藥材圖

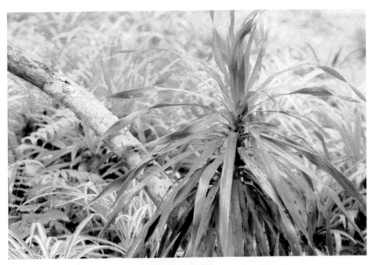

原植物圖

滇桂艾納香

● **來　　源**　本品為菊科植物滇桂艾納香 *Blumea riparia*（Bl.）DC . 的乾燥全草。夏、秋兩季採收，陰乾。

● **植物特徵**　多年生草本。莖攀緣狀，基部木質，有溝紋，無毛或嫩枝密被鏽色短柔毛。單葉互生，卵狀長圓形，邊緣有疏生的點狀細鋸齒，兩面無毛或被疏柔毛，嫩葉下面被毛較密，側脈5～7對，網脈明顯。頭狀花序多數，在葉腋或枝端排列成密圓錐花序；花黃色，全為管狀。瘦果圓柱形，被毛。

● **藥材性狀**　本品根莖部位膨大，直徑1～3 cm，表面棕褐色或棕黃色，上有2條至數條莖基，下部根呈類圓錐狀彎曲，具細根及縱皺紋，可見凸出的點狀皮孔。莖細長，呈圓柱狀，直徑3～7 mm，上部有分枝，表面紫褐色或灰綠色，具縱棱；質稍硬；斷面髓部發達，白色，老莖木質部呈放射狀。葉互生，多卷縮或破碎，展平後呈橢圓形，長3～7 cm，寬1.5～4 cm，邊緣有點狀鋸齒，葉片灰綠色或暗綠色，葉面顏色較深，質脆。有的帶有頭狀花序。氣微，味淡。

● **性味功能**　淡，平。調龍路，通水道，止血。

● **用法與用量**　30～60 g；外用適量。

● **臨床應用**　用於月經先期，兵淋勒（子宮出血），笨浮（水腫），卟艮襠（不孕症）。

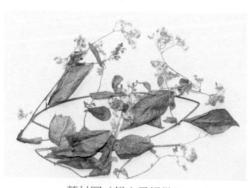
藥材圖（樊立勇提供）

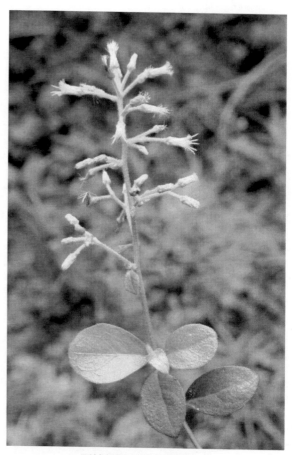
原植物圖（樊立勇提供）

益 母 草

● 來　　源　本品為唇形科植物益母草*Leonurus japonicus* **Houtt.**的乾燥地上部分。夏季莖葉茂盛、花未開或初開時採割，晒乾，或切段晒乾。

● 植物特徵　一年生或二年生草本。莖直立，四方柱形，被細毛。根生葉叢生，圓形，先端鈍，基部心形，邊緣有圓鋸齒；莖生葉對生，兩面被毛，羽狀或掌狀深裂，裂片線形。夏季開花，輪生於葉腋，無柄；苞片針刺狀；花萼鐘形，被毛；花冠淡紅色或紫紅色。小堅果褐色，長圓狀三棱形。

● 藥材性狀　莖表面灰綠色或黃綠色，體輕，質韌，斷面中部有髓。葉片灰綠色，多皺縮、破碎，易脫落。輪傘花序腋生，小花淡紫色，花萼筒狀，花冠二唇形。

● 性味功能　苦、辣，微寒。調龍路、火路，通水道，調經止痛。

● 用法與用量　9～30 g。

● 臨床應用　用於月經不調，京尹（痛經），京瑟（經閉），產後惡露不盡（子宮內膜脫落），笨浮（水腫）。

● 注　　意　孕婦禁用。

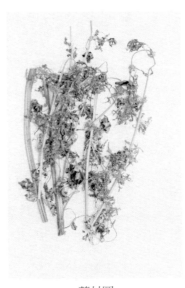

藥材圖

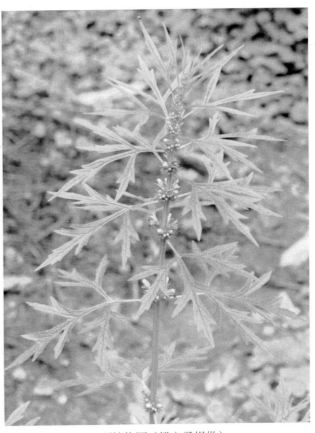

原植物圖（樊立勇提供）

大血藤

● **來　　源**　本品為木通科植物大血藤 *Sargentodoxa cuneata*（Oliv.）Rehd. et Wils.的乾燥藤莖。秋、冬兩季採收，除去側枝，截段，乾燥。

● **植物特徵**　落葉木質大藤本，長達10 m以上。老莖圓柱形，扭曲，褐色，有溝紋和瘤點，斷面有放射狀花紋；鮮藤砍斷有紅色汁液滲出。三出複葉，葉柄長5～10 cm，小葉無毛。頂生小葉菱形或卵圓形，基部楔形，長4～14 cm，寬3～9 cm，小葉柄長5～10 mm；側生小葉斜卵形，兩側極不對稱，基部向外側偏斜，內側狹楔形，外側近圓形。葉脈紅色。腋生總狀花序，花黃綠色。漿果卵形，多數著生於一球形的花托上，秋季成熟，暗藍色。

● **藥材性狀**　本品呈圓柱形，略彎曲，長30～60 cm，直徑1～3 cm。表面灰棕色，粗糙，外皮常呈鱗片狀剝落，剝落處顯暗紅棕色，有的可見膨大的節及略凹陷的枝痕或葉痕。質硬。斷面韌皮部紅棕色，有數處向內嵌入木質部；木質部黃白色，有多數細孔狀導管，射線呈放射狀排列。氣微，味微澀。

● **性味功能**　苦，平。調龍路、火路，通谷道，清熱毒，除濕毒，祛風毒。

● **用法與用量**　9～15 g。

● **臨床應用**　用於兵西弓（腸癰），京瑟（經閉），京尹（痛經），發旺（痺病），林得叮相（跌打損傷），腫瘤，心頭痛（胃痛）。

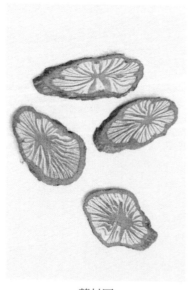

藥材圖

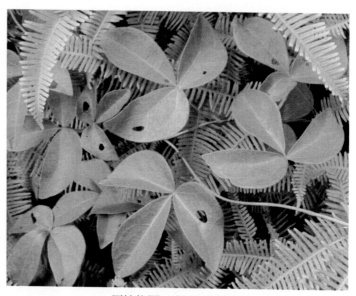

原植物圖（廖厚知提供）

大駁骨

● **來　　源** 本品為爵床科植物黑葉小駁骨 *Gendarussa ventricosa* （Wall.）Nees的乾燥地上部分。全年可採，切段，晒乾。亦可鮮用。

● **植物特徵** 常綠灌木，高可達2.5 m，除花序稍被微毛外，均禿淨。莖節膨大，枝粗壯，圓柱形。單葉對生，橢圓形或倒卵形，革質，長10～15 cm，寬4.5～6 cm，先端鈍，邊全緣，基部漸狹而成短柄，兩面均無毛。穗狀花序頂生。蒴果棒狀，長約8 mm，被柔毛。

● **藥材性狀** 本品的莖枝棒狀，粗0.5～1 cm，灰褐色或黃褐色，常有粉塵狀細密斑點，平滑而稍有縱皺紋及點狀凸起的皮孔，節部膨大；皮薄，易剝離；木質部乳白色，髓部甚大，海綿狀，白色；幼枝稍壓扁。葉對生，革質，稍脫落，灰綠色、茶褐色或綠黃色，長橢圓形，兩面禿淨。氣微，味淡而稍帶豆腥味。

● **性味功能** 苦、辣，平。通龍路、火路，續筋骨，祛風毒，除濕毒。

● **臨床應用** 用於奪扼（骨折），林得叮相（跌打損傷），發旺（痹病），脅痛，肺癰，北嘻（乳癰）。

● **注　　意** 孕婦內服慎用。

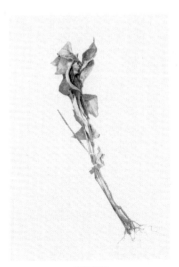

藥材圖

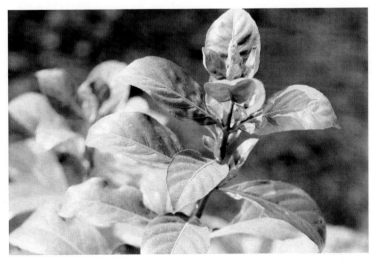

原植物圖

小　駁　骨

● **來　　源**　本品為爵床科植物小駁骨 *Gendarussa vulgaris* Nees的乾燥地上部分。全年均可採割，除去雜質，晒乾。

● **植物特徵**　常綠小灌木。莖直立，多分枝，小枝有4棱，莖節膨大，略帶紫色，無毛。葉對生，具短柄，披針形，先端漸尖，基部楔形，全緣，上面青綠色，下面黃綠色，光亮。穗狀花序頂生或生於上部葉腋，有時分枝，花簇生，下部花束常疏離；內外兩對苞片都小而窄；花冠二脣形，白色或粉紅色，有紫斑；雄蕊2枚。蒴果棒狀，無毛。

● **藥材性狀**　本品莖呈圓柱形，有分枝，長40～90 cm，直徑0.3～0.6 cm；表面黃綠色，稍帶紫綠色，有稀疏的黃色小皮孔，節膨大，嫩枝有細棱線；質脆，易折斷；斷面黃白色。葉對生，有柄。葉片多卷縮、破碎，完整者展平後呈狹披針形至條狀披針形，長5～17 cm，寬0.5～3.5 cm，黃綠色，先端漸尖，基部漸狹，全緣，葉脈稍帶紫色。穗狀花序頂生或生於上部葉腋，棕黃色，苞片窄細，花冠二脣形。氣微，味辣、酸。

● **性味功能**　辣、微酸，平。調龍路、火路，續筋骨，消腫痛，祛風毒。

● **用法與用量**　15～30 g；外用適量，研末酒調敷患處。

● **臨床應用**　用於奪扼（骨折），林得叮相（跌打損傷），發旺（痹病）。

● **注　　意**　孕婦慎服。

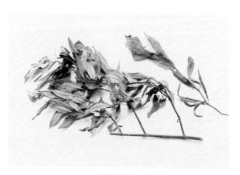

藥材圖

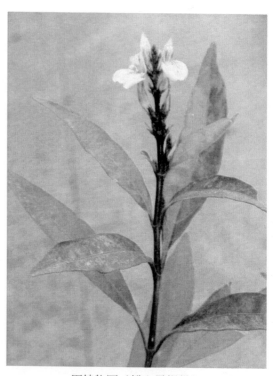

原植物圖（樊立勇提供）

莪　朮

● 來　　源　本品為薑科植物廣西莪朮*Curcuma kwangsiensis* S. G. Lee et C. F. Liang的乾燥根莖。冬季莖葉枯萎後採挖，洗淨，蒸或煮至透心，晒乾或低溫乾燥後除去鬚根及雜質。

● 植物特徵　多年生草本，高50～110 cm。主根莖卵圓形，側根莖指狀，斷面白色或微黃色。鬚根末端常膨大成紡錘形塊根，斷面白色。葉基生。葉柄為葉片長度的1/4，被短柔毛；葉鞘長10～33 cm，被短柔毛；葉2～5片，直立，葉片長橢圓形，長14～39 cm，寬4.5～7 cm，先端短尖至漸尖，基部漸狹下延，兩面密被粗柔毛，有的沿中脈兩側有紫暈。穗狀花序從根莖中抽出，圓柱形，先葉或與葉同時抽出，長約15 cm，直徑約7 cm；花序下的苞片橢圓形，淡綠色，上部的苞片長圓形，淡紅色；花萼白色，長約1 cm，一側裂至中部，先端有3鈍齒；花冠近漏斗狀，長2～2.5 cm，花瓣3片，粉紅色，長圓形，後方的一片較寬，先端略成兜狀；側生退化雄蕊花瓣狀，淡黃色，唇瓣近圓形，淡黃色，先端3淺圓裂，花藥基部有距；子房被長柔毛，花柱絲狀，柱頭頭狀，有毛。花期5～7月。

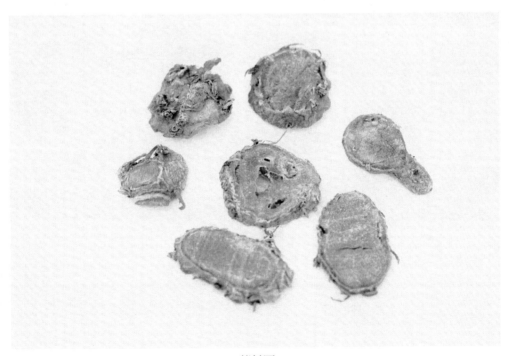

藥材圖

● **藥材性狀** 本品呈卵圓形、長卵形、圓錐形或長紡錘形，頂端多鈍尖，基部鈍圓，長2～8cm，直徑1.5～4cm。表面灰黃色至灰棕色，上部環節凸起，有圓形微凹的鬚根痕或殘留的鬚根，有的兩側各有一列下陷的芽痕和類圓形的側生根莖痕，有的可見刀削痕。體重，質堅實。斷面黃棕色至棕色，常附有淡黃色粉末，內皮層環紋黃白色。氣微香，味微苦而辛。

● **性味功能** 辣、苦，微熱。調龍路、火路，消腫痛。

● **用法與用量** 6～9g。

● **臨床應用** 用於圖爹病（肝脾腫大），京瑟（閉經），食積脹痛，癌腫，林得叮相（跌打損傷），邦巴尹（肩周炎），活邀尹（頸椎痛），婦女產後頭痛。

● **注 意** 孕婦禁用。

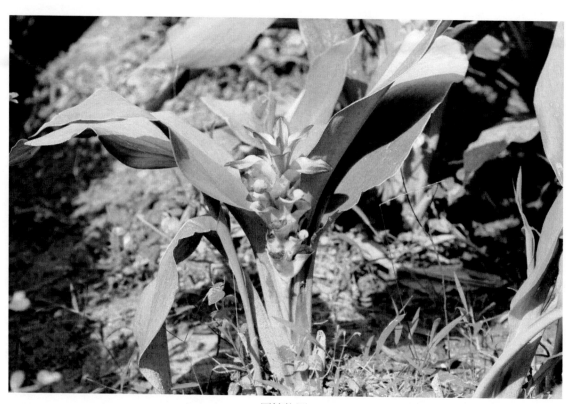

原植物圖

劉寄奴

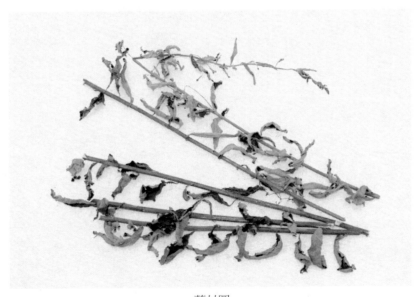

● **來　　源**　本品為菊科植物白苞蒿*Artemisia lactiflora* Wall. ex DC. 或奇蒿*Artemisia anomala* S. Moore的乾地上部分。夏、秋兩季開花時採割，除去雜質，晒乾。亦可鮮用。

● **植物特徵**　白苞蒿為多年生草本，通常無毛。莖直立，分枝，高1～1.5 m。葉互生。基生葉具長柄，橢圓形，長9～15 cm，寬8～10 cm，羽狀深裂或分裂，裂片卵形，長3.5～5.5 cm，寬2～3 cm，頂端略鈍或漸尖，邊緣具不規則的鋸齒；莖生葉向上漸小，具短柄至近無柄，羽狀分裂，通常掌狀3深裂，裂片頂端的最大，側裂1～2對，有鋸齒或粗齒，有時近基部有1～2對極小的裂片。頭狀花序無總花梗，卵狀球形，直徑2.5～3 mm，排成廣展的圓錐花序式；總苞片3層，外層披針形，向內漸寬，近倒卵形，有寬而半透明的邊緣；雌花1層，結實，具管狀花冠，冠簷二脣形；兩性花多數，結實，花冠上部擴大成鐘狀，冠簷5裂，裂齒圓。瘦果圓柱狀，長約1.5 mm。花期9～12月。

　　奇蒿為多年生草本，高50～120 cm。莖直立，圓柱形，具明顯縱棱，表面被白色細絨毛，有時近無毛，上部有分枝。著生於莖上部的葉互生，中下部的葉常對生或近對生，中部葉卵狀披針形或卵狀橢圓形，長6～10 cm，寬3～4 cm，先端漸尖，基部狹，下延成短柄而稍抱莖，邊緣具銳尖的鋸齒，上面綠色，近無毛，下面淡綠色或灰白色，被細柔毛，上部葉漸小。頭狀花序卵形，直徑約3 mm，無柄，密集成圓錐花叢。總苞棕黃色，無毛，

藥材圖

膜質，半透明，苞片3～4層，覆瓦狀排列，最外層苞片最短，卵圓形，向內漸長。花全部管狀。緣花雌性，長約2 mm，花後柱頭外露，2裂，裂片線形，向外彎曲而近於水平開展；盤花兩性，長約2.5 mm，頂端5裂。雄蕊5枚，聚藥，花藥先端具三角狀附屬物，基部有尾。柱頭2裂，裂片先端呈畫筆狀外曲。瘦果長圓形或橢圓形，細小，表面有縱棱，無冠毛。花期7～9月，果期8～10月。

● **藥材性狀**　白苞蒿莖較光滑，長可達150 cm，粗者直徑可達8 mm，縱棱明顯。莖生葉橢圓形，向上漸小，葉片羽狀分裂，頂端裂片最大，側裂1～2對，有不規則鋸齒，有時近基部有1～2對極小的裂片，兩面光滑無毛或被疏短毛。頭狀花序卵狀球形，黃白色。氣微芳香，味淡。

　　奇蒿莖呈圓柱形，長60～90 cm，直徑2～4 mm；表面棕黃色至棕綠色，或帶紫色，被白色絨毛，具細縱棱；質硬；折斷面纖維性，黃白色，中央具白色而疏鬆的髓。葉互生，通常乾枯皺縮或脫落，展開後葉片為長卵圓形，長5～10 cm，寬2～4 cm，葉緣有疏而銳尖的鋸齒，上表面棕綠色，下表面灰綠色，被白色柔毛。枝梢常帶花穗，頭狀花序，枯黃色。氣微芳香，味微苦。

● **性味功能**　微苦、辣，微熱。調龍路，通經，止痛，除脹。

● **用法與用量**　9～15 g；外用適量，鮮品搗爛敷患處或乾品研末撒患處。

● **臨床應用**　用於產後腹痛，月經不調，京瑟（閉經），林得叮相（跌打損傷），東郎（食滯），腹脹，骨盆腔炎。

● **注　　意**　孕婦忌服。

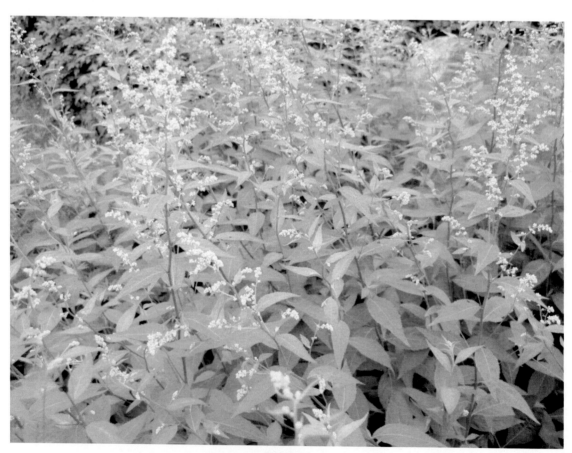

原植物圖

三 七 薑

● **來　源**　本品為薑科植物薑葉三七 *Stahlianthus involucratus*（King ex Bak.）Craib的乾燥塊莖。全年可挖，除去雜質，洗淨，置沸水中稍燙，晒乾。

● **植物特徵**　多年生草本，具根狀莖。根末端膨大成球形的塊根。葉基生，少數，葉片倒卵狀長圓形，紙質，上面綠色，下面略帶紫紅色，長10～18 cm，寬2～3 cm，基部漸狹成柄狀。總花梗長2.5～10 cm；總苞鐘狀，長4～4.5 cm，寬約2 cm，頂端2裂，裂片寬三角形，長和寬約2 cm；總苞和花的各部在放大鏡下可見棕色、透明的小腺點；小苞片長圓形；花10～15朵組成頭狀花序。

● **藥材性狀**　本品略呈扁圓錐形或紡錘形，長10～25 mm，直徑5～8 mm。表面灰棕色至棕紅色，常皺縮，節密，具白色點狀鬚根痕，節間長1～2 mm。質硬脆，易折斷。斷面平坦，角質化，內皮層明顯，灰白色或灰色，可見白色維管束。氣微，味辣。

● **性味功能**　辣，微熱。調龍路、火路，止血。

● **用法與用量**　3～9 g；外用適量。

● **臨床應用**　用於鹿血（吐血），衄血（流鼻也），月經過多，林得叮相（跌打損傷），外傷出血。

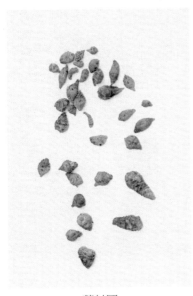

藥材圖

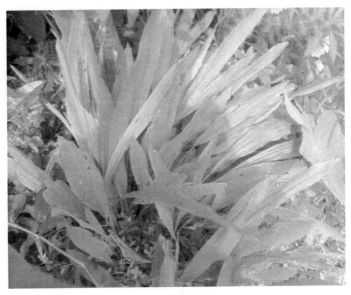

原植物圖

黑老虎

● **來　　源**　本品為木蘭科植物黑老虎*Kadsura coccinea*（Lem.）A. C. Smith的乾燥根。全年均可採挖，洗淨，晒乾。

● **植物特徵**　常綠木質纏繞藤本，全株有香氣。根粗壯，稍肉質，紫褐色，乾後皮易斷裂而露出木質部。老莖斷面棕紅色，乾後黑褐色。莖葉皆含黏液。單葉互生，厚紙質，長橢圓形或卵狀披針形，長8～17 cm，寬3～6 cm，先端尖，基部圓形或闊楔形，全緣，兩面無毛。花紫色，單性同株，單生於葉腋。果聚集在一短棒狀的花托上，成一球形的肉質聚合果，熟時紫黑色，可食。

● **藥材性狀**　本品呈圓柱形，彎曲，直徑1～3 cm。表面深褐色或黑褐色，粗糙，韌皮部多橫向斷離，呈串珠狀，韌皮部與木質部易剝離。質堅韌，不易折斷。斷面韌皮部厚，淺藍灰色，有密集的小白點和放射狀的細條紋；木質部黃白色或淺棕色，可見多數小孔。氣微香，味微辣。

● **性味功能**　辣，微熱。調龍路、火路，通谷道，除濕毒，止腫痛。

● **用法與用量**　9～18 g。

● **臨床應用**　用於發旺（痹病），京尹（痛經），心頭痛（胃痛），林得叮相（跌打損傷）。

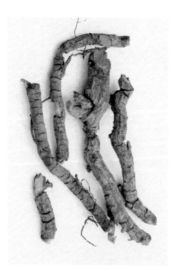

藥材圖

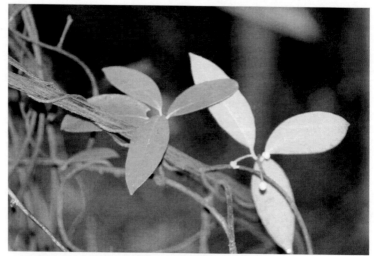

原植物圖

南五味子根

● **來　　源**　本品為木蘭科植物南五味子*Kadsura longipedunculata* Finet et Gagnep.的乾燥根。全年均可採挖，除去泥沙，晒乾。

● **植物特徵**　常綠纏繞藤本。莖皮黑色或灰棕色。根紅褐色，肉質而細長，有黏液。單葉互生，紙質，橢圓形或長橢圓狀披針形，長5～9 cm，先端漸尖，基部漸狹，邊緣中部以上有稀疏小齒，葉背綠色而有光澤。花單生於葉腋，粉紅色，有長梗。聚合果小，懸於伸長的花梗上，成熟時鮮紅色，味辣。

● **藥材性狀**　本品呈圓柱形，常彎曲，長短不一，直徑1～2.5 cm。表面淡灰棕色至紫褐色，有縱皺紋及沉陷的橫裂紋，有的韌皮部斷裂露出木質部，形成長短不等的節。斷面韌皮部淡紫褐色，纖維性；木質部淡棕黃色，可見明顯的小孔。氣香，味微苦，有辣涼感。

● **性味功能**　辣，微熱。調龍路、火路，祛風毒，除濕毒，止疼痛。

● **用法與用量**　9～15 g。

● **臨床應用**　用於京尹（痛經），發旺（痹病），林得叮相（跌打損傷），心頭痛（胃痛）。

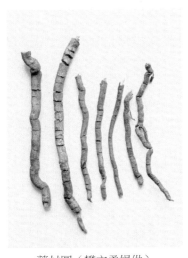

藥材圖（樊立勇提供）

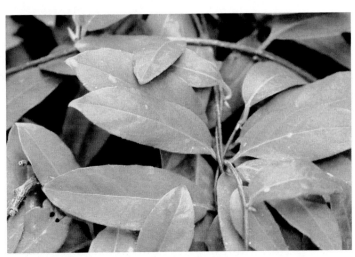

原植物圖

紅穿破石

● **來　　源**　本品為鼠李科植物翼核果 *Ventilago leiocarpa* **Benth.**的乾燥根和老莖。全年可採，除去鬚根及枝葉，洗淨，切段，晒乾。

● **植物特徵**　常綠木質大藤本。根橫走粗壯，外皮暗紅色，鬆脆，易脫落，斷面黃褐色，有黑色小點。嫩枝綠色，有的小枝變為鉤狀卷鬚。葉互生，卵形，長2～8 cm，寬1～4 cm，邊全緣或稍呈波浪狀，無毛，葉光亮，小脈平行排列，先端漸尖，基部寬楔形，葉柄長約5 mm。夏季開綠白色花，一至數朵，簇生於葉腋。堅果頂端有翅，片狀，長4 cm左右，有明顯中脈，熟時褐色。

● **藥材性狀**　本品的根呈圓柱形，稍彎曲，分枝極少，直徑2～7 cm，長20～60 cm；表面粗糙，有的具縱棱，暗紅紫色；栓皮鬆脆，可層層剝離；斷面木質部黃褐色至棕褐色，密布細小的黑色針孔狀小點，有的中央有細小的髓。藤莖外表灰褐色，有縱條紋，少分枝；斷面木質部黃褐色至灰棕色，髓部明顯。氣微，味淡。

● **性味功能**　甜、淡，微熱。調龍路，通氣道，祛風毒，除濕毒，補血虛。

● **用法與用量**　15～20 g。

● **臨床應用**　用於發旺（痹病），腰肌勞損，月經不調，肺結核，埃病（咳嗽），勒內（血虛）。

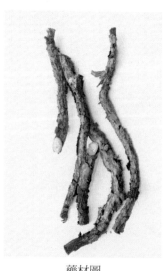

藥材圖

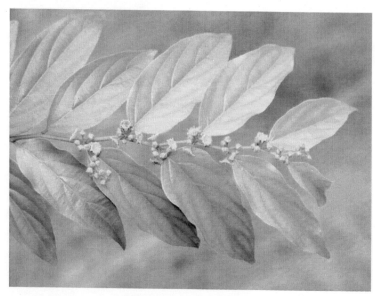

原植物圖（樊立勇提供）

紅魚眼

● 來　　源　本品為大戟科植物小果葉下珠*Phyllanthus reticulatus* Poir. var. glaber Muell.-Arg.或龍眼睛*Phyl- lanthus reticulatus* Poir.的乾燥莖。夏、秋兩季採收，除去雜質，切片，乾燥。

● 植物特徵　葉下珠為直立或蔓狀灌木。枝條灰褐色，葉痕明顯，幼時有細毛。葉薄紙質，橢圓形或長卵形，長1.5～5 cm，寬1～2 cm，葉背粉綠色，幼葉常帶淺紅色；托葉宿存而變成刺狀。花雌雄同株，春季開放，綠白色。雄花萼片5片，不等大，雄蕊5枚；雌花萼片5片，宿存。果小，圓球形，夏季成熟，紅色。

　　小果葉下珠與龍眼睛相似，主要區別在於小果葉下珠的幼枝及葉片均無毛。

● 藥材性狀　本品外皮呈淺褐色至棕褐色，有不規則的塊狀及縱紋。橫切面褐紅色。氣微，味淡、澀。

● 性味功能　微澀，平；有小毒。調龍路，祛風毒，除濕毒，消腫痛。

● 用法與用量　9～15 g，浸酒服或水煎服。

● 臨床應用　用於發旺（痺病），林得叮相（跌打損傷）。

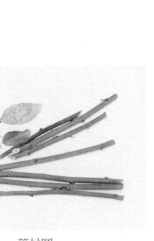

藥材圖

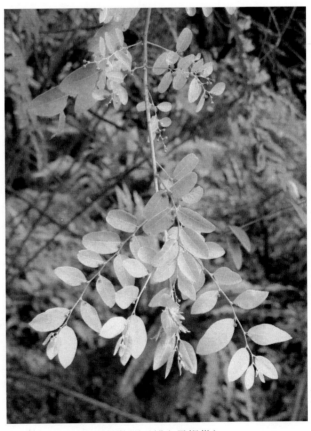

原植物圖（樊立勇提供）

戰　骨

● **來　　源**　本品為馬鞭草科植物黃毛豆腐柴*Premna fulva* **Craib**的乾燥莖。全年可採，除去雜質，晒乾。

● **植物特徵**　灌木，高3～5 m。嫩枝密被黃色平展長柔毛，樹皮紅褐色。單葉對生，紙質，通常為卵圓形、長卵圓形、橢圓形或近圓形，長4～15 cm，寬3～9 cm，先端漸尖或銳尖，基部闊楔形，常偏斜，邊緣具不整齊的圓鋸齒，有時全緣，兩面均被柔毛；葉柄長2～5.5 cm，與小枝被同樣的柔毛。聚傘花序傘房狀，頂生。核果卵形至球形。

● **藥材性狀**　本品呈圓柱形，直徑1～2.5 cm。表面灰黃色，有細小的不規則縱皺紋，外皮常呈片狀剝落，剝落處顯紅棕色。質硬。斷面韌皮部紅棕色，木質部黃白色，可見細孔狀導管，射線呈放射狀排列，斷面中央有一白色柔軟的髓部。氣微，味微澀。

● **性味功能**　淡、微澀，平。通龍路，祛風毒，強筋骨，消腫痛。

● **用法與用量**　15～30 g；外用適量，水煎洗患處。

● **臨床應用**　用於肥大性脊椎炎，發旺（痹病）。

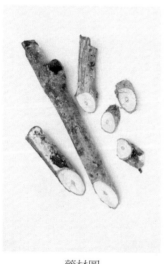

藥材圖

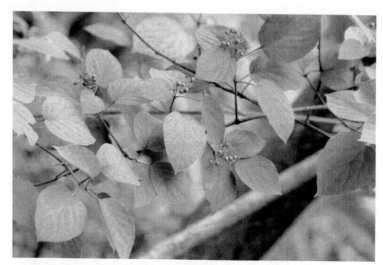

原植物圖

買麻藤

● **來　　源**　本品為買麻藤科植物買麻藤*Gnetum montanum* Markgr.或小葉買麻藤*Gnetum parvifolium*（Warb.）C. Y. Cheng ex Chum的乾燥藤莖。全年可採，切段，晒乾。

● **植物特徵**　買麻藤為木質大藤本。莖節由上下兩部接合而成，呈膨大關節狀。嫩枝無毛，有縱皺紋。老藤外皮黑褐色，橫切面有5層黑色圓圈，呈蜘蛛網狀花紋。單葉對生，通常長圓形，長10～25 cm，寬4～11 cm，先端具短鈍尖頭，基部圓形。雄球花穗圓柱形，長2～3 cm，具13～17輪環狀總苞。種子長圓狀卵圓形或長圓形，成熟時黃褐色或紅褐色，光滑，有時被銀色鱗斑。花期6～7月，種子8～9月成熟。

　　小葉買麻藤與買麻藤相似，主要區別在於：小葉買麻藤的葉較小，橢圓形或長倒卵形，長4～10 cm，寬約2.5 cm。雄球花穗短小，長1.2～2 cm，總苞5～10輪。成熟種子無柄或幾無柄，窄長橢圓形，長2 cm以下。

● **藥材性狀**　本品類圓柱形，莖節膨大。外皮顯棕褐色至黑褐色，略粗糙，具不規則的縱皺或裂紋，有灰褐色皮孔。斷面呈灰褐色至黃褐色，有2～5層棕色環，有多數放射狀排列的小孔，髓部呈灰棕色至棕褐色。質稍輕。氣微，味淡、微苦。

● **性味功能**　苦，微熱。調龍路、火路，祛風毒，除濕毒。

● **用法與用量**　10～30 g；外用適量。

● **臨床應用**　用於發旺（痹病），腰肌勞損，筋骨酸軟，林得叮相（跌打損傷），奪扼（骨折），唉耶（支氣管炎），心頭痛（胃痛），肉扭（淋證），唄（無名腫毒）。

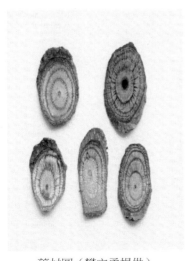

藥材圖（樊立勇提供）

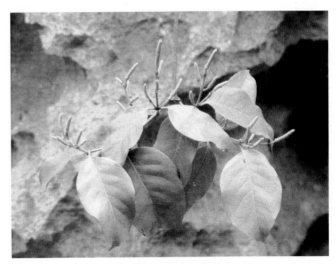

原植物圖（樊立勇提供）

黃　根

● **來　　源**　本品為茜草科植物三角瓣花*Prismatomeris connata* Y. Z. Ruan的乾燥根。春、秋兩季採挖，洗淨，切片，晒乾。

● **植物特徵**　常綠灌木，高1～3 m，全株光滑無毛。根呈長圓錐形，外皮黃色。莖直立，樹皮多為灰褐色，上部多分枝，小枝四棱形。單葉對生，近革質，長圓形或長圓狀披針形，長7～15 cm，寬2～5 cm，先端漸尖或急尖，基部楔形而常稍偏斜，全緣，兩面有光澤，側脈纖細，5～8對，小脈結成的網眼在下面清晰；葉柄長不超過1 cm；托葉三角形，頂端2裂。花白色，單性，常3～16朵近枝頂腋生成傘形花序。核果球形，紅紫色，先端有環狀宿存花萼。

● **藥材性狀**　本品表面黃棕色或棕黃色，具不規則細皺紋，有的並有縱裂紋。栓皮易呈鱗片狀剝落，剝落處顯黃色或橙黃色。質堅硬，難折斷。斷面韌皮部薄，呈棕黃色；木質部寬大，呈米黃色，具細密的同心性環狀層紋及放射紋理，尤以細根明顯。氣微，味微甜。

● **性味功能**　微苦，微寒。通龍路，除濕毒，強筋骨

● **用法與用量**　15～30 g。

● **臨床應用**　用於再生障礙性貧血，地中海貧血，白血病，矽肺（肺積塵），肝炎，發旺（痹病），林得叮相（跌打損傷）。

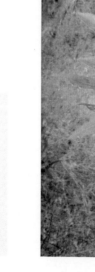

藥材圖

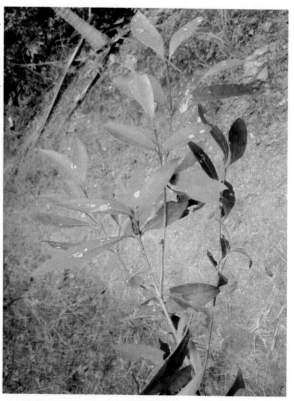

原植物圖

薯莨

● **來　　源**　本品為薯蕷科植物薯莨*Dioscorea cirrhosa* Lour.的乾燥塊莖。多於夏、秋兩季採挖，洗淨，切片，乾燥。

● **植物特徵**　多年生纏繞藤本。塊根肉質，長圓形，有鬚根，棕黑色，粗糙並有凹紋。莖圓柱形，堅硬，分枝，平滑無毛，近基部有刺。單葉互生或對生，近革質，闊心形或心狀長橢圓形，長11～20 cm，寬5～16 cm，無毛，基出脈7～9條，網脈顯著。6～7月開花，穗狀花序，花小，淡黃色，單性。蒴果成熟時3瓣裂，有3翅。

● **藥材性狀**　本品呈不規則長圓形或卵圓形，外皮深褐色或褐棕色，凹凸不平，有點狀凸起的鬚根痕。切面暗紅色或棕紅色，有多數黃色斑點或斑紋。質硬而實。斷面多呈顆粒狀凸起，顯暗紅與黃色交錯的花紋。氣微，味澀、苦。

● **性味功能**　微苦、澀，微寒。調龍路，止血。

● **用法與用量**　9～15 g。

● **臨床應用**　用於兵淋勒（子宮出血），產後出血，陸血（咳血），肉裂（血尿），消化道出血，仲嘿唭尹（痔瘡），勒內（血虛）。

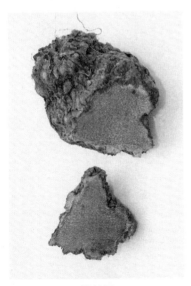

藥材圖

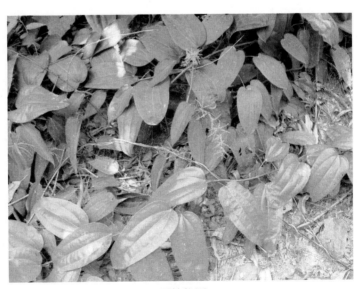

原植物圖

苎 麻 根

● **來　　源**　本品為蕁麻科植物苎麻 *Boehmeria nivea*（L.）Gaud.的乾燥根及根莖。冬季至次年春季採挖，除去泥沙，晒乾。

● **植物特徵**　亞灌木，高1～2 m。根圓柱形，少分枝，外皮灰棕色，粗糙。莖綠色，生短或長毛。單葉互生。葉柄長2～11 cm；葉片闊卵形或近圓形，長5～16 cm，寬3.5～13 cm，先端短尾尖，基部闊楔形或圓形，邊緣具粗鋸齒，上面粗糙，下面密生交織的白色柔毛，基出3脈。夏季開花，單性，雌雄同株，花序圓錐狀，雄花序通常位於雌花序之下。雄花小，黃白色；雌花簇球形，直徑約2 mm，淡白色。瘦果小，橢圓形，密生短毛，宿存柱頭絲狀。

● **藥材性狀**　本品呈不規則圓柱形，稍彎曲，長8～25 cm，直徑0.8～2 cm。表面灰棕色，有縱皺紋及橫長皮孔，並有多數疣狀突起、殘留細根及根痕。質硬而脆。斷面纖維性，韌皮部灰褐色，木質部淡棕色，有的中間有數個同心性環紋。根莖髓部棕色或中空。氣微，味淡，嚼之略有黏性。

● **性味功能**　甜，寒。調龍路，清熱毒，止血。

● **用法與用量**　9～30 g；外用適量，搗爛敷患處。

● **臨床應用**　用於呔僂（胎漏），鹿血（吐血），肉裂（血尿），奪寸（子宮脫垂），篤麻（麻疹），狠尹（癤子），奪扼（骨折），隆白呆（白帶）。

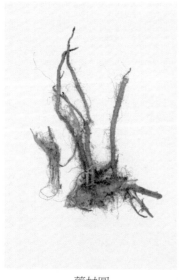

藥材圖

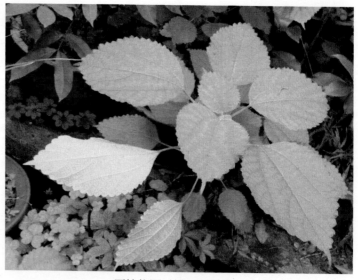

原植物圖（樊立勇提供）

槐 花

● 來　　源　　本品為豆科植物槐 *Sophora japonica* L.的乾燥花及花蕾。夏季花開放或花蕾形成時採收，及時乾燥，除去枝、梗及雜質。前者習稱「槐花」，後者習稱「槐米」。

● 植物特徵　　落葉喬木，高可達25 m。幼枝綠色，被毛並有明顯的皮孔。老樹皮灰色，粗糙縱裂，內皮鮮黃色，有臭氣。奇數羽狀複葉長達25 cm，有小葉7～15片。小葉卵形或卵狀披針形，長3～7.5 cm，寬1.5～2.5 cm，葉背有白粉並有貼生短柔毛。頂生圓錐花序，花白色或淡黃色。莢果長2～6 cm，肉質，無毛。

● 藥材性狀　　槐花皺縮而卷曲，花瓣多散落。完整者花萼鐘狀，黃綠色，先端5淺裂；花瓣5片，黃色或黃白色，一片較大，近圓形，先端微凹，其餘4片長圓形；雄蕊10枚，其中9枚基部連合，花絲細長；雌蕊圓柱形，彎曲。體輕。氣微，味微苦。

　　槐米花蕾呈卵形或橢圓形，長2～6 mm，直徑約2 mm。花萼下部有數條縱紋。萼的上方為黃白色未開放的花瓣。花梗細小。體輕，手撚即碎。氣微，味微苦、澀。

● 性味功能　　苦，微寒。調龍路，通谷道，止血，清熱毒，除濕毒。

● 用法與用量　5～9 g。

● 臨床應用　　用於阿意勒（血便），兵淋勒（子宮出血），陸血（咳血），衄血（流鼻血），仲嘿嗉尹（痔瘡），阿意咪（痢疾），火眼（結膜炎），蘭奔（眩暈）。

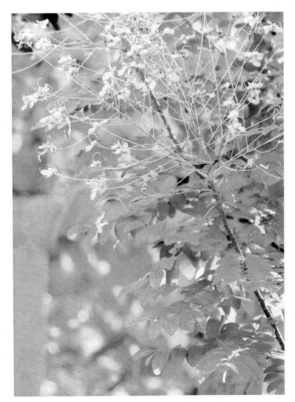

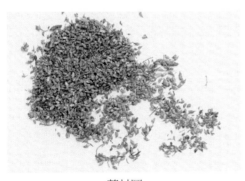

藥材圖　　　　　　　　　　　　原植物圖（曾雲保提供）

槐　角

- **來　　源** 本品為豆科植物槐 *Sophora japonica* L.的乾燥成熟果實。冬季採收，除去雜質，乾燥。
- **植物特徵** 同槐花。
- **藥材性狀** 本品呈連珠狀，長1～6 cm，直徑0.6～1 cm。表面黃綠色或黃褐色，皺縮而粗糙，背縫線一側呈黃色。質柔潤，易在收縮處折斷。斷面黃綠色，有黏性。種子1～6粒，腎形，長約8 mm，表面光滑，棕黑色，一側有灰白色圓形種臍；質堅硬；子葉2片，黃綠色。果肉氣微，味苦；種子嚼之有豆腥氣。

- **性味功能** 苦，寒。調龍路、火路，清熱毒，除濕毒，止血。

- **用法與用量** 6～9 g。

- **臨床應用** 用於阿意勒（血便），仲嘿唷尹（痔瘡），蘭奔（眩暈），頭痛，火眼（結膜炎）。

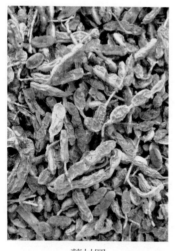

藥材圖

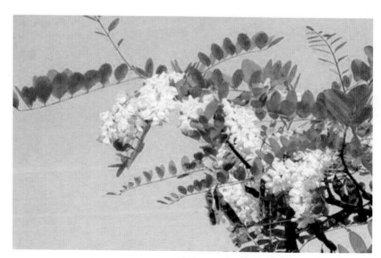

原植物圖

仙鶴草

● **來　　源**　本品為薔薇科植物龍芽草*Agrimonia pilosa* Legdeb.的乾燥地上部分。夏、秋兩季莖葉茂盛時採割，除去雜質，乾燥。

● **植物特徵**　多年生草本，高可達1 m。莖綠色或老時帶紅色，被毛。奇數羽狀複葉，小葉不等大，邊緣有粗大鋸齒，兩面有毛和細小黃色腺點。花黃色，總狀花序頂生。果小，包藏於帶刺的萼筒內。

● **藥材性狀**　本品長50～100 cm，全體被白色柔毛。莖下部圓柱形，直徑4～6 mm，紅棕色，上部方柱形，四面略凹陷，綠褐色，有縱溝及棱線，有節；體輕，質硬，易折斷，斷面中空。奇數羽狀複葉互生，暗綠色，皺縮、卷曲；質脆，易碎。葉片有大小兩種，相間生於葉軸上，頂端小葉較大，完整小葉片展平後呈卵形或長橢圓形，先端尖，基部楔形，邊緣有鋸齒。托葉2片，抱莖，斜卵形。總狀花序細長，花萼下部呈筒狀，萼筒上部有鉤刺，先端5裂，花瓣黃色。氣微，味微苦。

● **性味功能**　苦、澀，平。調龍路，止血，清熱毒，解瘡毒。

● **用法與用量**　6～12 g；外用適量。

● **臨床應用**　用於陸血（咳血），鹿血（吐血），兵淋勒（子宮出血），瘴病（瘧疾），阿意咪（痢疾），唄農（癰瘡），隆白呆（白帶）。

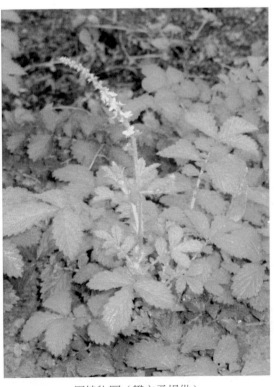

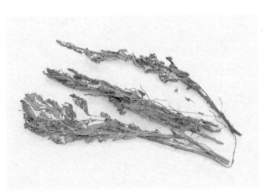

藥材圖　　　　　　　　　　　　　原植物圖（樊立勇提供）

玉 郎 傘

● **來　　源**　本品為豆科植物印度崖豆*Millettia pulchra* Kurz var. laxior（Dunn）Z. Wei的乾燥塊根。秋、冬兩季採挖，除去鬚根，洗淨，切片，晒乾。

● **植物特徵**　直立灌木。嫩枝被灰黃色柔毛。奇數羽狀複葉互生，具托葉。小葉對生，11～13片，紙質，披針狀橢圓形或長圓形，長4～13 cm，寬2～4 cm，頂端漸尖或驟尖，基部漸狹或楔形，上面近無毛或被疏短柔毛，下面被平伏柔毛，邊全緣；小葉柄長3～4 mm，被毛；小托葉鑽形。類總狀花序腋生。莢果線狀長橢圓形，扁平，被緊貼柔毛，成熟後近無毛。

● **藥材性狀**　本品呈圓柱形，略彎曲，長短不一，直徑2～4 cm。表面淺棕色或黃棕色，有不規則的縱皺紋及橫向皮孔，偶有鬚根痕。體重，質堅實，不易折斷。斷面黃白色，有的可見淡黃色至棕黃色樹脂狀分泌物，粉性。氣微，味淡。

● **性味功能**　甜、微辣，平。通龍路，消腫痛。

● **用法與用量**　15～25 g。

● **臨床應用**　用於林得叮相（跌打損傷）。

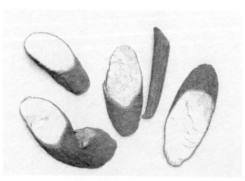

藥材圖

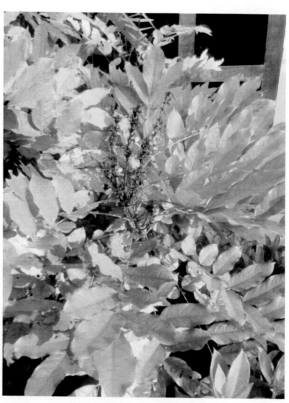

原植物圖（樊立勇提供）

朱 砂 根

- **來　　源**　本品為紫金牛科植物朱砂根*Ardisia crenata* Sims**的**乾燥根。秋、冬兩季採挖，洗淨，晒乾。

- **植物特徵**　常綠灌木，高30～150 cm。根肥壯，肉質，外皮微紅色，斷面有小血點，故稱朱砂根。

- **莖直立**，無毛。單葉互生，有柄。葉片橢圓形、橢圓狀披針形或倒披針形，先端鈍尖，基部楔形，邊緣有疏波狀圓齒，齒間有黑色腺點，兩面均無毛，具稀疏而大的腺點，下面淡綠色。夏季開花，花淡紫白色，有深色腺點，排成頂生或側生傘形花序。核果球形。

- **藥材性狀**　本品根簇生於略膨大的根莖上，呈圓柱形，略彎曲，長5～30 cm，直徑0.2～1 cm。表面灰棕色或棕褐色，可見多數縱皺紋，有橫向或環狀斷裂痕，韌皮部與木質部易分離。質硬而脆，易折斷。斷面不平坦，韌皮部厚，約占斷面的1/3～1/2，類白色或粉紅色，外側有紫紅色斑點散在，習稱「朱砂點」；木質部黃白色，不平坦。氣微，味微苦，有刺舌感。

- **性味功能**　微苦、辣、平。調龍路、火路，清熱毒，除濕毒。

- **用法與用量**　3～9 g。

- **臨床應用**　用於發旺（痹病），林得叮相（跌打損傷），貨煙媽（咽痛）。

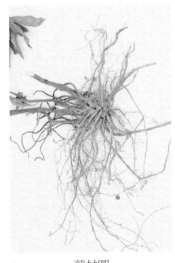

藥材圖

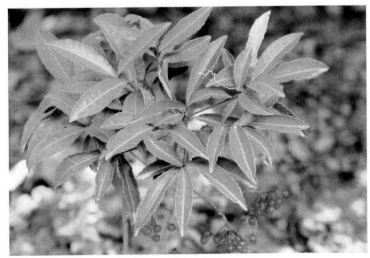

原植物圖

斷 血 流

● **來　　源**　本品為脣形科植物風輪菜*Clinopodium chinense*（Benth.）O. Ktze. 的乾燥地上部分。夏季開花前採收，除去泥沙，晒乾。亦可鮮用。

● **植物特徵**　多年生草本。莖較纖細，長可達1 m，下部臥地生根，上部上升或近直立，密被短柔毛和腺毛。葉具柄，葉片紙質，卵形，長2～5 cm，頂端短尖，基部楔形，邊緣有鋸齒，上面密被伏貼短硬毛，下面疏被柔毛。輪傘花序多花，聚成半球形，其下托以葉狀苞葉2片。花夏、秋季開放；萼狹管狀，常帶紫紅色，13脈，外面被長柔毛和腺毛，下脣二齒刺狀銳尖；花冠紫紅色，長約9 mm，管部較狹長，簷部明顯二脣形，上脣直立，頂端微缺，下脣伸展，3裂。小堅果倒卵形。

● **藥材性狀**　本品莖呈方柱形，四面凹下呈槽狀，分枝對生，長30～90 cm，直徑1.5～4 mm；上部密被灰白色茸毛，下部較稀疏或近無毛，節間長2～8 cm，表面灰綠色或綠褐色；質脆，易折斷；斷面不平整，中央有髓或中空。葉對生，有柄，葉片多皺縮、破碎，完整者展平後呈卵形，長2～4 cm，寬1.5～3.2 cm，邊緣具疏鋸齒，上表面綠褐色，下表面灰綠色，兩面均密被白色茸毛。氣微香，味澀、微苦。

● **性味功能**　微苦、澀，微寒。調龍路，止血。

● **用法與用量**　9～15 g；外用適量，乾品研末或鮮品搗爛敷患處。

● **臨床應用**　用於兵淋勒（子宮出血），肉裂（血尿），鼻衄（流鼻血），牙齦出血，創傷出血。

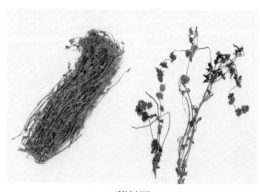

藥材圖

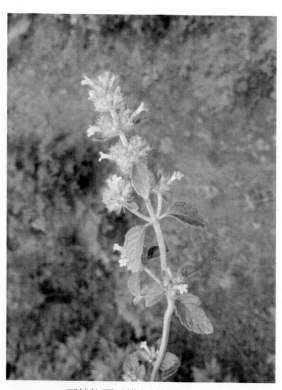

原植物圖（樊立勇提供）

山 香

● **來　　源**　本品為唇形科植物山香*Hyptis suaveolens*（L.）Poit.的乾燥全草。夏、秋兩季採收，除去雜質，陰乾。

● **植物特徵**　一年生直立草本，全株被毛，揉之有濃烈香氣。莖粗壯，方柱形，多分枝。葉對生，卵形或心形，長4～8 cm，寬3～6 cm，先端鈍，基部渾圓或淺心形，邊緣波狀而有小鋸齒，兩面綠色而被疏毛。秋季開藍色花，腋生總狀花序；花萼圓筒形，頂端5裂，裂齒尖而直；花唇形，有柄。

● **藥材性狀**　本品莖呈方柱形，有4棱，直徑2～12 mm；表面黃綠色至黃棕色，被白色毛；節明顯，其上有對生的葉或花果序，節間長3～8 cm或更長；質脆；斷面中空或白色至淡黃色。葉皺縮，對生，具柄。葉柄長0.5～6 cm；葉片展平後呈卵圓形，長3～8 cm，寬1～6 cm，先端略鈍，基部淺心形，兩面均被毛，葉背面有腺鱗（放大鏡下觀察呈黃色或棕黑色小點）。莖上部聚傘花序腋生，花萼鐘狀，黃棕色，先端5齒裂。揉搓後有香氣，味微苦。

● **性味功能**　辣、苦，平。調龍路，清熱毒，除濕毒，行氣止痛。

● **用法與用量**　6～15 g；外用適量，煎水洗患處。

● **臨床應用**　用於林得叮相（跌打損傷），創傷出血，發旺（痹病），貧痧（感冒），巧尹（頭痛），胃腸道脹氣，唄農（癰瘡），唄叮（疔瘡），額哈（毒蛇咬傷），能啥能累（濕疹）。

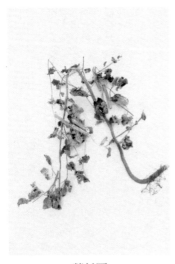

藥材圖

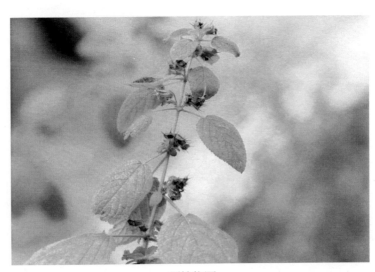

原植物圖

黃皮血藤

● **來　　源**　本品為豆科植物豬腰豆*Whitfordiodendron filipes*（Dunn）Dunn的乾燥藤莖。全年可採，切段，晒乾。

● **植物特徵**　攀緣灌木。嫩枝密生紅色剛毛。藤莖圓柱形，外皮灰褐色，切斷面有一圈紅色的分泌物。奇數羽狀複葉互生，小葉6～7對。小葉片紙質，長圓形，先端鈍漸尖，基部圓形，邊全緣。花淡紫色或淡紅色；總狀花序側生，長約12 cm。莢果卵形，微扁，不開裂；種子大，單生。

● **藥材性狀**　本品呈長圓柱形，長短不一，直徑2～4 cm。外表面灰褐色或土黃色，具縱皺紋及縱向細小的灰色皮孔；栓皮常翹起或剝離，外皮淡棕色，具黃白色花斑。質堅韌。斷面韌皮部寬約5 mm，具細密的環紋，內側具一圈血紅色的乾燥分泌物；木質部灰黃色，具細密的環層和不規則的小孔，髓部黃白色，直徑約4 mm。氣微，味淡、微澀。

● **性味功能**　微溫、淡、微澀。調龍路，止痛。

● **用法與用量**　10～20 g；外用適量。

● **臨床應用**　用於林得叮相（跌打損傷），扭挫傷。

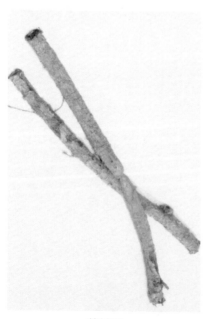

藥材圖

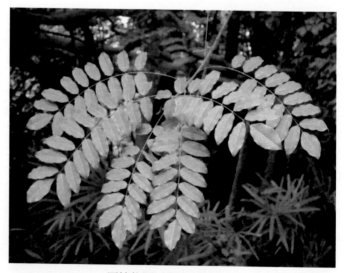

原植物圖（樊立勇提供）

絡石藤

● **來　源**　本品為夾竹桃科植物絡石*Trachelospermum jasminoides*（Lindl.）Lem.的乾燥帶葉藤莖。冬季至次年春季採割，除去雜質，晒乾。亦可鮮用。

● **植物特徵**　常綠藤本，長達10 m以上，有乳汁，有氣根。幼枝被褐色短柔毛。莖黑褐色，圓柱形，有散生皮孔。葉對生，革質，柄短，橢圓形，長5～10 cm，寬2～4.5 cm，葉面平滑無毛，葉背被柔毛，全緣。春、夏季腋生聚傘花序；萼5深裂，先端反折；花冠高腳碟狀，白色，芳香，裂片5片，右向旋轉排列。蓇葖果圓柱形，長10～18 cm；種子多數，有白色種毛。

● **藥材性狀**　本品莖呈圓柱形，彎曲，多分枝，長短不一，直徑1～5 mm；表面紅褐色，有點狀皮孔及不定根；質硬，斷面淡黃白色，常中空。葉對生，有短柄；展平後葉片呈橢圓形或卵狀披針形，長1～8 cm，寬0.7～3.5 cm，全緣，略反卷，上表面暗綠色或棕綠色，下表面色較淡，革質。氣微，味微苦。

● **性味功能**　苦，微寒。調龍路、火路，祛風毒，除濕毒，消腫痛。

● **用法與用量**　6～12 g；外用鮮品適量，搗爛敷患處。

● **臨床應用**　用於林得叮相（跌打損傷），發旺（痹病），腰膝酸痛，貨煙媽（咽痛），唄農（癰瘡）。

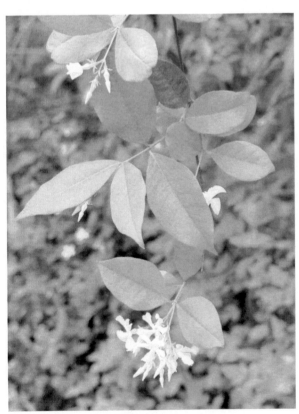

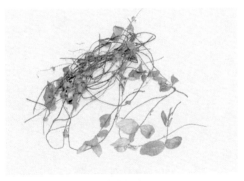

藥材圖　　　　　　　　　　　原植物圖（樊立勇提供）

銀杏葉

● **來　　源**　本品為銀杏科植物銀杏*Ginkgo biloba* L.的乾燥葉。秋季葉尚綠時採收，及時乾燥。

● **植物特徵**　落葉大喬木。樹皮灰色，枝有長枝與短枝，短枝上有明顯的葉痕。葉扇形，在短枝上的叢生，在長枝上的互生。葉片上緣波狀，常為2裂，葉脈分岔。花雌雄異株，均生於短枝先端，5月開花，雄花成下垂的柔荑狀花序，雌花2～3朵聚生。種子核果狀，倒卵形或橢圓形；外種皮肉質，黃色或橙黃色，有白粉；內種皮骨質，白色，卵圓形，常見2棱。

● **藥材性狀**　本品多皺折或破碎。完整者呈扇形，長3～12 cm，寬5～15 cm，黃綠色或淺棕黃色，上緣呈不規則的波狀彎曲，有的中間凹入，深者可達葉長的4/5，具二岔狀平行葉脈，細而密，光滑無毛，易縱向撕裂。葉基楔形，葉柄長2～8 cm。體輕。氣微，味微苦。

● **性味功能**　甜、苦、澀，平。調龍路，通氣道，止疼痛。

● **用法與用量**　9～12 g。

● **臨床應用**　用於冠心病，高脂血症，埃病（咳嗽），墨病（哮喘）。

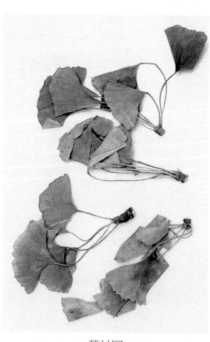

藥材圖

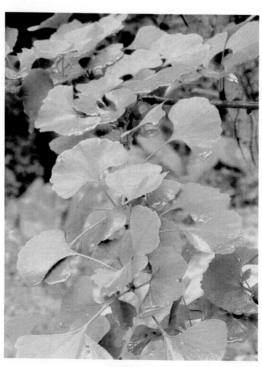

原植物圖

六 棱 菊

● **來　　源**　本品為菊科植物六棱菊*Laggera alata*（D.Don）Sch.-Bip. ex Oliv. 的乾燥全草。夏末、秋季採收，洗淨，晒乾。亦可鮮用。

● **植物特徵**　多年生草本，高約1 m，全株被淡黃色短腺毛，有香氣。莖直立，多分枝。葉互生，無柄，橢圓狀倒披針形或橢圓形，長2.5～10 cm，寬1～2.5 cm，先端鈍或短尖，基部漸狹，下延成寬而堅挺的四狹翅，葉緣有粗鋸齒。夏末至翌年春初開淡紅色花，頭狀花序頂生或腋生，下垂，排成有葉的圓錐花序，有短柄。瘦果小，有毛，冠毛白色。

● **藥材性狀**　本品長短不一。老莖粗壯，直徑6～10 mm，灰棕色，有不規則縱皺紋。枝條棕黃色，有皺紋及黃色腺毛。莖枝具翅4～6條，灰綠色至黃棕色，被短腺毛，質堅而脆，斷面中心有髓。葉互生，多破碎，灰綠色至黃棕色，被黃色短腺毛。氣香，味微苦、辣。

● **性味功能**　苦、辣，微熱。調龍路、火路，祛風毒，除濕毒，消腫痛。

● **用法與用量**　10～15 g，鮮品30～60 g，煎服或搗汁服；外用適量，搗爛敷患處或煎水洗患處。

● **臨床應用**　用於林得叮相（跌打損傷），京瑟（閉經），發旺（痺病），笨浮（水腫），貧痧（感冒），唄農（癰瘡），滲襠相（燒燙傷），額哈（毒蛇咬傷），能啥能累（濕疹）。

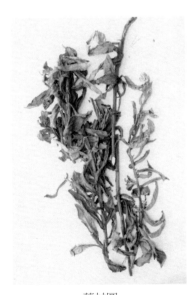

藥材圖

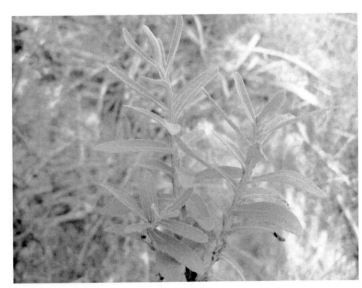

原植物圖

三　加

● **來　　源**　本品為五加科植物白簕*Acanthopanax trifoliatus* **(L.) Merr.** 的乾燥根及莖。全年可採挖，除去泥沙等雜質，晒乾。

● **植物特徵**　藤狀灌木。枝有鉤刺。掌狀複葉互生，有小葉3片，柄長，通常有刺。小葉橢圓形，長3～5 cm，寬1.5～8 cm，邊緣有鋸齒，先端有尖刺，兩面無毛或脈上散生刺狀毛。秋季開白色花，頂生傘形花序。漿果球形，冬季成熟，黑色。

● **藥材性狀**　本品根呈類圓柱形，彎曲，直徑10～30 mm；表面灰棕色或棕褐色，具縱皺裂紋和橫裂紋，皮孔橫長；質稍脆；折斷面稍平整，呈淺黃棕色，木質部具密集的小孔。莖呈圓柱形，直徑5～30 mm；外表面灰白色或灰褐色，具三角或丁字狀的凸刺，皮孔灰白色，呈點狀，有細縱裂紋；質稍硬；斷面木質部黃白色，粗的老莖切斷面呈放射性紋理，嫩莖髓大，白色。氣微，味微苦、涼。

● **性味功能**　苦、辣，微寒。調龍路、火路，清熱毒，除濕毒，祛風毒。

● **用法與用量**　10～30 g；外用適量，煎水洗，或研末調敷，或搗爛敷患處。

● **臨床應用**　用於林得叮相（跌打損傷），發旺（痹病），月經不調，陸血（咳血），貧痧（感冒），發得（發熱），埃百銀（百日咳），能蚌（黃疸），隆白呆（白帶），尿路結石，唄叮（疔瘡），唄農（癰瘡）。

● **注　　意**　孕婦忌服。

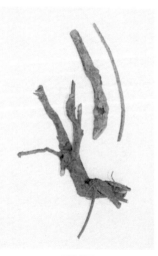

藥材圖

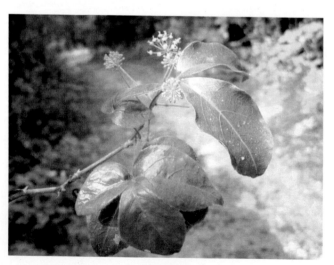

原植物圖

農吉利

● **來　　源**　本品為豆科植物野百合*Crotalaria sessiliflora* **L.**的乾燥地上部分。秋季果實成熟時採割，除去雜質，晒乾。亦可鮮用。

● **植物特徵**　直立草本，不分枝或上部分枝，高可達1 m，但常見的僅高30～60 cm，除葉面和莢果外，全株被緊貼黃褐色長絲狀毛。葉線形或線狀披針形，長3～11 cm，寬不及1 cm，背面毛較多而長。花序頂生，有多花，緊密排列；花萼大而不凋落，被黃色長毛；花冠藍色或紫色，秋季開放。莢果圓柱狀。

● **藥材性狀**　本品莖呈圓柱形，稍有分枝，長20～90 cm，表面灰綠色，密被灰白色茸毛。單葉互生，葉片多皺縮，展平後呈寬披針形或條形，暗綠色，全緣，下表面有絲狀長毛。花萼5裂，外面密生棕黃色長毛。莢果短圓柱形，包於宿存花萼內，果殼灰褐色；種子腎狀圓形，深棕色，有光澤。無臭，味淡。

● **性味功能**　淡，平。調龍路、火路，清熱毒。

● **用法與用量**　15～30 g；外用適量，鮮品搗爛或乾品研細末醋調外敷患處。

● **臨床應用**　用於皮膚癌，蘭奔（眩暈）。

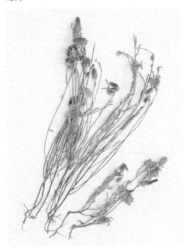

藥材圖

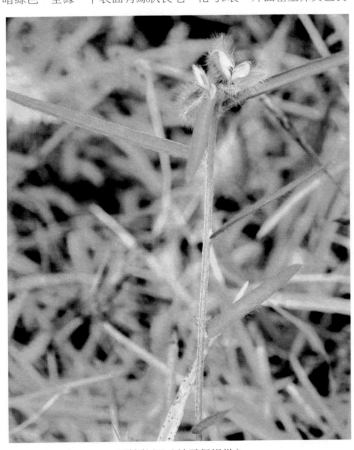

原植物圖（曾雲保提供）

鴨腳木皮

● **來　　源**　本品為五加科植物鵝掌柴 *Schefflera octophylla* **(Lour.) Harms** 的乾燥樹皮及根皮。全年可採剝，乾燥。

● **植物特徵**　常綠喬木或灌木，高2～15 m。嫩枝密被星狀短柔毛。掌狀複葉互生。小葉6～9片，革質，橢圓形、長橢圓形或卵狀橢圓形，長9～17 cm，寬3～5 cm，嫩時密被星狀短柔毛，後漸脫淨，邊全緣，側脈7～10對，網脈不明顯；小葉柄不等長。花序由傘形花序聚生成大型圓錐花序，頂生，初密被星狀短柔毛，後毛漸稀；花白色，芳香；萼筒與子房合生，疏被星狀短柔毛至無毛，邊緣有5～6個細鋸齒；花瓣5片，無毛；雄蕊5枚，子房下位，5～6室，花柱合生成粗短的柱狀。果卵形，有5棱，直徑約5 mm，宿存花柱長約1 mm。

● **藥材性狀**　本品呈長圓筒狀或長方形板片狀，長30～50 cm，厚2～8 mm。外表面灰白色至暗灰色，粗糙，常有地衣斑，有明顯的類圓形或橫向長圓形皮孔，有的可見葉柄痕；內表面灰黃色至灰棕色，光滑，具絲瓜路網紋。質疏鬆，木栓層易脫落。斷面纖維性強，外層較脆易折斷，內層較韌難折斷，能層層剝離。氣微香，味苦。

● **性味功能**　苦，微寒。調龍路，清熱毒，除濕毒，消腫痛。

● **用法與用量**　9～15 g；外用適量，搗爛酒炒敷患處或煎水洗患處。

● **臨床應用**　用於發旺（痹病），林得叮相（跌打損傷），奪扼（骨折），貧痧（感冒），發得（發熱），貨煙媽（咽痛）。

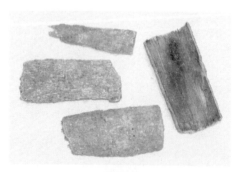

藥材圖

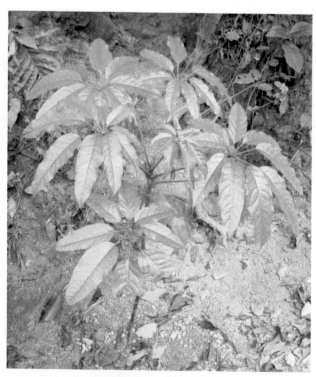

原植物圖（樊立勇提供）

大葉紫珠

● 來　　源　本品為馬鞭草科植物大葉紫珠*Callicarpa macrophylla* **Vahl**的乾燥葉或帶葉嫩枝。夏、秋兩季採收，晒乾。

● 植物特徵　直立灌木，全株被灰白色長絨毛。葉對生，有柄，長橢圓形，長10～23 cm，寬5～11 cm，先端漸尖，基部鈍，邊緣有鋸齒，葉面有短柔毛，葉背有灰白色絨毛。6月開花，聚傘花序腋生；萼管狀，短小，外被星狀毛；花冠紫色。小核果球形，光滑。

● 藥材性狀　本品多皺縮、破碎。完整葉展開後長橢圓形至橢圓狀披針形，長9～22 cm，寬4～8 cm，先端漸尖，基部楔形或鈍圓，邊緣有鋸齒，上表面灰綠色或棕綠色，有短毛，下表面密生灰白色絨毛，葉脈凸起。葉柄長1～2 cm，密生灰白色絨毛。質脆。氣微，味辣、微苦。

● 性味功能　辣、苦，平。調龍路，止血。

● 用法與用量　15～30 g；外用適量，研末敷患處。

● 臨床應用　用於鹿血（吐血），陸血（咳血），衄血（流鼻血），阿意勒（血便），外傷出血，林得叮相（跌打損傷）。

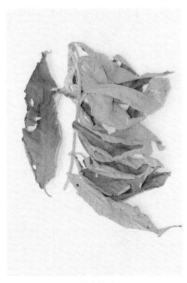

藥材圖

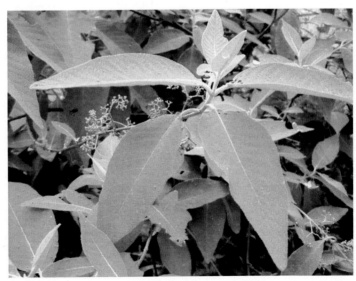

原植物圖

大葉蒟

● **來　　源**　本品為胡椒科植物大葉蒟*Piper laetispicum* **C. DC.**的乾燥根及根莖。夏、秋兩季採挖,除去泥沙等雜質,通風晾乾。

● **植物特徵**　木質攀緣藤本。枝無毛,乾時變淡褐色。葉革質,有透明腺點,長圓形或卵狀長圓形,稀橢圓形,長12～17 cm,寬4～9 cm,先端短漸尖,基部斜心形,兩耳圓且常重疊,上面無毛,下面疏被長柔毛;葉脈羽狀,但基部常有5條比較明顯的掌狀脈,最上一對離基5～8 cm,從中脈發出;葉柄短,一側長2～5 mm,另一側長6～10 mm,被短柔毛;葉鞘長2～3 mm。花單性,雌雄異株,聚集成與葉對生的穗狀花序。雄花序長約10 cm,花序軸被毛;總花梗長1～1.5 cm,無毛;苞片闊倒卵形,盾狀,有緣毛;雄蕊2枚,花藥2室,花絲肥厚,長約1.2 mm。雌花序與雄花序近等長,在果期延長並增粗,花序軸密被粗毛;苞片倒卵狀長圓形,上面貼生於花序軸上,僅邊緣分離,盾狀,有緣毛;子房卵形,柱頭4枚,先端短尖。漿果近球形,直徑約5 mm,果柄與果近等長。花期8～12月。

● **藥材性狀**　本品呈圓柱形,略彎曲,長短不等,直徑0.2～3 cm,外表面土黃色至棕褐色,粗糙,表面呈縱向或不規則片狀凸起,栓皮厚,易剝落。細枝表面略平滑。根莖節處分枝或膨大,有時可見凹陷的枝痕;質硬而韌;斷面韌皮薄,灰褐色;木質部粗,淡黃褐色,呈放射狀排列。氣香,味辣、微麻。

● **性味功能**　辣,微熱。調龍路,消腫痛。

● **用法與用量**　3～10 g。

● **臨床應用**　用於林得叮相(跌打損傷)。

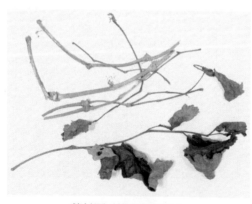

藥材圖(樊立勇提供)

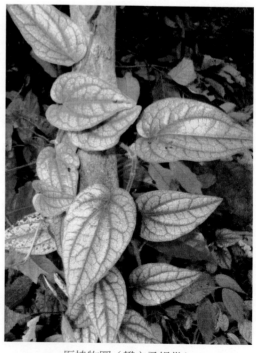

原植物圖(樊立勇提供)

羊 開 口

● **來　源**　本品為野牡丹科植物展毛野牡丹 *Melastoma normale* **D. Don**的乾燥根及莖。秋、冬兩季採挖，洗淨，切片，晒乾。

● **植物特徵**　直立灌木。莖和枝密被長而擴展的粗毛。葉對生，柄短，橢圓形至橢圓狀披針形，長4～10 cm，寬2～5 cm，先端漸尖，基部狹、短尖至渾圓，全緣，葉兩面皆密被長毛，縱脈3～5條。夏季開花，花紫紅色，3～10朵簇生於枝頂；萼管密被長而緊貼、鱗片狀、有小鋸齒的毛；花瓣5片，長2.5 cm；雄蕊10枚，花絲彎曲如鐮刀形。蒴果革質，裂開。

● **藥材性狀**　本品外皮淺棕紅色或棕褐色，平坦，有淺的縱溝紋。皮薄，厚0.5～2 mm，易脫落。脫落處呈淺棕色，有細密彎曲的縱紋。質硬而緻密，不易折斷。斷面淺黃棕色或淺棕色，中部顏色較深。氣微，味澀。

● **性味功能**　甜、酸、澀、微熱。調龍路，通谷道，除濕毒，止血。

● **用法與用量**　6～15 g。

● **臨床應用**　用於兵淋勒（子宮出血），內外傷出血，隆白呆（白帶），阿意咪（痢疾），白凍（腹瀉）。

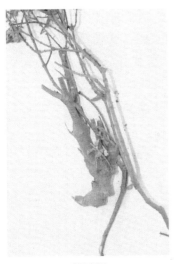

藥材圖

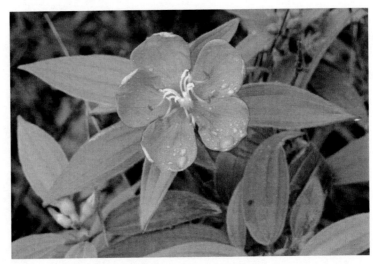

原植物圖（樊立勇提供）

白 花 丹

● **來　　源**　本品為白花丹科植物白花丹*Plumbago zeylanica* L.的乾燥全草。全年可採，晒乾。

● **植物特徵**　亞灌木狀草本，高約1 m。莖節有紫紅色環紋，多分枝，枝條常彎垂，綠色，有細棱。葉紙質，卵形或卵狀長圓形，長4～10 cm，寬3～5 cm，兩面無毛，邊緣呈波浪狀，葉柄基部下延而稍抱莖。穗狀花序頂生，秋季到次年春季開放；花萼管狀，被有柄的腺毛；花冠高腳碟狀，白色或白帶藍色。

● **藥材性狀**　本品主根呈細長圓柱形，長可達30 cm，直徑約5 mm，略彎曲，表面灰褐色或棕紅色。莖圓柱形，直徑2～6 mm，表面淡褐色或黃綠色，具細縱棱。節明顯，質硬，易折斷；斷面韌皮部呈纖維狀，淡棕黃色，中間髓部淡黃白色或白色，質鬆。葉片皺縮、破碎，多已脫落，完整葉片展平後呈卵形或卵狀長圓形，長4～10 cm，寬3～5 cm，淡綠色或黃綠色。花序穗狀，頂生或腋生，花序軸有腺體；萼管有腺毛；花冠淡黃棕色。氣微，味辣。

● **性味功能**　辣、苦、澀，微熱；有毒。調龍路、火路，祛風毒，除濕毒。

● **用法與用量**　10～15 g；外用適量，煎水洗，搗爛敷或塗搽患處。

● **臨床應用**　用於林得叮相（跌打損傷），發旺（痹病），京瑟（閉經），慢性肝炎，脅痛，肛周膿腫，急性淋巴腺炎，北嘻（乳癰），唄奴（頸淋巴結結核），唄農（癰瘡），痂（癬）。

● **注　　意**　內服須久煎3～4小時；外敷一般不宜超過30分鐘，局部有灼熱感即除去。孕婦忌服。

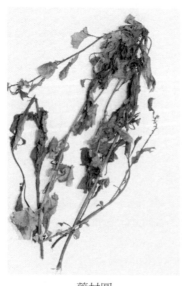

藥材圖

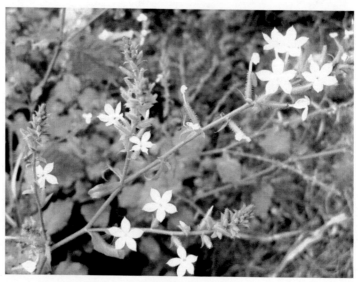

原植物圖

第二節 通調火路藥

兩 面 針

- **來　源**　本品為芸香科植物兩面針*Zanthoxylum nitidum*（Roxb.）DC.或毛兩面針*Zanthoxylum nitidum var. fastuosum* How ex Huang的乾燥根。全年均可採收，除去雜質，切片，晒乾。

- **植物特徵**　兩面針為有刺灌木，高1～2 m。根黃色，味麻辣。老藤表面有明顯皮孔。奇數羽狀複葉互生，有小葉5～11片，小葉對生，長5～11 cm，寬2～6 cm，革質，有油點，光滑無毛，邊緣有圓鋸齒，背脈凸出，側脈在近邊緣處連結，中脈兩面有刺或無刺。夏季開白色花，腋生圓錐花序。果10月成熟，暗紫紅色，近球形；種子黑色，光亮。

　　毛兩面針與兩面針相似，主要區別是：毛兩面針的葉薄紙質，嫩枝、葉軸及花序軸均有短柔毛。

- **藥材性狀**　本品的根、莖、枝均呈類圓柱形，長短不一，直徑0.5～4 cm。根表面淺黃或淺棕黃色，有散在的黃色小點。莖、枝表面灰褐色或棕褐色，有縱皺紋和散在的釘刺或釘刺痕；嫩枝無毛或有短柔毛。切面韌皮部淡棕黃色，厚1～4 mm，木質部淺黃白色，可見同心性環紋及密集小孔，質硬。羽狀複葉互生，小葉3～7片，多已脫落。小葉片革質或紙質，略皺縮，茶褐色或暗綠色，展開後呈橢圓形、長圓形或近圓

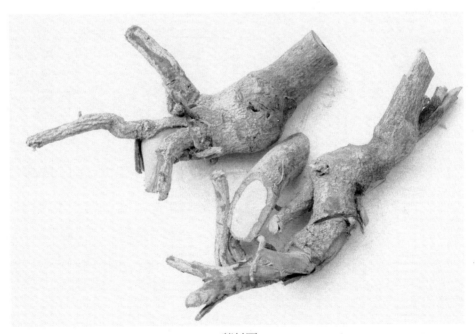

藥材圖

長5～10 cm，寬2～5 cm，散布有多數油腺點，邊全緣或有鈍齒。葉軸無毛或有短柔毛。質脆，易碎。氣微香，味辣而帶苦，有麻舌感。

● **性味功能** 辣、苦，微熱；有小毒。調火路，祛風毒，止痛。

● **用法與用量** 6～10 g；外用適量。

● **臨床應用** 用於發旺（痺病），貨煙媽（咽痛），心頭痛（胃痛），牙痛，坐骨神經痛，三叉神經痛，痧病，林得叮相（跌打損傷），唄奴（頸淋巴結結核），滲襠相（燒燙傷），額哈（毒蛇咬傷）。

● **注　　意** 孕婦忌服。忌與酸味食物同時服用。

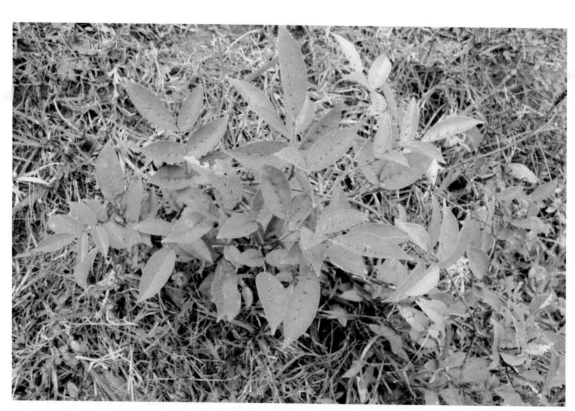

原植物圖

金 果 欖

● 來　　源　　本品為防己科植物青牛膽*Tinospora sagittata*（Oliv.）Gagnep.或金果欖*Tinospora capillipes* Gagnep.的乾燥塊根。秋、冬兩季採挖，除去鬚根，洗淨，晒乾。

● 植物特徵　　青牛膽為多年生常綠纏繞藤本，長1 m以上。根細長，達1 m左右，有5～9個球形結節，形似成串欖果，外皮黃褐色，內淺黃色，粉質。莖有縱條紋，幼時有稀疏柔毛。葉互生，有柄，葉片卵狀披針形，長5～15 cm，先端漸尖，基部戟狀箭形，幼時兩面均有疏短柔毛，老時脫落。總狀花序生於葉腋，花單性異株。核果紅色。

　　金果欖的葉為卵狀箭形，基部圓耳形。

● 藥材性狀　　本品呈不規則圓塊狀，長5～10 cm，直徑3～6 cm。表面棕黃色或淡褐色，粗糙不平，有深皺紋。質堅硬，不易擊碎、破開。橫斷面淡黃白色，維管束略呈放射狀排列，色較深。氣微，味苦。

● 性味功能　　苦，寒。通火路，調谷道，清熱毒，除濕毒，消腫痛。

● 用法與用量　　3～9 g；外用適量，研末吹喉或醋磨塗敷患處。

● 臨床應用　　用於貨煙媽（咽痛），胴尹（腹痛），白凍（腹瀉），阿意咪（痢疾），唄叮（疔瘡），唄農（癰瘡）。

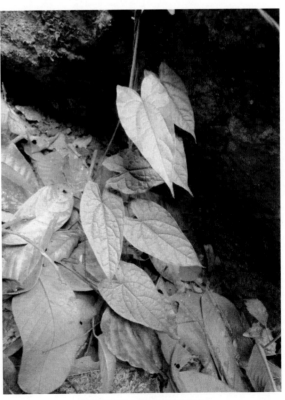

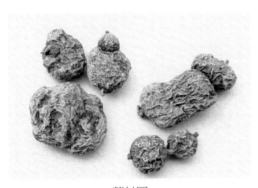

藥材圖　　　　　　　　　　　　　原植物圖（樊立勇提供）

鬱　金

● **來　　源**　本品為薑科植物廣西莪朮 *Curcuma kwangsiensis* S. G. Lee et C. F. Liang的乾燥塊根。冬季莖葉枯萎後採挖，除去泥沙及細根，蒸或煮至透心，乾燥。

● **植物特徵**　多年生草本，高50～110 cm。主根莖卵圓形，側根莖指狀，斷面白色或微黃色。鬚根末端常膨大成紡錘形塊根，斷面白色。葉基生，2～5片，直立，葉片長橢圓形，長14～39 cm，寬4.5～7 cm，先端短尖至漸尖，基部漸狹下延，兩面密被粗柔毛，有的類型沿中脈兩側有紫暈；葉柄為葉片長度的1/4，被短柔毛；葉鞘長10～33 cm，被短柔毛。穗狀花序從根莖中抽出，圓柱形，先葉或與葉同時抽出，長約15 cm，直徑約7 cm；花序下部的苞片橢圓形，淡綠色，上部的苞片長圓形，淡紅色；花萼白色，長約1 cm，一側裂至中部，先端有3鈍齒；花冠近漏斗狀，長2～2.5 cm，花瓣3片，粉紅色，長圓形，後方的一片較寬，先端略成兜狀；側生退化雄蕊花瓣狀，淡黃色，唇瓣近圓形，淡黃色，先端3淺圓裂，花藥基部有距；子房被長柔毛，花柱絲狀，柱頭頭狀，有毛。花期5～7月。

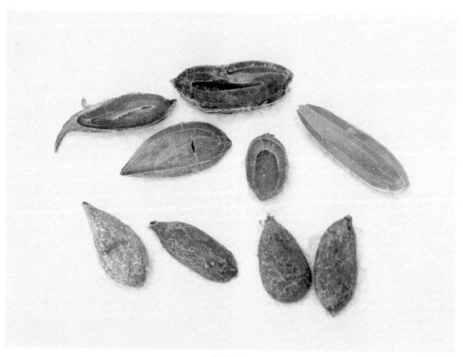

藥材圖

● **藥材性狀** 本品呈長圓形或卵圓形,稍扁,有的微彎曲,兩端漸尖,長3.5～7 cm,直徑1.2～2.5 cm。表面灰褐色或灰棕色,具不規則的縱皺紋,縱紋隆起處色較淺。質堅實。斷面灰棕色,角質樣,內皮層環明顯。氣微香,味微苦。

● **性味功能** 辣、苦,寒。調火路,除濕毒,止疼痛。

● **用法與用量** 3～9 g;外用適量。

● **臨床應用** 用於心頭痛(胃痛),產後腹痛,京瑟(閉經),林得叮相(跌打損傷),唄農(癰瘡)。

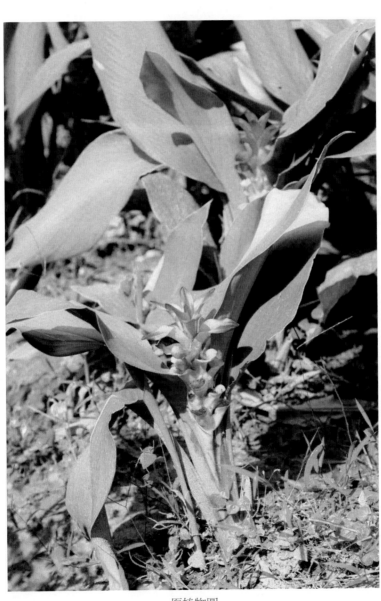

原植物圖

漢桃葉

● **來　　源**　本品為五加科植物廣西鵝掌柴*Schefflera kwangsiensis* **Merr. ex Li**的乾燥莖枝或帶葉莖枝。全年均可採收，洗淨，切段，乾燥。

● **植物特徵**　常綠矮小灌木，略帶蔓性，全株無毛。莖圓柱形，幼枝綠色至綠褐色，有細縱紋及明顯環狀葉痕。老莖灰棕色，栓皮灰白色或呈脫落狀。掌狀複葉，葉柄長6～12 cm，基部擴大抱莖。小葉5～9片，小葉柄長1～3 cm。葉片紙質或略革質，長圓形至披針形，長5～12 cm，寬1.5～5 cm，最寬處在葉基上部1/3處，先端漸尖或少數尾狀漸尖，基部楔形，全緣，邊緣向下表面略卷；葉片上面深綠色，有光澤，下面顏色略淡；網狀葉脈在兩面甚明顯而隆起，中脈僅在下表面稍凸出，側脈5～7對。傘形花序頂生，圓錐狀排列，具花5～8朵；苞片卵形，長8～10 mm；總花梗長4～10 mm，小花梗長2～5 mm；花萼光滑或具稀疏毛，全緣；花瓣5片，白色或淡紫色，長1～2 mm；雄蕊5枚，花絲長2～2.5 mm；子房下位，5室，花盤略凸起，柱頭5枚，直立。核果球形至卵形，長約5 mm，寬4～5 mm，具棱線。花期2～3月，果期3～5月。

● **藥材性狀**　本品莖枝呈圓柱形，直徑0.4～3 cm；表面灰白色至淡黃棕色，具縱皺紋及點狀皮孔，有的可

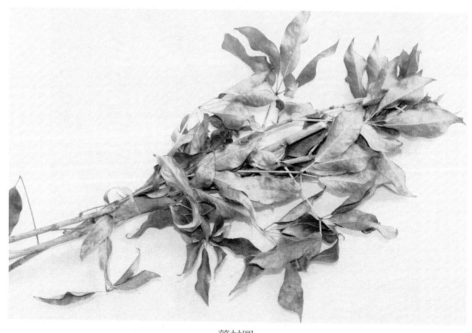

藥材圖

見半環狀葉痕；體稍輕，質較硬；斷面黃白色，木質部寬廣，有不明顯的放射狀紋理，中心有髓或成空洞。葉多切碎，完整者為掌狀複葉。小葉片披針形，革質，長5～10 cm，寬1.5～4 cm，先端漸尖，基部楔形，全緣，稍反卷，上表面深綠色，有光澤，下表面色較淡，羽狀網脈於兩面明顯凸出；小葉柄長1～3 cm。氣微，味微苦、澀。

● **性味功能** 微苦、澀，微熱。通火路，祛風毒，止疼痛。

● **用法與用量** 15～30 g。

● **臨床應用** 用於三叉神經痛，巧尹（頭痛），坐骨神經痛，發旺（痹病）。

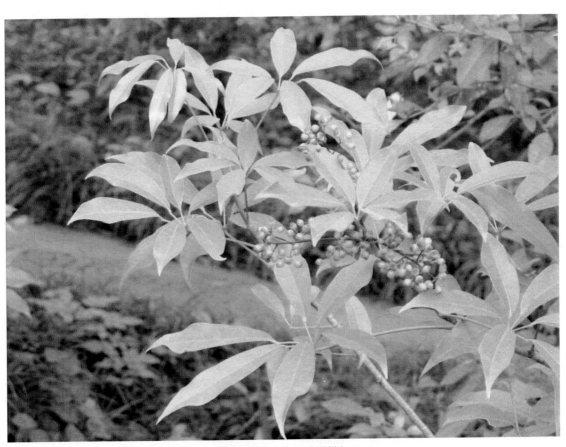

原植物圖（樊立勇提供）

徐長卿

● **來　　源**　本品為蘿藦科植物徐長卿*Cynanchum paniculatum*（Bge.）Kitag . 的乾燥根及根莖。秋季挖，除去雜質，陰乾。

● **植物特徵**　多年生宿根草本，高可達1 m。根莖短，有多數鬚根，深黃褐色，有香氣。莖直立，細弱有節，不分枝。葉對生，線形或狹披針形，長7～13 cm，寬0.8～1 cm。秋季開淡黃綠色小花，為頂生圓錐花序；萼5深裂，開展；花冠5深裂，與花萼裂片互生，副花冠5片，肉質。蓇葖果多雙生，冬季成熟，圓錐形，長約7 cm；種子多數，有白色種毛。

● **藥材性狀**　本品根莖呈不規則柱狀，有盤節，長0.5～3.5 cm，直徑2～4 mm，有的頂端帶有殘莖。殘莖細圓柱形，長約2 cm，直徑1～2 mm，斷面中空。根莖節處周圍著生多數根。根呈細長圓柱形，彎曲，長10～16 cm，直徑1～1.5 mm；表面淡黃白色至淡棕黃色或棕色，具微細的縱皺紋，並有纖細的鬚根；質脆，易折斷；斷面粉性，韌皮部類白色或黃白色，形成層環淡棕色，木質部細小。氣香，味微辣、涼。

● **性味功能**　辣，微熱。調火路，祛風毒，除濕毒，止疼痛。

● **用法與用量**　3～12 g，入煎劑宜後下。

● **臨床應用**　用於發旺（痹病），邦印（痛症），心頭痛（胃痛），牙痛，林得叮相（跌打損傷），蕁麻疹，能哈能累（濕疹），不孕症。

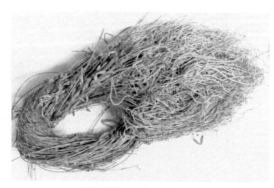

藥材圖（樊立勇提供）

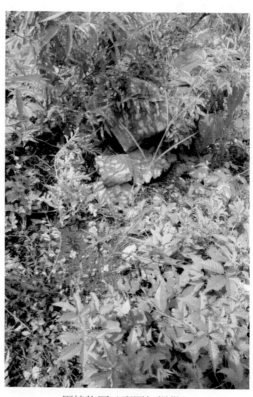

原植物圖（廖厚知提供）

鷹 不 撲

● 來　　源　本品為五加科植物虎刺楤木 *Aralia armata*（Wall.）Seem. 或黃毛楤木 *Aralia decaisneana* Hance 的乾燥根。全年可採挖，洗淨泥沙，乾燥。

● 植物特徵　虎刺楤木為落葉灌木，高達1 m。總葉軸、羽片軸和葉脈都有刺。根白色，皮肉質，扭之易脫落。二至三回奇數羽狀複葉，總柄基部擴大抱莖，第三回羽片有小葉3～9片。小葉卵形或披針形，長3～8 cm，寬1.5～4 cm，對生，先端漸尖，基部偏斜，邊緣有鋸齒，嫩葉常為紫紅色。夏季開黃白色花，傘形花序組成大圓錐花序，頂生。漿果球形，冬季成熟，黑色。

　　黃毛楤木植株較高大，枝被疏刺，葉軸、花序和小葉兩面密被黃色絨毛。小葉片革質，較大，長6～15 cm，寬3～8 cm，兩面脈上無小刺。

● 藥材性狀　本品呈圓柱形，常分枝，彎曲，長30～45 cm，直徑0.5～2 cm，表面土黃色或灰黃色。栓皮易脫落，脫落處呈暗褐色或灰褐色，常皺縮顯縱紋，具橫向凸起的皮孔和圓形凸起的側根痕。質硬，易折斷，粉性大。斷面韌皮部暗灰色，木質部灰黃色或灰白色，導管孔眾多。氣微，味微苦、辣。

● 性味功能　苦，平。調火路，通谷道，祛風毒，除濕毒，消腫痛。

● 用法與用量　9～15 g。

● 臨床應用　用於林得叮相（跌打損傷），發旺（痹病），心頭痛（胃痛），白凍（腹瀉），阿意咪（痢疾），隆白呆（白帶），唄農（癰瘡），唄叮（疔瘡），肝炎，腎炎，前列腺炎。

● 注　　意　孕婦慎服。

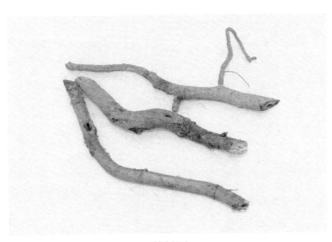

藥材圖

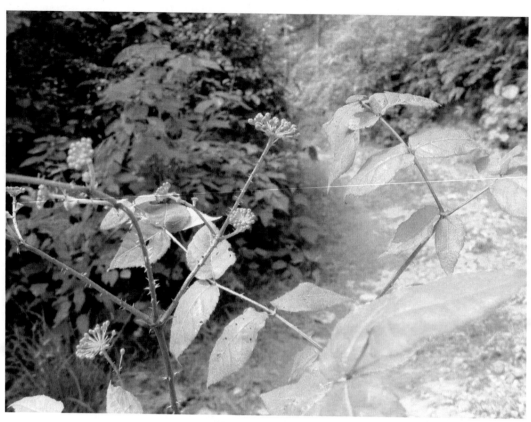

原植物圖（虎刺楤木）

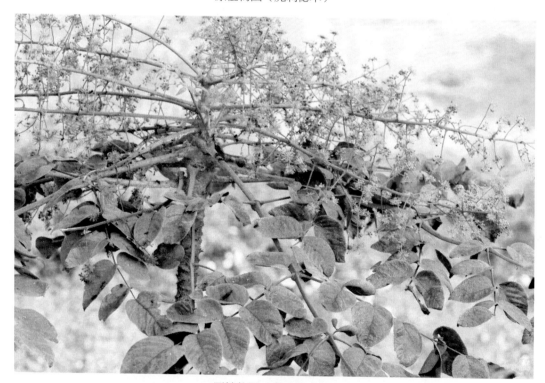

原植物圖（黃毛楤木）

寬筋藤

● **來　源**　本品為防己科植物中華青牛膽*Tinospora sinensis*（Lour.）Merr.的乾燥藤莖。全年可採，切段或厚片，晒乾。

● **植物特徵**　多年生落葉纏繞藤本。莖多分枝，嫩時密生或疏被柔毛，老時無毛，灰白色，有凸起的白色皮孔和明顯葉痕，莖橫斷面呈菊花紋。單葉互生，近圓形，長7～9 cm，寬5.5～7 cm，基部心形，先端漸尖，葉面綠色，葉背毛較密，灰綠色；葉柄長約8 cm，被柔毛。腋生總狀花序，花淡綠色。核果黃色，橢圓形。

● **藥材性狀**　本品呈長圓柱形，直徑0.5～3 cm，表面具明顯縱皺，皮孔稀疏，白色，類圓形凸起。栓皮薄，紙質，棕黃色或灰棕色，多破裂向外卷曲，易脫落露出黃色韌皮部。切面有菊花紋。質堅，不易折斷。斷面不平坦，黃白色，有較多針孔（導管）。氣微，味微苦。

● **性味功能**　微苦，微寒。通火路，祛風毒，除濕毒，止疼痛。

● **用法與用量**　9～15 g。

● **臨床應用**　用於發旺（痹病），腰肌勞損，坐骨神經痛，林得叮相（跌打損傷），肩周炎，頸椎病。

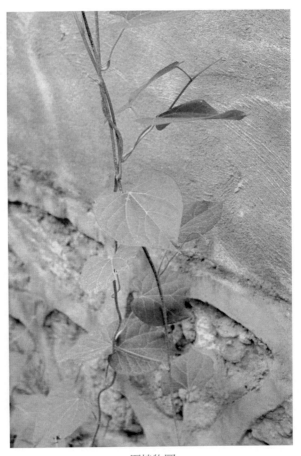

原植物圖

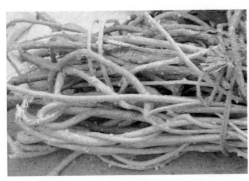

藥材圖

舒筋草

● **來　　源**　本品為石松科植物藤石松 *Lycopodiastrum casuarinoides*（Spring）Holub的乾燥地上部分。全年可採收，除去雜質，晒乾。

● **植物特徵**　大型土生植物，長達4 m或更長。嫩苗頂端卷曲如鉤，著地生根。主莖圓柱形，木質，下部葉稀疏，螺旋排列，鑽狀披針形，頂部長漸尖，膜質，灰白色，上部多葉。分枝二型，營養枝多回二叉分枝，末回小枝纖細，下垂，扁平。葉3列，兩列較大，貼生於小枝的一面，緊密交互平行，三角形；另一列的葉較小，貼生於小枝另一面的中央，針狀。孢子枝從營養枝基部下側的有密鱗片狀葉的芽抽出，多回二叉分枝，末回分枝頂端各生孢子囊穗1個。孢子囊穗長約3 cm，圓柱形，多少下垂；孢子葉闊卵狀三角形；　孢子囊近圓形。9月孢子成熟。

● **藥材性狀**　本品莖多回二岔分枝，長短不一，下部圓柱形，淡棕紅色，直徑1.5～4 mm；質硬；切斷面韌皮層寬廣，黃白色，內側紅棕色，木質部灰白色，與韌皮部稍分離。葉疏生，鑽狀披針形，頂部長漸尖，膜質，灰白色。末回小枝扁平，寬約1 mm，質柔軟，易碎斷。貼生於小枝上的葉三角形或針形，皺縮彎曲。有的小枝頂端有圓柱形的孢子囊穗。氣微，味淡。

● **性味功能**　微甜，微熱。調火路，祛風毒，除濕毒，止疼痛。

● **用法與用量**　10～30 g。

● **臨床應用**　用於發旺（痹病），林得叮相（跌打損傷），巧尹（頭痛），月經不調，優平（汗病），夜盲症，肌肉萎縮。

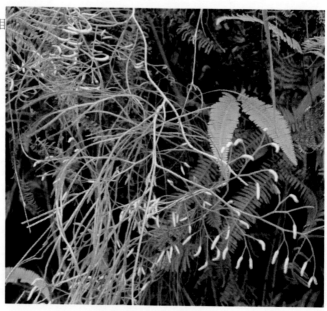

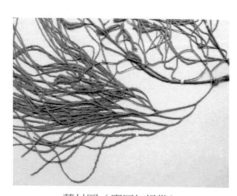

藥材圖（廖厚知提供）　　　　　　原植物圖（廖厚知提供）

廣東海風藤

● **來　　源**　本品為木蘭科植物異形南五味子*Kadsura heteroclita*（Roxb.）Craib的乾燥藤莖。全年可採收，除去枝葉，趁鮮切片（段），乾燥。

● **植物特徵**　常綠木質纏繞大藤本，無毛。根粗線形，皮肉較薄，木質部大。老莖木栓層薄，塊狀縱裂。單葉互生，卵狀橢圓形至闊橢圓形，長6～15 cm，寬3～7 cm，頂端漸尖或急尖，基部闊楔形或近圓鈍，上部邊緣有疏離小鋸齒或全緣，側脈每邊7～11條，網脈明顯；葉柄長1～2 cm。花單生葉腋，雌雄異株。聚合果近球形，直徑2.5～5 cm，外果皮肉質。

● **藥材性狀**　本品呈圓柱形，直徑1～5 cm，表面殘留棕褐色海綿狀的栓皮，其上有縱裂隙，易剝落，間見隆起的根痕。質堅硬，不易折斷。斷面韌皮部窄，約占半徑的1/4，呈棕色、灰褐色或褐色，具白色的纖維絲；木質部淺棕色，密布針孔狀導管，中央有棕褐色圓形的髓，多呈空洞。氣微香，味淡、微澀。

● **性味功能**　甜、微辣，微熱。調火路，祛風毒，除濕毒。

● **用法與用量**　9～15 g。

● **臨床應用**　用於發旺（痹病），腰肌勞損，貧痧（感冒），慢性胃炎。

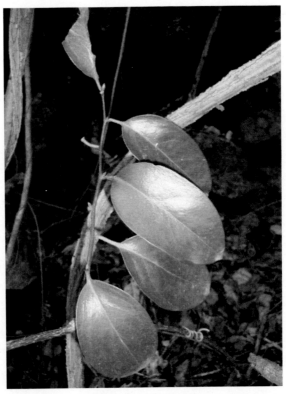

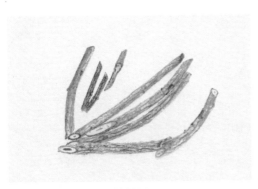

藥材圖　　　　　　　　　　　　　原植物圖（樊立勇提供）

貓 爪 草

● **來　　源**　本品為毛茛科植物小毛茛*Ranunculus ternatus* Thunb.的乾燥塊根。春、秋兩季採挖，除去鬚根及泥沙，晒乾。

● **植物特徵**　多年生宿根小草本，高6～20 cm。塊根紡錘形，常5～6個密集，形似貓爪。基生葉叢生，三出複葉或3全裂，葉柄長3～4 cm。莖生葉互生，下部葉的葉柄長，葉片不裂或3深裂，圓形或闊倒卵形，長約6 mm，寬約5 mm，先端帶齒狀淺裂，基部楔形，邊緣有鈍齒，葉面有粗長毛，葉背毛較疏；莖上部的葉葉柄短或無柄，常3深裂，裂片線形。花單生於莖頂或分枝頂端，黃色。瘦果集合成卵形，果熟後全株枯死。

● **藥材性狀**　本品呈紡錘形，多5～6個簇生，形似貓爪，長3～10 mm，直徑2～3 mm，頂端有黃褐色殘莖或莖痕。表面黃褐色或灰黃色，久存色澤變深，微有縱皺紋，並有點狀鬚根痕和殘留鬚根。質堅實。斷面類白色或黃白色，空心或實心，粉性。氣微，味微甜。

● **性味功能**　甜、辣，微熱。通火路，散結腫。

● **用法與用量**　15～30 g。

● **臨床應用**　用於唄奴（頸淋巴結結核），癌症。

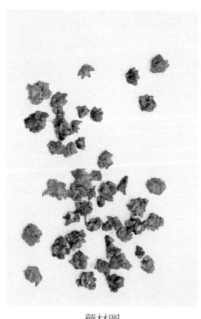

藥材圖

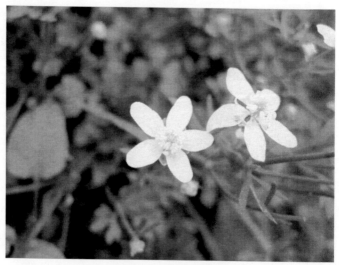

原植物圖（彭玉德提供）

中國壯藥材

白花蛇

● 來　　源　本品為遊蛇科動物百花錦蛇Elaphe moellendorffi（Boettger）去除內臟的乾燥體。多於夏、秋兩季捕捉，剖腹去內臟，捲成圓餅狀，乾燥。

● 動物特徵　體細長，全長可達120～200 cm，尾長20～40 cm，體重大者可達4000多克。頭狹長，眼前鱗1片，眼後鱗2片，頰鱗單一，上唇鱗9片，下唇鱗10～12片，鱗列在頸部24～26行，體中部27行，肛前部18～20行，體鱗有棱，最外2～3行光滑。體單綠色或青綠色，背部色較深，兩側稍淡。體有3行略似六角形的斑塊，每個斑塊邊緣深藍色或藍黑色，中央部分褐綠色。體上還散布著不規則的深藍色或藍褐色的小斑塊，有的鱗緣黃白色或白色。從整體看，有些白花，所以叫「白花蛇」。頭背部和頸前部赭紅色，尾下鱗赭紅色。

● 藥材性狀　本品捲曲成圓餅狀，餅徑12～30 cm。頭在餅的中央而翹起，頭長方形略圓，頭頂赭紅色，口有多數細牙。背部灰黑色，有的鱗緣黃白色或白色，鱗片有棱，近尾部有多數紅色環。腹部剖開邊緣向內捲曲，黃白色或灰白色，可見排列整齊的肋骨。氣微腥，味淡。

● 性味功能　甜、鹹，微熱。通火路，祛風毒，除濕毒，強腰膝。

● 用法與用量　24～45 g，或酒劑。

● 臨床應用　用於麻邦（偏癱），發旺（痹病），麻瘋，疥瘡，痂（癬），勒爺狠風（小兒驚風），破傷風。

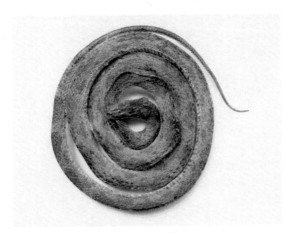

藥材圖（樊立勇提供）

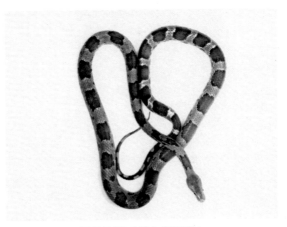

原動物圖（樊立勇提供）

金 環 蛇

● **來　　源**　本品為眼鏡蛇科動物金環蛇 *Bungarus fasciatus*（Schneider）去除內臟的乾燥體。夏、秋兩季捕捉，剖腹除去內臟，乾燥。

● **動物特徵**　全長116～155 cm。頭橢圓形，稍大於頸，黑色或黑褐色；軀幹及尾背腹面黑色，體背面具黑黃相間的環紋20～33道，黑帶和黃帶大致相等。無頰鱗；上唇鱗7片，2-2-3式；眼前鱗1片，偶為2片；眼後鱗2片，偶為1片；顳顬鱗2～3片；背鱗平滑、擴大，全身15行，偶在頸部有16～18行；腹鱗214～230片；尾下鱗單行，29～39片；肛鱗完整。背脊棱明顯隆起呈脊，尾短，末端鈍圓。氣腥，味淡。

● **藥材性狀**　與其動物特徵相同。

● **性味功能**　鹹，微熱；有毒。調火路，祛風毒，除濕毒，消腫痛。

● **用法與用量**　3～9 g。

● **臨床應用**　用於發旺（痹病），關節腫痛，四肢癱瘓。

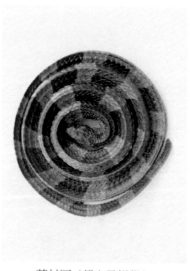

藥材圖（樊立勇提供）

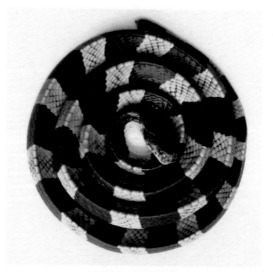

原動物圖（樊立勇提供）

海　蛇

● **來　　源**　本品為海蛇科動物平頦海蛇*Lapemis hardwickii*（Gray）去除內臟的乾燥體。多於夏、秋兩季捕撈，剖開蛇腹，除去內臟，晒乾或烘乾。

● **動物特徵**　全長76～90 cm。頭大而短，尾側扁，背面黃色、黃綠色或綠色，有暗灰色橫帶斑紋25～50條。各橫帶斑紋由背中線分向兩側呈三角形，達腹部。腹面白色。體鱗25～41行，各鱗六角形，中央有起棱，最外側的3～4行有大而長的棘狀突起；腹鱗114～230片，各鱗有1～2個凸起；肛鱗4片；尾下鱗35片；上唇鱗7～8片，其中第3、4鱗入眼窩；下唇鱗3片；吻鱗的高與寬略等；鼻鱗長而大；額鱗和顱頂鱗均甚大；眼前鱗1片；眼後鱗1～3片；顳顬鱗2～4+3片。

● **藥材性狀**　本品呈長條狀，全長76～90 cm，背部黃色、黃綠色或綠色，有暗灰色橫帶斑紋。各橫帶斑紋由背中線分向兩側呈三角形，達腹部。有一條顯著凸起的脊棱。鱗片呈六角形。腹部剖開邊緣向內卷曲，脊肌肉厚，黃白色或淡棕色，可見排列整齊的肋骨。腹面呈黃白色，鱗片稍大。尾側扁，呈彎曲狀。氣腥，味微鹹。

● **性味功能**　鹹，微熱。調火路，祛風毒，除濕毒，補血虛。

● **用法與用量**　10～30 g，浸酒服或與雞（豬腳亦可）同燉食。

● **臨床應用**　用於發旺（痹病），麻抹（麻木），腰膝酸痛，產呱風稿（產後風濕），病後、產後虛弱。

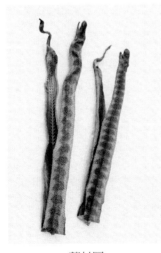

藥材圖

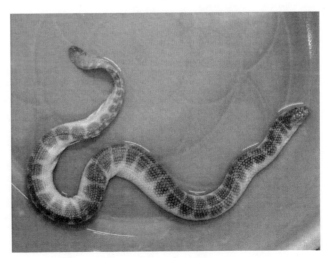

原動物圖（歐妮提供）

牡　蠣

● **來　　源**　本品為牡蠣科動物長牡蠣*Ostrea gigas* **Thunb.**的貝殼。全年均可採收，去肉，洗淨，晒乾。

● **動物特徵**　貝殼大型，堅厚，呈長條形，背腹幾乎平行，一般殼長是殼高的4倍。左殼附著；右殼較平，如蓋，鱗片環生，呈波紋狀，排列稀疏，層次甚少。殼面淡紫色、灰白色或黃褐色；殼內面瓷白色。閉殼肌痕馬蹄形，棕黃色，位於殼的後部背側。左殼凹下，鱗片較右殼粗大。肉質部軟，鰓呈直條狀，不彎至背後角。

● **藥材性狀**　呈長片狀，背腹緣幾平行，長10～50 cm，高4～15 cm。右殼較小，鱗片堅厚，層狀或層紋狀排列。殼外面平坦或具數個凹陷，淡紫色、灰白色或黃褐色；內面瓷白色，殼頂兩側無小齒。左殼凹陷深，鱗片較右殼粗大，殼頂附著面小。質硬，斷面層狀，潔白。氣微，味微鹹。

● **性味功能**　鹹，微寒。調火路，通巧塢（大腦），散結，固精。

● **用法與用量**　9～30 g，先煎；外用適量，研末乾撒或調敷患處。

• **臨床應用**　用於年鬧諾（失眠），蘭奔（眩暈），耳鳴，唄奴（頸淋巴結結核），癥瘕（子宮肌瘤），痞塊（肝脾腫大），優平（汗病），遺精，兵淋勒（子宮出血），隆白呆（白帶），心頭痛（胃痛）。

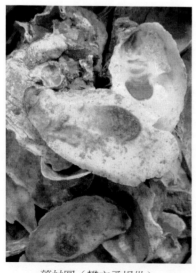

藥材圖（樊立勇提供）

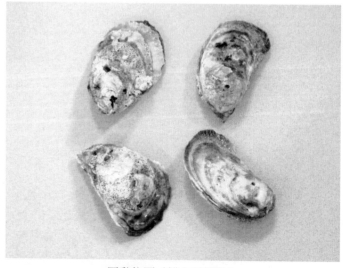

原動物圖（樊立勇提供）

金不換

● **來　　源**　　為防己科植物廣西地不容 *Stephania kwangsiensis* H. S. Lo、小花地不容 *Stephania micrantha* H. S. Lo et M.Yang或桂南地不容*Stephania kuinanensis* H. S. Lo et M.Yang的乾燥塊根。全年可採，洗淨，切片，晒乾。

● **植物特徵**　　廣西地不容為草質藤本。塊根多浮露於地面，通常團塊狀，外皮灰褐色，粗糙，散生皮孔狀小凸點，內面淡黃色至黃色。嫩莖無毛。單葉互生，盾狀著生於葉片的近基部，葉片紙質，三角狀圓形至近圓形，長、寬近相等。花雌雄異株，複傘形聚傘花序腋生。核果扁倒卵形，外果皮肉質，成熟時紅色，內果皮骨質，倒卵形，長約5 mm，寬約4 mm，背部有4行柱狀雕紋，每行18～19顆，頂端彎鉤狀，胎座跡正中穿孔。

小花地不容與廣西地不容相似，主要區別在於：小花地不容的塊根較大，有的重達幾十斤或達百餘斤。葉通常小於10 cm，邊全緣、淺波狀或3～5淺裂；葉柄通常比葉片長很多。花瓣黃色，內面無墊狀腺體；雄蕊6枚；內果皮長6～7 mm，背部的柱狀雕紋每行20～25顆。

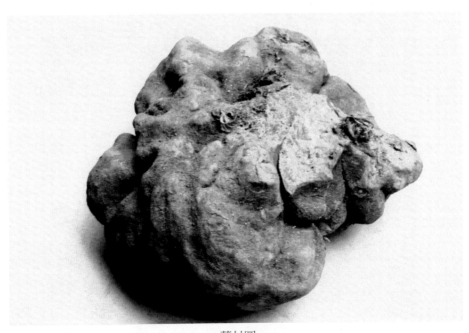

藥材圖

桂南地不容與廣西地不容相似，主要區別在於：桂南地不容的塊根比較小，直徑很少超過10 cm。葉長、寬7～9 cm，很少超過10 cm，邊全緣或偶有少數粗鋸齒，下面無小乳凸；葉柄通常比葉片短。萼片背面被短硬毛；花瓣橙黃色；雄蕊6～7枚。內果皮長約6.5 mm，背部的柱狀雕紋每行18～20顆，頂端鈍圓。

● **藥材性狀** 本品常呈團塊狀，表面棕褐色，有粗糙的皺紋或不規則的龜殼狀裂紋。切面暗黃色或淡黃色，可見維管束呈點狀凸起，排列成同心環或不規則形狀。質硬而脆，易折斷。氣微，味苦。

● **性味功能** 苦，寒。調火路，通谷道，清熱毒，消腫痛。

● **用法與用量** 10～15 g；外用適量。

● **臨床應用** 用於心頭痛（胃痛），貨煙媽（咽痛），牙痛，神經痛，貧痧（感冒），白凍（腹瀉），阿意咪（痢疾），唄叮（疔瘡），林得叮相（跌打損傷），唄奴（頸淋巴結結核）。

● **注　　意** 孕婦忌服。

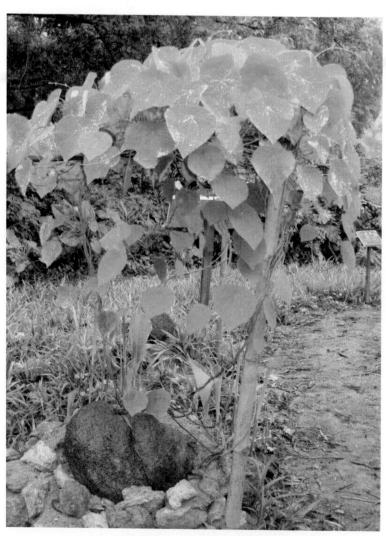

原植物圖（樊立勇提供）

燈盞細辛

● **來　　源**　本品為菊科植物短葶飛蓬 *Erigeron breviscapus* (Vant.) Hand. – Mazz. 的乾燥全草。秋季花萎時採挖，除去雜質，晒乾。

● **植物特徵**　多年生草本。主根短縮，鬚根叢生，直或斜下生，線狀稍肉質。莖直立，單生或數莖叢生，上端稍彎曲，表面有淺棱線，疏被粗毛。基生葉匙形或匙狀倒披針形，兩面有毛，邊全緣並常呈皺波狀，基部漸窄成柄，多帶紅色；莖生葉互生，上部的漸小，長圓形至條狀披針形，無柄。頭狀花序單生莖頂，瘦果扁平。

● **藥材性狀**　本品長15～25 cm。根莖長1～3 cm，表面凹凸不平，著生多數圓柱形細根，直徑約0.1 cm，淡褐色至黃褐色。莖圓柱形，直徑0.1～0.2 cm，黃綠色至淡棕色，具細縱棱線，被白色短柔毛；質脆；斷面黃白色，有髓或中空。基生葉葉片皺縮、破碎，完整者展平後呈倒卵狀披針形或匙形，長1.5～9 cm，寬0.5～1.3 cm，黃綠色，先端鈍圓，有短尖，基部漸狹，全緣；莖生葉互生，披針形，長1～6 cm，寬0.3～1 cm，基部抱莖。頭狀花序頂生。瘦果扁倒卵形。氣微香，味辣、微苦。

● **性味功能**　辣、微苦，微熱。調火路，祛風毒，除濕毒。

● **用法與用量**　9～15 g，水煎或研末蒸雞蛋服；外用適量。

● **臨床應用**　用於麻邦（偏癱），發旺（痹病），林得叮相（跌打損傷），心頭痛（胃痛），牙痛，貧痧（感冒）。

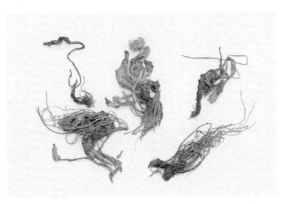

藥材圖

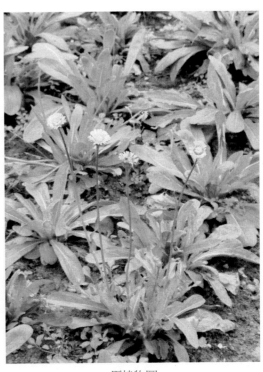

原植物圖

地楓皮

● **來　　源**　本品為木蘭科植物地楓皮 *Illicium difengpi* **K. I. B. et K. I. M.** 的乾燥樹皮。春、秋兩季剝取，晒乾或低溫乾燥。

● **植物特徵**　常綠灌木，高1～3 m，全株芳香。葉常3～5片聚生於枝端或節上。葉柄長13～20 mm；葉片革質，倒披針形、長橢圓形或倒卵狀橢圓形，長10～14 cm，寬3～5 cm，先端短漸尖，基部楔形至寬楔形，全緣，稍內卷，側脈4～7對。4～5月開紅花，花腋生或近頂生，單朵或2～4朵簇生；花梗長6～12 mm，稍下垂；花被片15～17片，肉質；雄蕊2輪，常為21枚；開花時心皮常為13枚，離生。聚合果常由9～11枚成熟心皮組成，直徑2.5～3 cm，蓇葖頂端有彎尖頭。

● **藥材性狀**　本品呈捲筒狀或槽狀，長5～15 cm，直徑1～4 cm，厚0.2～0.3 cm。外表面灰棕色至深棕色，有的可見灰白色地衣斑，粗皮易剝離或脫落，脫落處棕紅色；內表面棕色或棕紅色，具明顯的細縱皺紋。質鬆脆，易折斷。斷面顆粒狀。氣微香，味微澀。

● **性味功能**　微辣、澀，微熱；有小毒。調火路，祛風毒，除濕毒，消腫痛。

● **用法與用量**　6～9 g；外用適量，研粉調酒塗患處。

● **臨床應用**　用於發旺（痹病），林得叮相（跌打損傷），腰肌勞損，毒蟲咬傷。

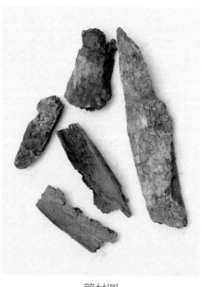

藥材圖

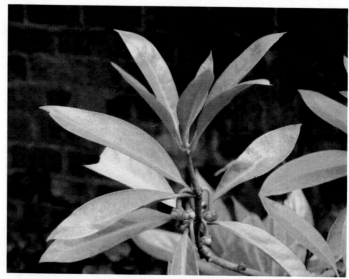

原植物圖（樊立勇提供）

馬尾千金草

● **來　　源**　本品為石杉科植物金絲條馬尾杉*Phlegmariurus fargesii*（Herter）Ching的乾燥全草。全年可採，紮成小把，陰乾。

● **植物特徵**　多年生常綠草本，叢生。鬚狀根短而少，柔軟細長，可達1 m以上，色青翠，除近根部密生交錯的灰色綿毛外，全體光滑無毛。莖6～12回二叉分枝。連枝葉呈圓柱狀（繩索狀），直徑約3 mm，質軟下垂，略有蠟質光澤。葉形有兩種：營養葉呈線狀披針形，長4 mm，寬不及1 mm，銳尖頭，螺旋狀伏生於枝上，覆瓦狀排列，背面稍隆起，葉尖下彎與枝接觸，逆葉尖方向觸摸不刺手；孢子葉呈長圓形或類圓形，長約2 mm，寬約1 mm，基部平截，先端尾狀突尖，背面主脈隆起。孢子囊腎形，黃白色，具短柄。

● **藥材性狀**　乾燥全草青綠色，細長，多分枝，質柔軟光滑，略有光澤，鱗葉排列緊密，不刺手，多無根。如有根部殘留，則可見黃白色或灰白色的綿毛。氣微，味淡。

● **性味功能**　淡，平。調火路、龍路，祛風毒，除濕毒，消腫痛。

● **用法與用量**　3～9 g，水煎沖酒服或浸酒內服外擦。

● **臨床應用**　用於林得叮相（跌打損傷），肌肉痙攣，諾吟尹（筋骨疼痛），心臟病。

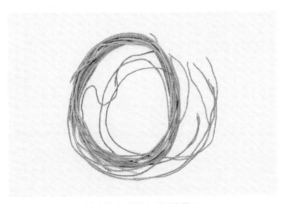

藥材圖（樊立勇提供）

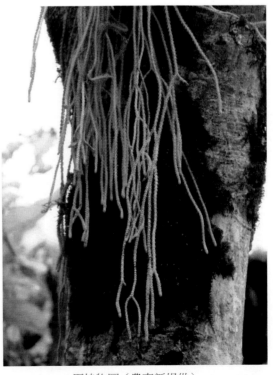

原植物圖（農東新提供）

杉木葉

● **來　　源**　本品為杉科植物杉木*Cunninghamia lanceolata*（Lamb.）Hook.的乾燥葉或帶葉嫩枝。夏、秋兩季採收，陰乾。

● **植物特徵**　常綠喬木。樹皮暗褐色，縱裂。枝條輪生而平展。葉線狀披針形，堅硬，扁平，長2.5～6 cm，先端銳尖，葉面深綠色，有光澤，葉背有兩條白色氣孔帶，邊緣有微細鋸齒。主枝的葉螺旋狀著生，側枝和小枝上的葉排成兩列狀。3月開花，單性，雌雄同株。毬果橢圓形，10～11月成熟，長2.5～5 cm，鱗片邊緣有不整齊鋸齒；種子扁平，兩側有窄翅。

● **藥材性狀**　本品枝呈圓柱形，直徑3～12 mm，表面黃綠色；質堅；斷面纖維性，木質部白色，髓部黃色至黃棕色。葉挺直，堅硬，黃綠色，在枝上排成兩列，條狀披針形，長2～6 cm，寬1.5～4 mm，先端銳尖，基部與莖相連，無柄，兩面無毛，下面中脈兩側有眾多氣孔（在放大鏡下觀察，呈許多黃白色小點）排列成兩條氣孔帶。氣微，味苦、澀。

● **性味功能**　辣，微熱。調火路，祛風毒，除濕毒，止疼痛。

● **用法與用量**　15～30 g；外用適量，研粉外敷或煎水洗。

● **臨床應用**　用於發旺（痹病），林得叮相（跌打損傷），滲襠相（燒燙傷），外傷出血，嘜耶（支氣管炎），心頭痛（胃痛），過敏性皮炎，肉扭（淋證），疥瘡，痂（癬），蜈蚣咬傷，額哈（毒蛇咬傷），麥蠻（風疹）。

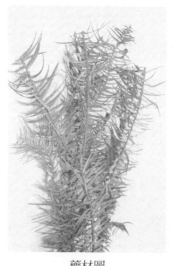

藥材圖

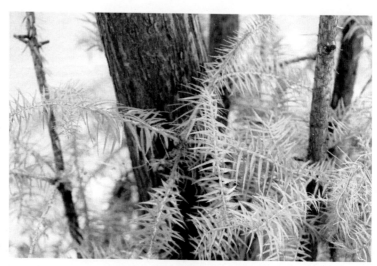

原植物圖

竹　蜂

● **來　　源**　本品為蜜蜂科昆蟲竹蜂*Xylocopa dissimilis* **Lepel**.的乾燥體。秋、冬兩季蜂群居竹內時捕捉，悶死後，破竹取出，晒乾。

● **動物特徵**　雌蟲蟲體黑色，有光澤，長25～29 mm。頭寬大於頭長，頭上有密集的刻點。胸、腹部有稀疏的刻點。身體和足部密被黑色絨毛，在中胸和翅下方的毛特別濃密。複眼長卵形。額脊明顯，唇基略向前彎。大顎粗短，末端分岔但不尖銳。顏面有棕色毛。單眼3只，「品」字形排列，位於頭頂部兩隻複眼之間。胸部前方有濃密黑色的長毛；中胸背板中盾溝明顯；中部光滑，兩側有凹的刻點。翅基部藍紫色，有金屬光澤，向外緣頂部變銅色，有金屬光澤；後翅小，約為前翅長度的2/3。足密生黑色的長鬃毛。前足和中足較小，後足粗大。跗節末端有2只黑色的爪，每只爪在中部分出一隻小爪。腹部各節背板兩側和腹部末端有濃密黑色的長毛。

　　雄蟲與雌蟲相似，但足比雌蟲的長，顏面淡黃色，在中單眼兩側各有一塊淡黃色的半月形斑塊，胸部前方有一帶狀濃密的淡黃色絨毛。

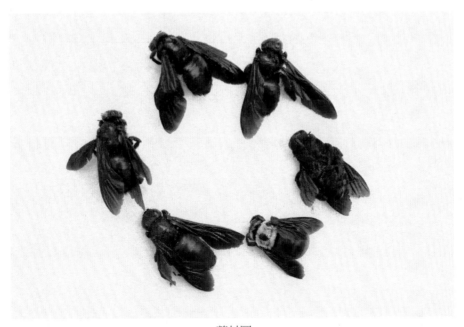

藥材圖

藥材性狀　　本品呈長圓形，長25～32 mm。蟲體黑色，有光澤，身體和足部密生黑色絨毛，中胸和翅下方的毛特別濃密。頭寬大於頭長，有密集的刻點。複眼1對，長卵形；單眼3只，「品」字形排列，位於頭頂部兩隻複眼之間。胸部前方有濃密黑色長毛，中胸背板中盾溝明顯。翅基部藍紫色，向外緣頂部變銅色，有金屬光澤；後翅小，約為前翅長度的2/3。足密生黑色的長鬃毛，前足和中足較小，後足粗大。氣微腥。

● **性味功能**　甜、酸，寒。調火路，清熱毒，祛風毒，化痰定驚。

● **用法與用量**　2～4只，研末內服。

● **臨床應用**　用於勒爺狠風（小兒驚風），牙痛，口瘡，貨煙媽（咽痛）。

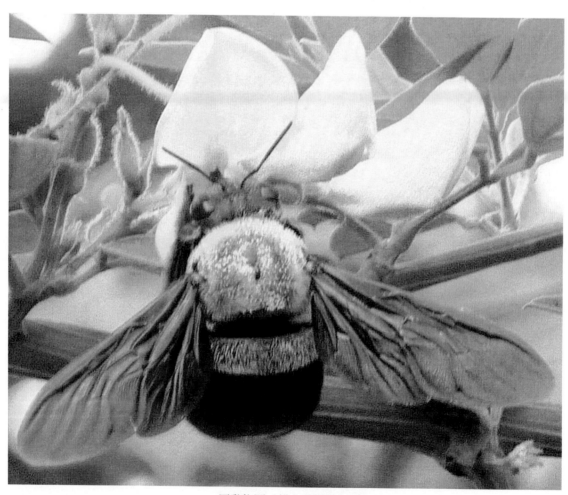

原動物圖（樊立勇提供）

迷迭香

● **來　　源**　本品為唇形科植物迷迭香*Rosmarinus officinalis* L.的乾燥嫩莖葉。4～11月割取綠色未木質化的莖葉，晒乾。

● **植物特徵**　常綠小灌木，高1～2 m，有纖弱、灰白色的分枝，全株具香氣。葉對生，無柄。葉片線形，革質，長約3.4 cm，寬2～4 mm，上面暗綠色，平滑，下面灰色，被毛茸，有鱗腺，葉緣反轉，下面主脈明顯。花輪生於葉腋，紫紅色，唇形；萼鐘狀，二唇形，有粉毛；花冠二唇，筒部短，喉部廣闊，上唇2瓣，下唇3裂，大型，凹面有紫點；雄蕊僅前方一對發育；子房2室，花柱微超出上唇外側。小堅果4粒，平滑，卵球形。花期4～6月。

● **藥材性狀**　本品莖呈方柱形，多分枝，對生，長10～40 cm，直徑1～5 mm，下部表面灰褐色，向上顏色變淺，莖尖部分灰白色，密被白色星狀細絨毛，莖尖部分尤密，體輕，質脆，斷面黃綠色，不平坦。葉對生，在莖尖部分呈簇生狀，具極短的柄或無柄。葉片草質，線形，長1～3 cm，寬1～2 mm，綠色至暗綠色，上面稍具光澤，近無毛，下面密被白色星狀絨毛，先端鈍，全緣，向背面卷曲。氣芳香，味辛、涼。

● **性味功能**　辣，微熱。調火路，通谷道，止疼痛。

● **用法與用量**　5～9 g；外用適量，浸水洗。

● **臨床應用**　用於心頭痛（胃痛），巧尹（頭痛），東郎（食滯），肥胖症。

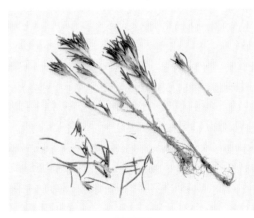

藥材圖

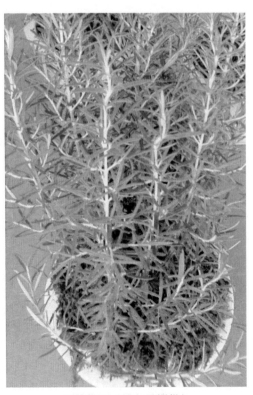

原植物圖（樊立勇提供）

丁茄根

來　　源　本品為茄科植物刺天茄*Solanum indicum* L.、牛茄子*Solanum surattense* Burm. F.、水茄*Solanum torvum* Swartz.或黃果茄*Solanum xanthocarpum* Schrad. et Wendl.的乾燥根及老莖。全年可採，除去鬚根，洗淨，晒乾。

● **植物特徵**　刺天茄為灌木，通常高1～1.5 m，全株密生分枝具柄的星狀絨毛，並生有基部寬扁的淡黃色彎形皮刺，刺長4～7 mm。單葉互生，卵形，長5～11 cm，寬2.5～8.5 cm，頂端鈍，基部心形或截形，5～7深裂或波狀圓裂，兩面被星狀絨毛，脈上有皮刺；葉柄長2～4 cm。花序蠍尾狀，腋外生，長3.5～6 cm；花梗長約1.5 cm；花萼杯狀，5裂；花冠輻狀，藍紫色，直徑約2 cm，深5裂；雄蕊5枚。漿果球形，光亮，成熟時橙紅色，直徑約1 cm，宿萼向外反折，有針刺。全年開花結果。

　　牛茄子植物特徵與刺天茄相似，唯莖、枝無毛，具細而直的皮刺。葉上面及邊緣多纖毛，下面無毛或在近邊緣處被少數分散的纖毛。聚傘花序，花白色。果實較大，直徑約3.5 cm，扁球形，成熟後橙紅色。

　　水茄植物特徵和刺天茄相似，唯花白色，為傘房花序，花梗及萼外面被星狀毛及腺毛。果成熟後黃色，直徑1～1.5 cm，果皮乾後黯淡無光澤，皮刺長5 mm以上。

　　黃果茄植物特徵和刺天茄相似，唯植株為伏地草本。莖、枝密生細長直刺，刺長5～20 mm。葉面疏被分枝極短的星狀絨毛。聚傘花序，花藍紫色。果直徑1.3～1.9 cm，初時綠色並具深綠色條紋，成熟後則變為淡黃色。花期為冬季至次年夏季，果熟期為夏季。

● **藥材性狀**　本品莖呈圓柱形，直徑1～4.5 cm；表面淡黃綠色，有點狀微凸起的皮斑及皮孔，有的具稀疏釘刺；斷面淡黃色，髓部中空。根呈不規則圓柱形，多扭曲不直，有分枝，長可達30 cm，直徑0.7～5 cm；表面灰黃色至棕黃色，粗糙，可見凸起的細根痕及斑點，皮薄，有的剝落，剝落處呈淡黃色；質硬；斷面淡黃色或黃白色，纖維性。氣微，味弱。

● **性味功能**　辣、微苦，微熱；有小毒。調火路，祛風毒，除濕毒，消腫痛。

● **用法與用量**　6～9 g；外用適量。

● **臨床應用**　用於林得叮相（跌打損傷），腰肌勞損，發旺（痹病），心頭痛（胃痛），牙痛，唄農（癰瘡），唄奴（頸淋巴結結核）。

● **注　　意**　孕婦忌服，青光眼患者禁用。

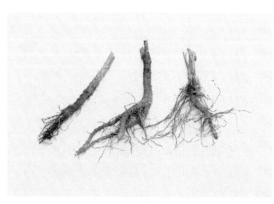

藥材圖

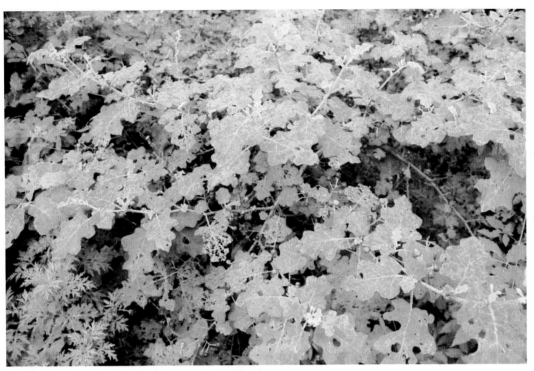

原植物圖（刺天茄）

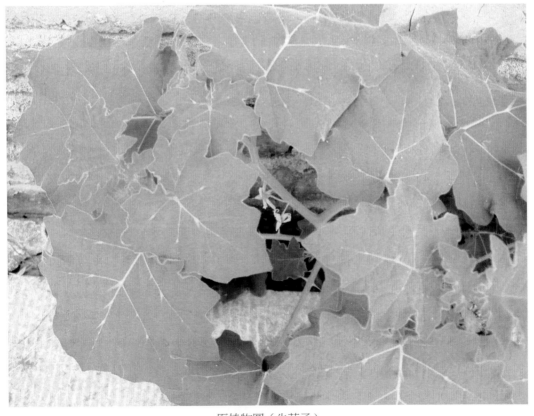

原植物圖（牛茄子）

第六章　　　治巧塢病藥

珍　珠

● **來　　源**　本品為珍珠貝科動物馬氏珍珠貝*Pteria martensii*（Dunker）受刺激形成的珍珠。自動物體內取出，洗淨，乾燥。

● **動物特徵**　貝殼2片，略呈斜四方形，殼長和高5～9 cm，寬約3 cm，每只重40～50 g。殼項位於前方，後耳大，前耳較小，背緣平直，腹緣圓。邊緣鱗片狀緊密，末端稍翹起，右殼前耳下方有一明顯的足絲凹陷。殼面淡黃色至褐色，具極細密的同心生長輪紋，輪紋片狀，薄而脆，極易脫落，在貝殼中部常被磨損，在後緣部分的排列極密，延伸成小舌狀，末端翹起。貝殼內面珍珠層厚，表面具有很強的彩虹般光澤，邊緣部分常呈淡黃色，常散布凸起的小泡（珍珠泡）。閉殼肌痕長圓形，明顯。

● **藥材性狀**　本品呈類球形、長圓形、卵圓形或棒形，直徑1.5～8 mm。表面類白色、淺粉紅色、淺黃綠色或淺藍色，半透明，光滑或微有凹凸，具特有的彩色光澤。質堅硬，破碎面顯層紋。氣微，無味。

● **性味功能**　甜、鹹，寒。通巧塢（大腦），調火路，清熱毒，生肌。

● **用法與用量**　0.1～0.3 g，多入丸散用；外用適量。

● **臨床應用**　用於年鬧諾（失眠），驚風，癲癇，火眼（結膜炎），口舌生瘡，貨煙媽（咽痛），瘡瘍久不收口

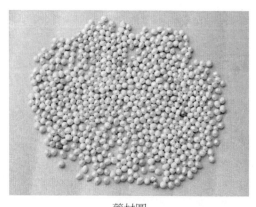

藥材圖

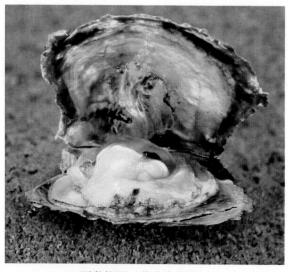

原動物圖（黃克南提供）

鉤　藤

● **來　　源** 本品為茜草科植物鉤藤*Uncaria rhynchophylla*（Miq.）Jacks.、大葉鉤藤*Uncaria macrophylla* Wall.、毛鉤藤*Uncaria hirsute* Havil.、華鉤藤*Uncaria* sinensis（Oliv.）Havil. 或無柄果鉤藤*Uncaria sessilifructus* Roxb.的乾燥帶鉤莖枝。秋、冬兩季採收，去葉，切段，晒乾。

● **植物特徵** 攀緣狀灌木，長可達10 m。枝褐色，方形，嫩枝有白粉，變態枝成鉤狀，成對或單生於葉腋。葉對生，紙質，橢圓形或卵狀披針形，長6～9 cm，寬3～6 cm，先端漸尖，基部狹楔形，全緣，葉面光滑無毛，葉背脈有短毛；托葉2深裂。5～7月開黃白色花，為頭狀花序，單生於葉腋或頂生。蒴果倒卵狀橢圓形，熟後2裂；種子細小，兩端有翅。

● **藥材性狀** 本品莖枝呈圓柱形或類方形，長2～3 cm，直徑0.2～0.5 cm；表面紅棕色至紫紅色者具細縱紋，光滑無毛，黃綠色至灰褐色者有的可見白色點狀皮孔，被黃褐色柔毛。多數枝節上對生兩個向下彎曲的鉤（不育花序梗），或僅一側有鉤，另一側為凸起的疤痕。鉤略扁或稍圓，先端細尖，基部較闊；鉤基部的枝上可見葉柄脫落後的窩點狀痕跡和環狀的托葉痕。質堅韌。斷面黃棕色，韌皮部纖維性，髓部黃白色或中空。氣微，味淡。

● **性味功能** 甜，微寒。調巧塢（大腦），通火路，清熱毒，祛風毒。

● **用法與用量** 3～12 g，入煎劑宜後下。

● **臨床應用** 用於蘭奔（眩暈），狠風（驚風），癲癇病，高血壓，慢性肝炎，麻邦（偏癱），貧痧（感冒）。

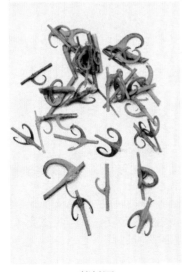

藥材圖

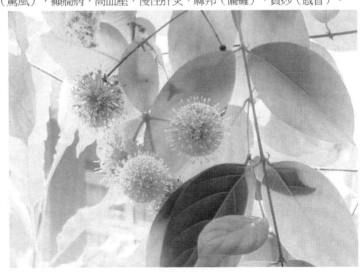

原植物圖（樊立勇提供）

首 烏 藤

● **來　　源**　本品為蓼科植物何首烏*Polygonum multiflorum* Thunb.的乾燥藤莖。秋、冬兩季採割，除去殘葉，捆成把，乾燥。

● **植物特徵**　多年生草本。塊根薯狀，表面黑褐色，斷面棕褐色。莖中空。單葉互生，紙質，心形，兩面無毛，葉柄細，托葉有膜質鞘而抱莖。花兩性，圓錐花序腋生或頂生。瘦果三角形。

● **藥材性狀**　本品呈長圓柱形，稍扭曲，具分枝，長短不一，直徑4～7 mm。表面紫紅色至紫褐色，粗糙，具扭曲的縱皺紋，節部略膨大，有側枝痕，外皮菲薄，可剝離。質脆，易折斷。斷面韌皮部紫紅色，木質部黃白色或淡棕色，導管孔明顯，髓部疏鬆，類白色。氣微，味微苦、澀。

● **性味功能**　甜，平。調巧塢（大腦），補血虛，祛風毒，除濕毒。

● **用法與用量**　9～15 g；外用適量，煎水洗患處。

● **臨床應用**　用於年鬧諾（失眠），邦印（痛症），發旺（痹病），頭髮早白，隆白呆（白帶）；外治皮膚瘙癢

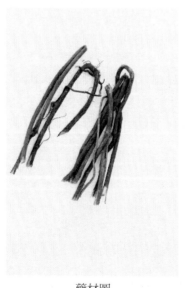

藥材圖

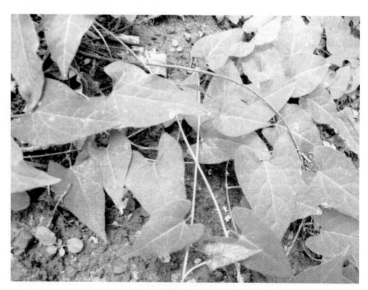

原植物圖

石菖蒲

● **來　　源**　本品為天南星科植物石菖蒲*Acorus tatarinowii* Schott. 的乾燥根莖。秋、冬兩季採挖，除去鬚根及泥沙，晒乾。

● **植物特徵**　多年生草本，有香氣。根莖多橫走，彎曲，密具輪節。莖扁圓形，表面綠色或紅褐色。葉根生，革質，排成2行，線形，長30～50 cm，寬3～8 mm，無中脈，全緣。肉穗花序，略彎曲，長7～10 cm；佛焰苞葉狀，長7～20 cm；花小，兩性。漿果倒卵形。

● **藥材性狀**　本品呈扁圓柱形，多彎曲，常有分枝，長3～20 cm，直徑0.3～1 cm。表面棕褐色或灰棕色，粗糙，有疏密不勻的環節。節間長0.2～0.8 cm，具細縱紋，一面殘留鬚根或圓點狀根痕。葉痕呈三角形，左右交互排列，有的其上有毛鱗狀的葉基殘餘。質硬。斷面纖維性，類白色或淺紅色，內皮層環明顯，可見多數維管束小點及棕色油細胞。氣芳香，味苦、微辣。

● **性味功能**　辣、苦，微熱。通巧塢（大腦），調火路，醒神志，除濕毒。

● **用法與用量**　3～9 g。

● **臨床應用**　用於昏迷，健忘，耳聾，阿意咪（痢疾），笨浮（水腫），發旺（痹病）。

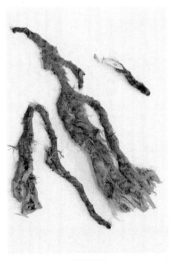

藥材圖

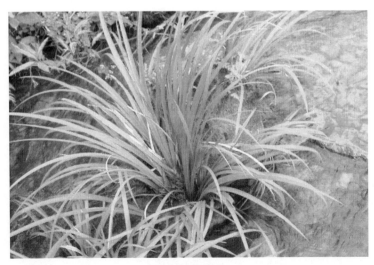

原植物圖

核桃仁

● **來　　源**　本品為胡桃科植物胡桃*Juglans regia* L.的乾燥成熟種子。秋季果實成熟時採收，除去肉質果皮，晒乾，再除去核殼及木質隔膜。

● **植物特徵**　落葉喬木，高達20 m。枝硬幹直；樹皮暗灰色，有縱裂溝。奇數羽狀複葉互生，小葉9～17片，長橢圓形或卵狀長橢圓形，長5～18 cm，寬2～7 cm，先端尖，基部鈍或近截形，邊緣有細密鋸齒。夏季開綠色花，單性同株，雄花組成腋生的柔荑花序，雌花序頂生，直立。核果卵圓形，數個生於果序上，無柄，外果皮有密腺毛，內果皮（果核）堅硬，有一條縱棱，各棱間有不規則皺褶及凹穴。

● **藥材性狀**　本品多破碎，為不規則的塊狀，有皺曲的溝槽，溝槽大小不一；完整者類球形，直徑2～3 cm。種皮淡黃色或黃褐色，膜狀，維管束脈紋深棕色。子葉類白色。質脆，富油性。氣微，味甜。種皮味澀、微苦。

● **性味功能**　甜，微熱。補巧塢袋瓜（大腦），調氣道，通谷道。

● **用法與用量**　6～9 g。

● **臨床應用**　用於頭昏眼花，腰膝酸軟，委約（陽痿），遺精，埃病（咳嗽），墨病（哮喘），便秘。

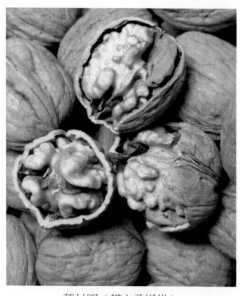

藥材圖（樊立勇提供）

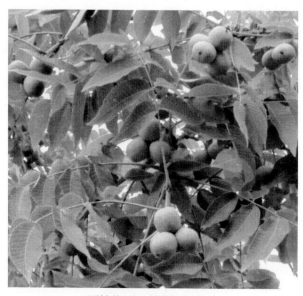

原植物圖（董青松提供）

燈芯草

● **來　　源**　本品為燈芯草科植物燈芯草 *Juncus effusus* L.的乾燥莖髓。夏末至秋季割取莖，晒乾，取出莖髓，理直，紮成小把。

● **植物特徵**　多年生草本。根莖粗壯，簇生而橫走。莖高30～90 cm，直徑2～4 mm，淡綠色，圓柱形，有凸起條紋，無葉，基部有鞘狀葉，下部葉鞘紫紅色，上端綠色，髓心連續。夏季開花，圓錐花序側生而無柄或有短柄，排成傘狀或複聚傘狀，花淡綠色。蒴果橢圓形。

● **藥材性狀**　本品呈細圓柱形，長達90 cm，直徑0.1～0.3 cm。表面白色或淡黃白色，有細縱紋。體輕，質軟，略有彈性，易拉斷，斷面白色。氣微，無味。

● **性味功能**　甜、淡，微寒。調巧塢（大腦），通水道，清熱毒，除濕毒。

● **用法與用量**　1～3 g。

● **臨床應用**　用於年鬧諾（失眠），肉扭（淋證），笨浮（水腫），口舌生瘡。

藥材圖

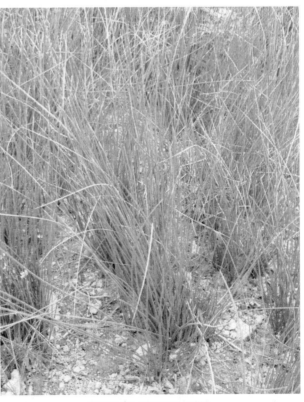

原植物圖（樊立勇提供）

朱　砂

● **來　　源**　本品為硫化物類礦物辰砂族辰砂，主含硫化汞（HgS）。採挖後，選取純淨者，用磁鐵吸淨含鐵的雜質，再用水淘去雜石和泥沙。

● **礦物特徵**　三方晶系。晶體呈厚板狀或菱面體，在自然界中單體少見，多以粒狀、緻密狀塊體出現，也有呈粉末狀被膜者。顏色為朱紅色至黑紅色，有時帶鉛灰色。條痕為紅色。金剛光澤，半透明。有平行的完全解理。斷口呈半貝殼狀或參差狀。硬度2～2.5。密度8.09g/cm³。性脆。

● **藥材性狀**　本品為粒狀或塊狀集合體，呈顆粒狀或塊片狀，鮮紅色或暗紅色，條痕紅色至褐紅色，具光澤。體重，質脆。片狀者易破碎，粉末狀者有閃爍的光澤。氣微，無味。

● **性味功能**　微甜，微寒；有毒。通巧塢（大腦），調火路，安神志。

● **臨床應用**　用於年鬧諾（失眠），心悸，巧塢亂（癲狂），發北（癲癇），狠風（驚風）。

● **注　　意**　本品有毒，不宜大量服用，也不宜少量久服，肝腎功能不全者禁服。

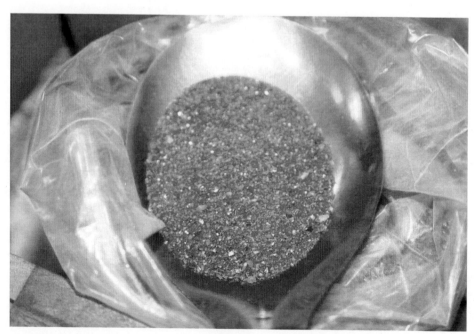

藥材圖

拉丁學名索引

拉丁學名索引

中國壯藥材